广东省中医院岭南甄氏杂病流派工作室建设项目
广东省第三批名中医师承项目
广东省第二批中医临床优秀人才研修项目

岭南甄氏流派
杂病验案集

主　编　张忠德　张　暲

副主编　杨荣源　金连顺　唐丽娟　李际强

　　　　李　芳　王大伟

编　委　蔡书宾　戴洁琛　张　溪　黄宏强

　　　　刘云涛　张　伟　高　峰　王媛媛

　　　　孙　燕　陈本坚　黄守写　祝鸿发

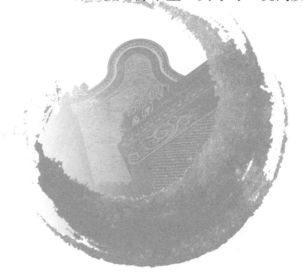

人民卫生出版社

图书在版编目（CIP）数据

岭南甄氏流派杂病验案集 / 张忠德，张暚主编 . ——
北京：人民卫生出版社，2019
ISBN 978-7-117-28495-0

Ⅰ.①岭… Ⅱ.①张…②张… Ⅲ.①内科杂病 – 医
案 – 汇编 – 中国 – 现代 Ⅳ.①R25

中国版本图书馆 CIP 数据核字（2019）第 095404 号

人卫智网	www.ipmph.com	医学教育、学术、考试、健康，购书智慧智能综合服务平台
人卫官网	www.pmph.com	人卫官方资讯发布平台

岭南甄氏流派杂病验案集

主　　编：张忠德　张　暚
出版发行：人民卫生出版社（中继线 010-59780011）
地　　址：北京市朝阳区潘家园南里 19 号
邮　　编：100021
E - mail：pmph @ pmph.com
购书热线：010-59787592　010-59787584　010-65264830
印　　刷：河北新华第一印刷有限责任公司
经　　销：新华书店
开　　本：710×1000　1/16　印张：13
字　　数：240 千字
版　　次：2019 年 10 月第 1 版　2019 年 10 月第 1 版第 1 次印刷
标准书号：ISBN 978-7-117-28495-0
定　　价：48.00 元
打击盗版举报电话：010-59787491　E-mail：WQ @ pmph.com
（凡属印装质量问题请与本社市场营销中心联系退换）

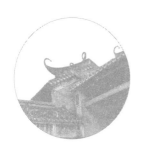

　　中医学术流派是中医学在长期历史发展过程中形成的具有独特学术思想或学术主张及独到临床诊疗技艺，有清晰的学术传承脉络和一定历史影响与公认度的学术派别。历史上一大批临床疗效显著、学术底蕴深厚、特色优势明显、业界推崇公认、历史源远流长的中医学术流派有力地推动了中医学理论的不断创新和临床诊疗体系的丰富发展。各种学术流派百舸争流、百花齐放、百家争鸣，将会极大地推动中医药的学术发展。

　　岭南中医药流派可谓中医药的重要分支，中医药世家的传承与发展促进了岭南中医流派百花齐放。从源头发掘岭南中医药世家，传承与发展中医学术流派，可充分发挥学术流派的特色优势，加快提高临床疗效。广东省中医院85年来成就了不少名医和名方，也形成了不少独到的流派，通过挖掘和整理院内名中医的学术思想和临床经验，成立了众多流派研究室，让医院的名医经验和学术思想能够传承下去，发扬光大。

　　岭南甄氏杂病流派由广东省名老中医甄梦初老先生创立，从岭南地区发展而来，以当地气候环境、饮食文化等为出发点，因地制宜，去盈补亏，达到治疗疑难杂症、强身健体的目的。张忠德教授1988年从广州中医学院中医系毕业后，接触到了岭南甄氏杂病流派，同年，拜于甄梦初老先生门下，一心从医，尽得师传，后来又师从国医大师晁恩祥教授，使自身中医水平得到进一步提升，成为甄氏医学的第四代传人和甄氏医学的发展者。

为进一步继承与发展岭南甄氏杂病流派的学术思想，张忠德教授带领他的弟子，借助团队的力量，在继承、挖掘流派理论方面下功夫。目前已启动流派的梳理与总结工作，并且初步看到了效果，很多参与此项工作的弟子自身的诊疗技术也得到了显著提升。岭南甄氏杂病流派验案集，包括《岭南甄氏杂病流派呼吸系统疾病验案集》《岭南甄氏流派杂病验案集》等，通过对成功案例的挖掘和整理，从对疾病的认识到证候规律的把握，从病因到病机，从治疗思路、治疗原则到理法方药，从特色疗法到单方、验方，从生活起居到调养护理等方面系统总结，用以指导临床。

希望本书能让更多的人学到名老中医的经验，也必定有助于整个中医药人才队伍的培养。

名老中医很多临床经验只可意会不可言传，只有通过不断挖掘整理，把名医的隐性知识显性化，从继承、总结到发扬、创新，推进中医药学术的繁荣与提高，这是我们岭南后继医者的使命与任务。

吕玉波

2018 年 12 月

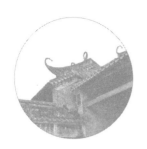

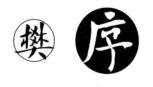

中医药是我国优秀的历史文化遗产，博大精深，是谓国粹，几千年来，为中华民族的繁衍昌盛发挥了不可替代的作用。中医学不同发展时期，涌现了大批著名的医家，在诊疗中独树一帜，在学术上各领风骚。由于他们所掌握的材料不同，认识研究事物的途径、方法和结果不尽相同，因而在对同一对象的研究中形成了不同的学术思想，进而形成了不同的学术流派。中医发展离不开学术流派，研究中医就要研究其学术流派，传承中医也必然要传承中医学术流派。

岭南甄氏杂病流派是岭南中医学术流派之一，张忠德教授是甄氏医学的第四代传人，也是甄氏医学的发展者，临床以呼吸内科见长，尤擅哮喘、慢性支气管炎、肺心病等，他将甄老的"通瘀"理论、"透利通补"并举的核心学术观广泛应用于临床，用于治疗肺结核、胸膜炎、胸腔积液、肺间质纤维化等病，取得了理想的效果；对外感高热，以及风湿痹证、痨证、瘿瘤等内科杂病同样颇有心得。他用药不求名贵，常以寻常之药救治疑难沉疴，主张用药简便验廉，并将其贯彻到自己的医学实践中。

临床疗效是中医学术赖以生存和发展的基础，提高临床疗效，已成为中医学术发展的关键之一。总结名老中医学术经验，是提高临床疗效、促进中医药事业发展最基础的工作，要求我们做大量的基础挖掘和梳理工作。张忠德教授将其岭南甄氏杂病流派的临证经验整理的同时，又整理出自己 30 多年的临床经验，汇集成《岭南甄氏流派杂病验案集》。本书集内、儿、妇、杂病于一炉而不乱，对每一病案的诊断观察、病因病机分析较为明晰，辨证立法严谨，对方剂的运用、药物的配伍都有独到之处。对每一病案的理法方药、辨证论治的系统性、规律性说理较强。所述病种，从临床实用考虑，以介绍临床疑难病、常见病为主，充分发挥甄氏医学治疗内科杂病所具有的特色和优势，为中医临床工作者开拓内科疑难病、常见病的中医辨治规律及学术理论视野。

本书编写注重强调中医临床思辨能力及临床疗效，并有编者的认识、观点与经验体会，内容精练、丰富，既有实用性，又有深度和广度，能够启发临证思路。

樊正伦

2018 年 12 月

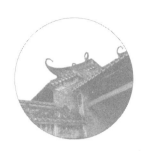

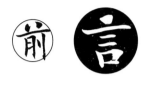

岭南甄氏杂病流派是岭南医学代表性流派之一。流派创始人甄梦初老先生从医 60 余年，善理论，又重临床，既重继承，又强调发展，敢于创新，坚持"古为今用、洋为中用"，坚持求新务实和与时俱进的观点，诊疗工作中辨病与辨证相结合，在实践中灵活应用。他的学术思想源于古籍，但又不拘于古方，屡有创新且立意新颖，不但对岭南地区最为常见的热病有独到的诊疗经验，更以擅长治疗杂病而闻名岭南地区，对很多疑难杂症如肺结核、痹证、小儿疳积、妇科疾病等的治疗都有着自己独特的见解，创立了穿海汤、玉泉饮等一系列方剂，取得了很好的临床疗效。

在长期的临床实践中，岭南甄氏杂病流派以"祛邪泄实，攻补同方""疑难诸疾，首重肝脾""岭南诸疾，辨湿为要""诸痹痨症，必兼瘀证"为主要学术思想，善用岭南本草，用药配伍严谨，药味少，剂量轻，用药不求名贵，常以寻常之药救治疑难沉疴。岭南甄氏杂病流派治疗疑难杂症的优势日趋明显，治疗的领域涉及内、外、妇、儿等杂病。如：治"痹"证，攻中有补，攻不伤正，在祛瘀通络的基础上加调和气血；治结之疾，辨体—辨病—辨证为一体，提倡"病证索源"；治疗胃脘痛，分寒热、虚实，在气在血而治，以"养胃阴、降胃气"为主；治疗胆囊炎，主张"一清二疏三止痛"原则；治疗失眠、抑郁症、围绝经期综合征，主要以疏肝理气、养心安神为主，并与中医传统外治法（中药熏洗、穴位贴敷、刺络放血等）相结合。

岭南甄氏杂病流派的第四代传人张忠德及其弟子历时5年，将岭南甄氏杂病流派的众多杂病临证验案进行挖掘整理，最终结集成《岭南甄氏流派杂病验案集》，书中验案的诊治特点是流派独特学术思想的体现，也形成了其具有岭南特色的用药经验。

全书以岭南甄氏杂病流派临床经验为基础，结合张忠德教授多年来诊治中医疑难病证的验案，内容涵盖脾胃系、肾系、心系、肝胆系、皮肤疾病、儿科杂病、妇科杂病、血癌、痹证、口疮、汗症以及其他常见杂病。每一案例，均分为诊治概要与医者按语两部分。诊治概要部分，描述诊治全貌，详细记述患者就诊时的特点、诊察要点、辨病辨证诊断结论、复诊时的分析判断、治法方药等要素。医者按语部分，视病案特点，分层次或分要点评析，翔实解析各个疑难病案诊治的难点、疑点、要点，详细记述诊治时临床思维发展变化的脉络，阐释流派独到的诊治方法与技巧，探讨疑难病证诊治的中医之理。

希望本书有助于名家经验的挖掘和传承，促进不同学派间的交流和争鸣，最终提高临床疗效，服务于广大医务工作者和患者。本书不足及谬误之处，欢迎指正。

编者

2018 年 12 月

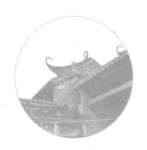

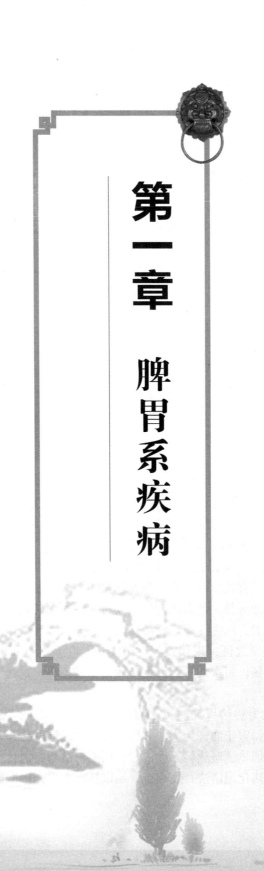

第一章　脾胃系疾病

第一节 胃 痛

一、胃痛概述

胃痛，又称胃脘痛，是以胃脘部或近心窝处出现疼痛为主症的病证，常伴有脘腹胀满、嘈杂、纳呆、嗳气、反酸、恶心、呕吐等症状。包括现代医学的急性胃炎、慢性胃炎、消化性溃疡、胃食管反流病、胃痉挛、胃神经官能症等疾病，当其以上腹胃脘部疼痛为主要临床表现时，均可参照本病辨证论治。胃痛在脾胃病证中最为多见，人群中发病率较高，中药治疗效果颇佳。

古籍中有较多关于胃痛的论述。外感寒邪、饮食所伤、情志不遂、脾胃虚弱等原因，导致胃气阻滞、胃络瘀阻，或胃失所养，致不通则痛或不荣则痛。《顾氏医镜·胃脘痛》中对胃痛的病因病机、症状特点做了描述："须知拒按者为实，可按者为虚；痛而胀闭者多实，不胀不闭者多虚；喜寒者多按实，爱热者多虚；饱则甚者多实，饥则甚者多虚；脉实气粗者多实，脉虚气少者多虚；新病年壮者多实，久病年老者多虚；补而不效者多实，攻而愈剧者多虚。"

甄氏多年临证胃痛，认为脾胃湿热、胃阴不足、脾胃虚寒、痰湿内蕴、肝气反胃等证候多见。岭南特殊人文、气候与中原地区有着明显的不同，其地处亚热带，天气炎热，雨湿偏盛，地卑雾嶂。岭南人久处室温之地，腠理疏松，正气易散，湿邪易侵，湿热之气交争，常留着于脾胃，脾喜燥恶湿，湿热之邪，最易伤脾，脾胃易虚则湿热易聚，湿热久蕴，损伤脾胃阴液，且岭南人喜食生冷冻物、鱼虾海鲜等多湿资腻之品，致使脾胃运化功能失调，易酝酿湿热。针对岭南的气候特征，所用药物大多具有清热解毒、祛湿消暑的功效，加之岭南广泛流传药膳、凉茶，更易损伤脾阳，形成脾胃虚寒、兼夹痰湿之证；现代人生活节奏快，心脑过劳而运动不足，情绪波动大，情志不畅，每多伤肝，肝失疏泄，横逆犯胃，胃气阻滞，胃失和降，则发胃痛。

甄氏认为辨治胃痛时，必以望、闻、问、切四者详辨，则虚实自明。需以"理气和胃止痛"为大法，胃痛属实者，治以祛邪为主，根据寒凝、食停、气滞、郁热、湿热等不同，分别用温胃散寒、消食导滞、疏肝理气、泄热和胃、清热化湿诸法；属虚者，治以扶正为主，根据阳虚、阴虚之异，分别用温中益气、养阴和胃之法；虚实并见者，则扶正祛邪之法兼而用之。甄氏临证处方多喜择用岭南中草药，每见良效，如救必应清胃热止痛，为我国南方地区民间惯用草药，用于治疗胃热疼痛有较好疗效；布渣叶清暑消食，广东民间制作凉茶常用的中草药，有较好的消滞除积、和胃降逆的功效。另外，甄氏特别强调日常起居、饮食和精神方面的调摄，认为这些是治疗及预防胃痛发作不可或缺的措施。

二、胃痛案

【案一】 郭某某，女，50岁，2008年4月22日初诊。

患者1年前开始胃脘部隐痛就诊于某医院，诊断为慢性胃炎，给予治疗后好转，但半年前开始胃脘部隐痛加重，伴有胀闷，入夜尤甚，纳呆，且近半年来体重减轻约6斤，遂于门诊就诊。症见：胃脘部隐痛，胀闷，无嗳气反酸，眼睛干涩，疲倦乏力，面色萎黄，口干，眠差，难以入睡，纳呆，大便烂，小便调，舌淡红，舌胖大、边有齿痕，苔薄白，脉弦细。

西医诊断：慢性胃炎

中医诊断：胃痛

辨证：脾胃虚寒

治法：健脾理气，温胃散寒

处方：

黄芪15克	党参15克	白术15克
大枣20克	陈皮5克	何首乌15克
阿胶20克（烊服）	麦冬15克	炒麦芽15克
首乌藤20克	夏枯草10克	

共7剂。

2008年4月29日二诊：胃脘部隐痛较前缓解，疲倦乏力，易汗出，少许口干，纳一般，大便偏烂，舌淡红，苔薄，脉细。上方去陈皮、炒麦芽、制何首乌、麦冬；加茯苓15克健脾渗湿，防风15克祛风固表止汗，盐山萸肉15克补益肝肾，沙参20克养胃阴。共7剂。

2008年5月13日三诊：已无胃痛，疲倦乏力减轻，汗出减少，已无口干，睡眠改善，少许头晕，纳一般，大便可，舌淡红，苔薄，脉细。上方去首乌藤、阿胶、夏枯草、茯苓、防风、盐山萸肉、沙参；加天麻15克平肝息风，陈皮5克、炒麦芽15克理气健脾和胃。共5剂。

2008年6月17日四诊：昨日饮食不当，再次出现胃脘部胀痛，少许疲倦乏力，大便偏烂，舌淡红，苔白腻，脉细。治以益气健脾，消食和胃，行气止痛，处方如下：

五指毛桃 20 克	党参 20 克	白术 15 克	当归 15 克
白芍 10 克	六神曲 15 克	炒山楂 15 克	槟榔 10 克
厚朴 15 克	柴胡 15 克	救必应 15 克	

共 5 剂。

2008 年 6 月 25 日五诊：胃脘部不适较前好转，少许疲倦乏力，夜梦多，二便调，舌淡红，苔白，脉细。上方去党参、当归、白芍、炒山楂、槟榔、厚朴、柴胡、救必应；加太子参 15 克、大枣 20 克健脾益气，桑寄生 20 克、制何首乌 20 克、牛膝 10 克补肝肾，炒麦芽 15 克健脾消食，夏枯草 10 克清肝经郁热，首乌藤 20 克养心安神。共 10 剂。

按："胃脘痛"之症首载于《黄帝内经》中。如《灵枢·经脉》曰："脾足太阴之脉……是动则病舌本强，食则呕，胃脘痛，腹胀善噫，得后与气则快然如衰。"

胃脘痛是由外感邪气、内伤饮食情志、脏腑功能失调等导致气机郁滞，胃失所养，以上腹胃脘部近心窝处疼痛为主症的疾病。脾气主升，胃气主降，胃之受纳腐熟，赖脾之运化升清，所以胃病常累及于脾，脾病常累及于胃。本病患者素体脾胃虚弱日久，导致中阳不振，寒从内生而出现胃脘部隐痛、胀闷等不适；脾气虚弱，气血生化之源不足，血不养心而出现眠差、难以入睡；舌淡红、舌胖大、边有齿痕，苔薄白，脉弦细均为脾胃虚寒之象。治疗应以健脾和胃、理气散寒为主。

初诊用黄芪、党参、白术、大枣补气健脾，炒麦芽行气消食，健脾开胃，麦冬清心火，夏枯草、陈皮理气健脾，泻肝火，首乌藤养心安神，制何首乌补肾养阴，滋水涵木；二诊、三诊时加大补气健脾渗湿之力，佐以平肝、补肝肾为主；四诊时食滞于胃脘，治疗以健脾消食和胃、行气止痛为主；五诊时，患者仍有疲倦乏力，少许胃脘部不适肝肾不足为底，加大补气健脾之力，滋补肝肾，同时养心安神。患者每因饮食不节发病，故对胃脘痛患者，要重视生活调摄，这样可减轻胃痛和减少胃痛发作，进而达到预防胃痛的目的。

【案二】 雷某某，女，27 岁，1983 年 3 月 8 日初诊。

4 月前因为家中变故，心情低落，抑郁，逐渐出现胃脘胀满疼痛，就诊于某大学附属医院，诊断为慢性胃炎，予以抑酸护胃药口服治疗，症状无明显好转，后就诊于当地某中医诊所，给予中药治疗后未见明显缓解，遂于门诊就诊。症见：胃脘胀满疼痛，痞闷，嗳气反酸，呃逆，胁肋胀痛，情志抑郁，喜叹息，易急躁，经前乳房胀痛，头晕，疲倦乏力，胃纳差，眠差，多梦，大便稀溏，舌尖红，苔薄白，脉弦细。

西医诊断：慢性胃炎

中医诊断：胃痛

辨证：肝气犯胃

处方：疏肝理气，和胃止痛

白芍 10 克	炙甘草 15 克	柴胡 15 克
香附 10 克	陈皮 10 克	砂仁 10 克（后下）
佛手 10 克	牡丹皮 10 克	女贞子 15 克
茯苓 20 克	炒麦芽 20 克	

共 7 剂。

1983 年 3 月 15 日二诊：胃胀痛减轻，偶有食后胀满感，无反酸呃逆，情绪明显改善少许头晕，仍有疲倦乏力，口干，胃纳差，大便偏烂，舌质淡红，苔白，脉细。上方去柴胡、牡丹皮；加党参、炒白术各 15 克等益气健脾。共 7 剂。后间断门诊治疗 1 月余，全部症状基本缓解。

按：引起胃痛的原因虽多，但中焦是气机升降之枢，中焦气滞是其主要病机之一，临床上肝胃不和引起的气滞胃痛也较为多见，如《素问·六元正纪大论》曰："木郁之发，……民病胃脘当心而痛，上支两胁，膈咽不通，食饮不下。"《素问·至真要大论》也说："厥阴司天，风淫所胜，……民病胃脘当心而痛。"说明胃痛与木气偏胜，肝胃失和有关。《杂病源流犀烛·胃病源流》谓："胃痛，邪干胃脘病也……惟肝气相乘为尤甚，以木性暴，且正克也。"说明肝郁日久，又可化火生热，邪热犯胃，导致肝胃郁热而痛。此患者因情志不畅而致肝木失其条达，肝气犯胃，以致胃失和降而出现胃痛，肝气郁结，疏泄失职，则见情志郁闷，善叹息，易怒，胸胁胀痛；肝气横逆犯胃，胃气上逆，则表现为胃脘胀痛，呃逆嗳气。治疗应以疏肝理气，和胃止痛。初诊用芍药甘草汤一则缓急止痛，二则酸甘化阴，制理气药辛温之性，以防耗气伤阴。肝主疏泄，性喜条达，遵《黄帝内经》"木郁达之"之旨，予柴胡、香附疏肝理气，合芍药、甘草养血柔肝，缓急止痛，陈皮、砂仁、佛手理气和中，气郁日久易化热，配牡丹皮清热凉血，女贞子补益肝肾，滋水涵木，再配伍茯苓健脾，炒麦芽健胃消食，使中焦脾胃恢复升降之功；二诊时胃痛诸症缓解，仍有食后脘胀，纳呆便溏等不适，考虑患者素体脾胃虚弱，加之肝气郁滞，肝木升发不畅，郁而化火，横克脾土，导致运化失调，故宜用党参、白术增强健脾益气之力。

【案三】 黄某某，女，60 岁，2007 年 7 月 28 日初诊。

患者 5 年前开始出现反复胃脘部疼痛，伴呃逆，就诊于当地社区医院，经过中西医治疗后有所缓解，但 1 年前开始胃脘部疼痛加重，就诊于某人民医院，查胃镜提示：慢性浅表性胃窦炎。间断门诊治疗，但效果不明显，遂于门诊就诊。症见：胃脘部胀满隐痛，伴呃逆反酸，口臭，口干口苦，渴不欲饮，疲倦乏力，少许头晕，纳差，眠差，多梦易醒，大便不畅，舌淡红，胖大，边有齿痕，苔腻微黄，脉弦滑。

西医诊断：慢性浅表性胃窦炎

中医诊断：胃痛

辨证：脾胃气虚，湿热中阻

治法：益气健脾，清热化湿，理气和中

处方：

黄芪 20 克	党参 20 克	炒白术 20 克	茯苓 20 克
炒麦芽 20 克	厚朴 15 克	枳壳 15 克	黄芩 10 克
布渣叶 10 克	煅瓦楞子 20 克（先煎）		

共 7 剂。

2007 年 8 月 4 日二诊：胃脘部隐痛减轻，仍有腹胀、呃逆，精神好转，无头晕，胃纳好转，睡眠改善，大便尚可，舌淡红，胖大，边有齿痕，苔白腻，脉弦。上方去枳壳、布渣叶、茯苓；加旋覆花 15 克、乌药 15 克、槟榔 10 克、陈皮 10 克加强行气降逆之力。共 7 剂。

2007 年 8 月 11 日三诊：胃脘部胀满感基本缓解，呃逆明显好转，纳眠可，大便偏干，舌淡红，苔白腻，脉弦。上方去厚朴、黄芩、乌药、槟榔、陈皮；加代赭石 20 克平肝降逆，白芍 20 克、素馨花 10 克养肝、柔肝、疏肝，紫苏子 15 克降气润肠。共 7 剂。后续随访，诸症皆除，至今未发。

按：脾胃病往往脏腑同病，寒热互存，虚实夹杂，升降失调。脾胃同处中焦，脾主运化，胃主受纳，脾主升，胃主降，脾气升则水谷之精微得以输布，胃气降，则水谷及其糟粕得以下行。脾与胃，一脏一腑，一纳一运，一升一降，相辅相成，脾与胃互为表里，常相累而病，脾为太阴，其气易虚，虚则有寒；胃为阳明，受邪易实，实则易热，脾胃同病则易形成寒热错杂，虚实夹杂之证。此患者辨为脾胃气虚，气机不运，虚中有滞，又因脾胃运化失常，湿热内生，蕴结于胃，气机阻滞所致而出现胃脘部胀满隐痛，伴呃逆反酸，口臭，口干口苦，渴不欲饮，大便不畅等表现。治疗应以益气健脾、清热化湿、理气和中为主。初诊用黄芪、党参、炒白术益气健脾，茯苓健脾化湿，炒麦芽健胃消食，厚朴、枳壳行气止痛，黄芩、布渣叶清热祛湿，煅瓦楞子制酸止痛，全方合用，共奏益气健脾，清热化湿，理气和中之功。脾胃运化水谷、水液的功能，主要通过脾气的升发来完成，脾气升发与胃气沉降互相协调，完成升清降浊的运化过程，脾升胃降是脾胃功能正常的关键，故二诊强化行气止痛之功，重用旋覆花、乌药、槟榔等行气降逆之药；三诊重在肝脾同治，唐宗海《血证论·脏腑病机论》载："木之性主于疏泄。食气入胃。全赖肝木之气以疏泄之。而水谷乃化，设肝之清阳不升，则不能疏泄水谷，渗泄中满之证，在所不免。"肝脏气机不畅影响脾胃的运化功能，故加用代赭石、白芍、素馨花平肝、养肝、柔肝、疏肝，使肝脾调和。

【案四】 潘某某，女，59岁，2006年11月15日初诊。

患者1年前开始反复出现胃脘部胀痛，痞闷不舒，终日不解，前日因食用生冷瓜果后出现症状加重，遂于门诊就诊。症见：胃脘部胀痛，进食后尤甚，恶心呕吐，神疲乏力，面色无华，手足不温，口淡口涩，不欲饮食，尿黄短少，大便黏滞不爽，里急感，舌淡红，边有齿痕，苔黄腻，脉沉。

西医诊断：慢性胃炎

中医诊断：胃痛

辨证：脾胃虚寒，湿热中阻

处方：行气健脾，清热祛湿

藿香15克（后下）	陈皮10克	法半夏10克	黄芩10克
黄芪15克	党参15克	山药20克	炙甘草15克
茯苓20克	砂仁10克（后下）		

共7剂。

2006年11月29日二诊：仍有胃脘部胀痛，神疲乏力，面色无华，手足不温，出汗多，烦躁，口淡口涩，胃纳一般，无恶心欲呕，大便不畅，里急感减轻，舌淡红边有齿痕，苔薄白，脉沉。辨为肝气横逆犯胃，治以疏肝理气、和胃止痛为主。

处方：

麦芽20克	白术20克	延胡索15克	厚朴15克
香附10克	救必应15克	浮小麦20克	柴胡15克
紫苏梗15克	防风15克		

共7剂。

2006年12月6日三诊：胃脘部胀痛明显好转，手足不温，胃纳一般，大便偏烂，舌淡红边有齿痕，苔薄白，脉弦。上方去救必应、浮小麦、柴胡、防风；加藿香15克、法半夏10克化湿和中，木香15克行气止痛，山药20克补脾养胃。共7剂。后续门诊随诊1月，症状基本消失。

按：胃病经久不愈，脾胃失于濡养，气血运行失畅，多转变成寒热虚实错杂之证。此患者初诊时见胃痛、胃胀、痞闷不舒，伴有呕吐、里急感，此乃脾胃素虚，贪吃生冷，邪气乘虚，陷入心下，中气痞结，升降失常，于是阳独上逆而呕，阴独下走而里急，大便黏滞不爽，亦是脾气不升失运所致。故治以半夏泻心汤加减平调寒热，辛开苦降，扶正祛邪。辛开苦降法可以调整气机升降，寒热药性相互制约，反佐从治或去性存用，辛开以散其寒，苦降以泄其热，行气以消中焦气机停滞，补气以复脾胃久虚之体。初诊时，方中黄芩苦寒沉降，清热降胃气，法半夏辛开散结，化痰燥湿止呕，黄芪、党参、山药、炙甘草甘缓补中以补脾胃之虚，脾喜刚燥，故以藿香芳香化浊，和中止呕，配茯苓健脾祛湿，砂仁、陈皮理气和胃，全方集甘温苦辛于一体，寓温清消补于一方，具有辛开、苦降、甘补之效，具备降逆散结、调和胃肠之功；二诊见湿热之证已衰大半，故针对胃脘部胀痛一症治疗。由于肝与脾胃关系尤为密切。肝主疏泄，调畅气机，《素问·宝命全形论》说："土得木而达。"说明了肝的疏泄功能对脾胃受纳和运化的重要性。故二诊用厚朴、苏梗行气宽中，柴胡、香附疏肝理气，白术、麦芽健脾消食，延胡索止痛，防风祛风止泻，救必应清热祛湿，浮小麦止汗，全方起疏肝理气、健脾和胃止痛之功。

【案五】曾某某，女，60岁，2008年1月5日初诊。

患者胃脘部胀满不适反复发作数余年，辗转多家医院治疗，2年前查胃镜提示：慢性胃炎。给予兰索拉唑等药物治疗后有所缓解，但饮食不节或疲劳后易出现胃脘部胀闷不舒，曾间断在门诊服用中药及针刺等治疗，但未见明显缓解。1周前因进食辛辣刺激性食物后，再次出现胃脘部胀闷不舒，自服中成药及西药（具体不详）后症状无明显改善，遂于门诊就诊。症见：胃脘部胀满，时有隐痛，时有嗳气，无恶心欲呕，无反酸等，咽部痰黏感，神疲乏力，胃纳不佳，眠差，小便调，大便偏干，舌淡红，苔白，脉弦细。

西医诊断：慢性胃炎

中医诊断：胃痞病

辨证：脾虚气滞

治法：益气健脾，行气消痞

处方：

黄芪20克	党参20克	炒白术20克	茯苓20克
陈皮10克	法半夏10克	砂仁15克（后下）	木香15克（后下）
槟榔15克	枳实15克	炒麦芽20克	

共7剂。

2008年1月26日二诊：胃脘胀闷明显缓解，但近来善太息，不思饮食，精神抑郁，夜眠差，咽部痰黏感轻，纳一般，小便调，大便先干后溏，舌淡红，苔白，脉弦细。上方去茯苓、陈皮、法半夏、砂仁；加厚朴

15克加强行气除满，素馨花10克、白芍30克柔肝养肝、疏肝解郁。共7剂。

按：胃痞病是指胸脘痞塞满闷不舒，按之柔软，压之不痛，视之无胀大之形的一种临床表现。常得食则胀，嗳气则舒。多为慢性起病，时轻时重，反复发作，缠绵难愈。发病和加重常与诸如暴饮暴食，恣食生冷粗硬，嗜饮浓茶烈酒，过食辛辣等饮食因素，以及情志、起居、冷暖失调等诱因有关，乃中焦气机阻滞，升降失调所致。《杂病源流犀烛·肿胀源流》曰："痞满，脾病也。本由脾气虚及气郁不能运行，心下痞塞填满，故有中气不足，不能运化而成者……"《证治汇补》曰："如脾虚正气不行，邪着为病，当调理中州，复健运之职，则浊气降而痞满除，如不补气，气何由行。"故治疗以健脾和胃、理气消痞为主，虚者则重在补益脾胃，中气充足，受纳运化自如，则气血化生充沛，气机升降自如，诸症悉能消除。此患者素体脾胃虚弱，中气不足，久病损及脾胃，因饮食不节发病，纳运失职，升降失调，胃气壅塞，而生痞满，如《兰室秘藏·中满腹胀》所论述的因虚生痞满："或多食寒凉，及脾胃久虚之人，胃中寒则胀满，或脏寒生满病。"治疗应以益气健脾、行气消痞为主，佐以疏肝柔肝。方中黄芪、党参、炒白术补气健脾，茯苓、陈皮、法半夏燥湿健脾，砂仁、木香、槟榔、枳实行气导滞，佐以炒麦芽消食和胃。胃痞病位虽在中焦脾胃，但与肝之疏泄密切相关，根据《黄帝内经》五脏相关理论，肝主疏泄，调畅一身气机，并调节脾胃气机，肝气不舒亦可导致脾胃升降失常，中焦痞塞不通，而发为痞满，故胃痞的治疗在辨证的基础上需重视疏肝。《类证治裁》云："肝木性升散，不受遏郁，郁则经气逆，为嗳，为胀，为呕吐，为暴怒胁痛，为胸满不食，为飧泄……皆肝气横决也。"对于痞满日久者，虽症状不甚痛苦，但病久不愈，郁郁不舒，致中焦气机阻滞，升降失和，故佐加疏肝解郁之品，效更佳。二诊加用素馨花、白芍疏肝柔肝解郁。

第二节　腹　痛

一、腹痛概述

腹痛是指胃脘以下、耻骨毛际以上部位发生疼痛为主症的病证。如《症因脉治》所云："痛在胃之下，脐之四旁，毛际以上，名曰腹痛。若痛在胁肋，曰胁痛。痛在脐上，则曰胃痛，而非腹痛。"其疼痛性质各异，若病因外感，突然剧痛，伴发症状明显者，属于急性腹痛；病因内伤，起病缓慢，痛势缠绵者，则为慢性腹痛。其是临床上极为常见的一个症状，而在现代生活，由于小儿饮食结构改变，管理失度，再加上小儿调护不当，腹痛患儿也日益增多。

中医认为感受外邪、饮食所伤、情志失调及素体阳虚等因素均可导致气机阻滞、脉络痹阻或经脉失养而发生腹痛。其病理因素主要有寒凝、火郁、食积、气滞、血瘀。病理性质不外寒热虚实四端。历代医家对腹痛均有不同见解，如《素问·举痛论》中提出腹痛由寒热之邪所致，"寒气客于肠胃之间，膜原之下，血不得散，小络急引故痛"，"热气留于小肠，肠中痛，瘅热焦渴则坚干不得出，故痛而闭不通矣。"《医学入门》云："大腹痛，多食积外邪；脐腹痛，多积热痰火；小腹痛，多瘀血及痰与溺涩；脐下卒大痛，人中黑者，中恶客忤，不治。"《诸病源候论·腹痛病诸候》"久腹痛者，脏腑虚而有寒，客于腹内，连滞不歇，发作有时。发则肠鸣而腹绞痛，谓之寒中，是冷搏于阴经，令阳气不足，阴气有余也。"《活幼心书·伤积》谓："有食饱伤脾，脾气稍虚，物难消化，留而成积，积败为痢，腹肚微痛。"

甄氏亦认为引起腹痛病因众多，基本病机不外乎脏腑经脉痹阻，即"不通则痛"；或脏腑经脉失养，即"不荣则痛"。但疾患病程中，往往变化复杂，或寒热交错，或虚实夹杂，亦可互为因果，相互转化。另外，甄氏尤其强调小儿生机蓬勃，发育迅速，脏腑娇嫩，形气未充，本有"脾常不足"的生理特点，运化力弱；同时又饮食不知自节，饥饱不能自调，常致脾胃运化不及，积滞肠腑，传导失司而致腹痛。

治疗方面，腹痛的治疗以"通"为大法，肠腑以通为顺，以降为和，肠腑病变而用通利，因势利导，使邪有出路，腑气得通，腹痛自止。但所谓"通"，并非单指攻下通利而言。《医学真传·腹痛》谓："夫通则不痛，理也。但通之之法各有不同。调气以和血，调血以和气，通也；下逆者使之上行，中结者使之旁达，亦通也；虚者助之使通，寒者温之使通，无非通之之法也。若必以下泄为通，则妄矣。"因此，治疗腹痛应在通法的基础上，结合审证求因，辨证论治，实则攻之，虚则补之，热者寒之，寒者热之，滞者通之，随病机及兼夹证变化，或寒热并用，或攻补兼施，进而遣方用药。

甄氏认为在治疗腹痛的过程中，以"通"为主，但务必兼顾脾胃调理。脾胃乃气血生化之源，为元气之本。正如《素问·至真要大论》曰："五味入胃，各归所喜……甘先入脾。"《脾胃论》亦云："内伤脾胃，百病由生。"另外，在辨明寒热虚实的基础上，还善辅以理气通导之品。并认为无论寒或湿，均可导致气机阻滞，所以可适当加入行气之品。针对小儿腹痛的治疗，甄氏始终强调以健脾和胃、消食化积、养阴清热为大法，脾健积消，则腹痛减。并常常告诫家长要遵循"乳贵有时，食贵有节"为原则，合理安排小儿饮食。

二、腹痛案

【案一】 蓝某某，女，57岁，1987年3月1日初诊。

患者1个月前受凉后开始出现脐周腹部胀痛，就诊于某中医馆，给予中药治疗后有所缓解，但近1周反复出现腹泻，每日排便3~4次，质溏，偶有完谷不化，自行口服西药及中成药治疗后症状稍改善，但饮食不节或受凉后易出现腹胀痛、大便烂等，遂于门诊就诊。症见：腹部胀痛，脐周为主，肠鸣频作，大便偏烂，有排便不尽感，无黏液血便，疲倦乏力，纳差，睡眠尚可，小便调，舌淡，苔薄黄微腻，脉濡。

西医诊断：腹痛

中医诊断：腹痛

辨证：脾虚湿困

治法：健脾祛湿，行气止痛

处方：

炒白术20克	砂仁15克（后下）	陈皮10克
茯苓20克	薏苡仁20克	炙甘草20克
木香10克（后下）	炒麦芽20克	布渣叶10克
延胡索15克		

共7剂。

患者服药后，腹部胀痛明显减轻，大便成形，后按原方中药继服2周后，症状消失，随访半年未见复发。

按：引起腹痛的病因病机比较复杂，凡外邪入侵，饮食所伤，情志失调，以及气血不足，阳气虚弱等原因，引起腹部脏腑气机不利，经脉气血阻滞，脏腑经络失养，均可发生腹痛。若素体脾胃虚弱，饮食不节或受寒，进一步损伤脾胃功能，则水谷停滞、清浊不分，不能升清气，则生飧泄；不能降浊阴，在上则为呕逆、嗳气，在中则为脘腹胀满疼痛，在下则为泄泻。《素问·阴阳应象大论》所说："清气在下，则生飧泄，浊气在上，则生䐜胀。"此患者素体脾胃虚弱，湿困中焦，阻遏气机不畅而出现腹痛、肠鸣频作、大便偏烂等；舌淡、苔薄黄微腻、脉濡均为脾虚湿困中焦之象。腹痛的治疗以"通"为大法，肠腑以通为顺，以降为和，肠腑病变而用通利，因势利导，使邪有出路，腑气得通，腹痛自止。《医学真传·腹痛》谓："夫通则不痛，理也。但通之之法各有不同。调气以和血，调血以和气，通也；下逆者使之上行，中结者使之旁达，亦通也；虚者助之使通，寒者温之使通，无非通之之法也。若必以下泄为通，则妄矣。"在辨明寒热虚实对症用药的基础上，适当辅以理气疏导之法，标本兼治。本病为本虚标实之证，此患者以脾虚为本，湿浊气滞为标，治疗上应健脾助运、理气祛湿，使肠腑气机通利，则胀痛自消。方中炒白术甘苦而温，补脾燥湿以治土虚，为脾家要药，茯苓、薏苡仁淡渗利湿，炙甘草益气补中兼能缓急止痛，又可调和脾胃。甄氏认为在治疗腹痛的过程中，行气药的应用十分关键，无论寒或湿，均可导致气机阻滞，所以可适当加入行气之品，木香以行气消胀，砂仁、陈皮以理气健脾，延胡索行气活血止痛；饮食不节，损伤脾胃，脾土不能制水，导致水湿内停，湿浊郁久化热，故加炒麦芽消食和胃，布渣叶清热，消食化滞，与砂仁、陈皮等伍用，清热而不伤阳。

【案二】 陈某某，男，6岁，2001年11月19日初诊。

患儿平素喜食零食，1个月前开始出现腹痛伴有腹胀，就诊于当地医院，给予治疗（具体不详）后未见明显缓解，遂于门诊就诊。症见：面色青，形体消瘦，脘腹疼痛，腹胀，脾气烦躁，睡眠不安，纳呆食少，口气臭秽，大便偏干难解，小便黄，舌尖红，苔白厚，脉细数。

西医诊断：腹痛

中医诊断：腹痛

辨治：脾虚积滞化火

治法：健脾消积化滞，益气养阴

处方：

太子参10克	白术10克	麦冬5克	麦芽10克
百合5克	玉竹5克	桑椹10克	白芍10克
独脚金10克			

共4剂。

2001年12月3日二诊：腹痛、腹胀明显缓解，脾气烦躁、口气臭秽等明显缓解，但2天前不慎受凉后出现鼻塞流涕，恶风，汗出多，胃纳一般，二便尚调，舌淡红，苔薄，脉细。上方去玉竹、桑椹、麦冬等；加防风5克、紫苏叶8克疏风散寒，苍耳子5克散寒通鼻窍。共3剂。

服药后第3天随访，鼻塞流涕、恶风等外感表证已解，但时有腹痛伴有腹胀、仍有口臭、易烦躁等不适，嘱患儿家属按初诊处方再服7剂。服药后随访至今已1年余，腹胀痛未再发作。

按：小儿脾胃虚弱，饮食不节，容易兼夹积滞而发生腹痛。《活幼心书·伤积》谓："有食饱伤脾，脾气稍虚，物难消化，留而成积，积败为病，腹肚微痛。""要得小儿安，常带三分饥和寒。"三分饥者，不要过饱也，谓饮食要有节制，做到"乳贵有时，食贵有节"。引起腹痛的饮食不节的常见原因有喂养不当，过食生冷或肥甘厚味，嗜食零食或挑食偏食，而致饮食积滞。《医宗金鉴》中指出："乳食伤脾是病原，甘肥失节生积热，气血津液被熬煎。"脾失健运，胃失和降，食滞为积，久积可成疳；或食滞致虚，或由虚而积；脾胃虚损，运化功能失常，则水谷精微长期不能濡养脏腑经络气血而成积滞。由于小儿五脏六腑成而未全，全而未壮，脏腑娇嫩，形气未充，脾常不足，饮食稍多即滞，滞而为积，久积为疳。故健脾和胃、消食化积、养阴清热为治脾虚积滞之大法。本例患儿脾胃不足，吃零食过多，饮食内停，脾失健运，胃失受纳，积滞化热，故烦躁拒食，大便干结，口气臭秽；脾胃失健，水谷精微化生气血不足，形体失于充养，故见形瘦，面色青；舌红、苔厚，脉细数，皆为积而化热之征。方中太子参、白术补益脾气；"疳者，干也，因脾胃津液干涸为患"，故以麦冬、百合、玉竹、桑椹、白芍养阴生津；麦芽消食开胃，脾虚有热，不宜选用黄连等苦寒清热之品，以防苦寒更伤脾胃，故选用独角金，取其清热消疳之功，全方共奏健脾消积化滞之效。

【案三】 林某，女，5岁，2000年12月8日初诊。

患儿9个月前因饮食不节后开始出现腹部疼痛，就诊于某医院，给予治疗后有所缓解，但半年来仍有胃脘部疼痛，间断在某中医院门诊治疗，但未见明显缓解，遂于门诊就诊。症见：面色苍黄，腹痛，脘腹胀满，嗳腐吞酸，偶有呕吐不消化食物，吐食后痛减，口臭，胃纳差，大便烂，小便尚调，睡眠一般，舌淡，苔白微腻，脉滑。

西医诊断：腹痛

中医诊断：腹痛

辨证：脾胃虚弱，饮食停滞

治法：健脾和胃，消食导滞

处方：

太子参 10 克	黄芪 10 克	炒白术 10 克
陈皮 10 克	法半夏 5 克	砂仁 5 克（后下）
厚朴 5 克	炒麦芽 10 克	

共7剂。嘱患儿避免进食生冷燥热之品，避免过饥或过饱。

2000年12月15日二诊：腹痛、脘腹胀满减轻，发作次数减少，无呕吐，仍有口臭，胃纳一般，大便稍烂，舌淡红，苔薄白，脉滑。上方去太子参、法半夏、厚朴等；加木香4克（后下）、紫苏梗5克以理气止痛，独脚金5克清热消积。共7剂。

2000 年 12 月 22 日三诊：腹痛明显减轻，无反酸、口臭等不适，胃纳好转，大便稍烂，舌淡红，苔薄白，脉滑。上方去紫苏梗、独脚金等；加党参 10 克、炙甘草 4 克补益脾胃。共 5 剂。随访至今，未再复发。

按：《诸病源候论·小儿杂病诸候》："小儿腹痛，多由冷热不调，冷热之气与脏腑相击，故痛也。"《小儿卫生总微论方》曰："小儿心腹痛者。由脏腑虚而寒冷之气所干。"脾胃为后天之本，小儿生长发育依赖脾胃运化的水谷精微。小儿脏腑柔弱，易虚易实，一旦调护失宜，尤其是饮食所伤，容易变生饮食停滞，脾胃虚弱之症。本患儿因饮食不节、宿食内停，故治宜健脾和胃，理气消食导滞，治疗过程中用药轻灵，健脾重在运脾，避免使用过于壅塞之品补脾，同时对于饮食积滞，应理气消积，避免过于寒凉攻伐，应中病即止。初诊时，方中太子参、黄芪补益脾气，炒白术、法半夏健脾燥湿，陈皮、砂仁、厚朴理气消胀，炒麦芽健胃消食，食积往往是小儿胃痛的重要病因之一，所谓"脾宜升则健，胃宜降则和"，在审因证治的前提下，每宜适量加入行气导滞之药，食消积去，才可胃和腑安，气调痛止；二诊时加木香、紫苏梗理气止痛，食积蕴郁化热，加用独角金清热消积；三诊时胃痛虽和，脾气尚弱，所谓"四季脾旺不受邪"，积滞已去，脾安胃和，可以补益为主，加党参、炙甘草健脾益气。

第三节 便 秘

一、便秘概述

便秘是指粪便在肠内滞留过久，秘结不通，排便周期延长，或周期不长，但粪质干结，排出艰难，或粪质不硬，虽有便意，但便而不畅的病证。现代医学上分为功能性便秘和器质性便秘，而中医论述的便秘类似于功能性便秘（又称习惯性便秘），临床上也以此类多见。《黄帝内经》称之为"大便难""后不利"。有研究表明，老年人相对于青年人便秘患病率明显增高，严重影响其生活质量。根据其发病原因，主要分为实秘与虚秘两大类。

历代医家对便秘的病因病机各抒己见。《黄帝内经》认为大小便的病变与肾的关系密切，如《素问·金匮真言论》曰："北方色黑，入通于肾，开窍于二阴。"《灵枢》曰："肾脉危急，为不得前后。"而《金匮要略》阐明胃热过盛，脾阴不足，以致大便干燥而坚，曰："趺阳脉浮而涩，浮则胃气强，涩则小便数，浮涩相搏，大便则坚，其脾为约。"《医学入门》认为"肺与大肠相表里"，认为肺的宣发肃降对大肠的传导功能起着重要的作用。辨证分型也各有侧重。张仲景《伤寒杂病论》提出便秘当从阴阳分类，而金元张洁古主张虚实分类。但总而言之，便秘的基本病变属大肠传导失常，同时内应五脏，与肺、脾、胃、肝、肾等脏腑的功能失调有关。主要是热结、气滞、寒凝、气血阴阳亏虚而引起肠道传导失司所致。

对于老年人而言，脏腑衰弱并常伴有其他慢性疾病，病久体内阴阳气血失衡。气虚则大肠传导乏力使行血无力，肠道失润；血虚则肠道失于濡润，化气不足；阴虚则大肠液枯，无力行舟；阳虚则温煦无权，阴邪凝结以致大便艰涩。因此老年人以虚秘多见。而甄氏认为，老年性便秘又以脾肾亏虚者居多。脾居中焦，为气机升降之枢纽，又为气血生化之源，脾虚者肠道传导无力或失于濡养；而肾主司二便，肾精不足则肠道失润，肾阳亏虚则水气凝结，终致大便难解。

治疗方面，中医论治便秘主要以虚实分类。金元张洁古《医学启源》曰："凡治脏腑之秘，不可一例治疗，有虚秘，有实秘。有胃实而秘者，能饮食，小便赤。有胃虚而秘者，不能饮食，小便清利。"明代薛己《明医杂著·补阴丸论》云："证属形气病气俱不足，脾胃虚弱，津血枯涸而大便难耳，法当滋补化源。"

甄氏认为，便秘与诸多因素相关，体质、饮食、情志等均可引发或加重便秘。良好饮食及生活习惯的养成至关重要，也要避免过频或过多服用泻下药物，尽可能形成规律的排便习惯。而老年人气血阴阳失衡，多属虚证，但临床常有虚实互见、寒热错杂之象。因此，治疗时务必辨证施治，注意标本兼顾，消补兼施，补重于消。既不可单纯通下，以免徒伤阳气、重伤阴液，亦不可妄自补虚。治疗时应以益气温阳、养血滋阴为法，兼以理气防滞，诸药合用，使精气互生，阴阳互济，增水行舟，大便自然畅通。

二、便秘案

【案】陈某某，女，56岁，1983年8月25日初诊。

患者5年前开始出现便秘，常3~4日1行，伴有腹胀，就诊于某医院，给予苦寒类泻剂等治疗后可缓解，但停药后仍有便秘，后辗转多家医院中西医诊治，仍有大便难解，遂于门诊就诊。症见：大便秘结，4~5天1行，虽有便意，但无力排出，疲倦乏力，面色萎黄，胃脘部胀满感，偶有呃逆，平素易汗出，畏寒肢冷，心悸气短，纳呆，眠差，难以入睡，夜梦多，小便调，舌淡，苔薄白，脉弦。

西医诊断：便秘

中医诊断：便秘

辨证：脾肾阳虚，腑气不通

治法：健脾温肾，行气通便

处方：

白术 30 克	太子参 15 克	肉苁蓉 30 克
砂仁 15 克（后下）	麦芽 30 克	槟榔 15 克
枳实 15 克	柏子仁 30 克	火麻仁 30 克
浮小麦 30 克	首乌藤 30 克	煅龙骨 30 克（先煎）
煅牡蛎 30 克（先煎）		

共 7 剂。

1983 年 9 月 1 日二诊：排便较前明显改善，大便 1~2 日 1 行，矢气频，胃脘部胀满感好转，汗出、畏寒肢冷较前明显缓解，面色萎黄，眼眶黑，腰酸，纳一般，眠尚可，舌淡，苔薄白干，脉沉。上方去砂仁、柏子仁、火麻仁；加桑寄生 30 克、金樱子 20 克补益肝肾。共 7 剂。间断调治 2 周余，诸症悉平。

按：便秘的发生与脾胃、肾、大肠密切相关。饮食入胃，经过脾胃运化，吸收水谷精微之后，所剩糟粕由大肠传送而出，最后形成大便。《医学正传》云："夫肾主五液，故肾实则津液足，而大便滋润；肾虚则津液竭，而大便燥结。"老年人便秘以虚证为多见，年老体弱、他病继发和长期使用苦寒类通便药相关。尤其是长期服用苦寒类泻剂，易损伤中阳，导致脾胃之气虚弱，运化失司，气血津液生化乏源，大肠传送无力，糟粕传导失常，同时易致肾阳虚弱，肾精亏虚，气化无力，津液不布，肠失濡润，传导不利而形成便秘，有便意但难解；脾肾阳虚，阳不敛阴，而出现汗出多、眠差、难以入睡；阳气亏虚，不能温煦肌肤、温养心脉而出现畏寒肢冷、心悸气短等不适；舌淡，苔薄白、脉弦均为脾肾阳虚、腑气不通之象。《景岳全书·秘结》曰："凡下焦阳虚，则阳气不行，阳气不行则不能传送而阴凝于下，此阳虚而阴结也。"治疗上应以健脾温肾为主，佐以行气通便。初诊时，方中白术为治气虚便秘要药，方中重用白术健脾益气，调理中焦气机，配伍太子参加强益气健脾，生津通导之功，肉苁蓉体润色黑，味甘咸，微辛酸，气微温，主入肾经，兼入大肠，为助阳滋肾之要药，能温补精血而通便。《本草求真》云"气专润燥。是亦宜于便闭。"白术与肉苁蓉相伍，上补脾阳升清，下温肾阳降浊，对于脾肾阳虚之便秘，获效良多，麦芽消食和胃，砂仁、槟榔、枳实行气消滞，火麻仁润肠通便，首乌藤、柏子仁养血安神，宁心助眠，柏子仁兼有润肠通便之功，浮小麦、煅龙骨、煅牡蛎收敛止汗；二诊用桑寄生、金樱子加强益精补肾之力。甄氏强调辨治便秘要先分虚实，再辨寒热、气血。年高体弱，或久病之后，粪质不干，欲便不出，便下无力，多属气虚、血虚、阳虚。依阴阳气血亏虚的不同，主用滋阴养血、益气温阳之法，酌用甘温润肠之药，标本兼治，正盛便通。

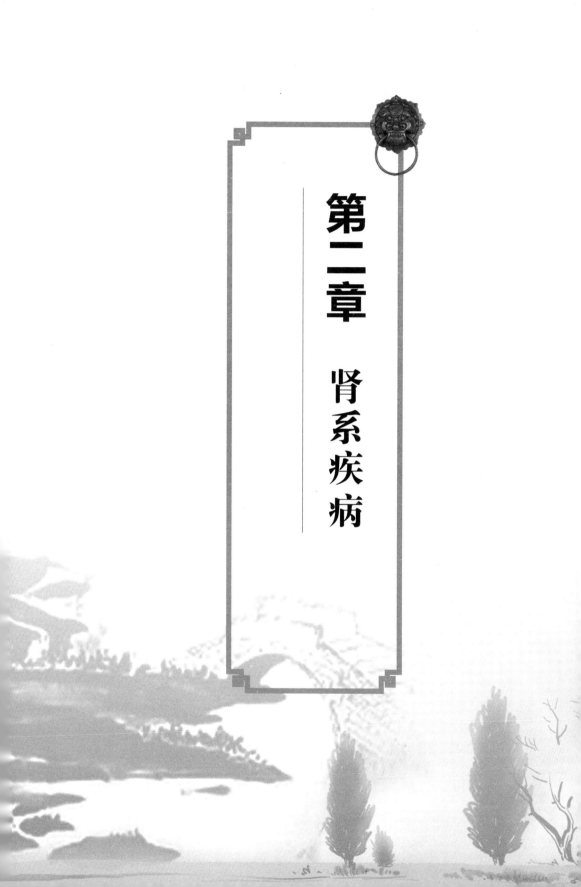

第二章　肾系疾病

第一节 淋 证

一、淋证概述

淋证是指因饮食劳倦、湿热侵袭而致的以肾虚、膀胱湿热，气化失司而成的一种疾病。其临床表现以小便频急、滴沥不尽、尿道涩痛、小腹拘急、痛引腰腹为特征。本病相当于现代医学的泌尿系感染、泌尿系结石、泌尿系肿瘤、乳糜尿等。中医古籍根据疾病演变规律的差异，将其分为热淋、石淋、气淋、血淋、膏淋、劳淋等。

历代医家认为淋证分类虽多，但其发病机制多宗《诸病源候论》中所言："诸淋者，由肾虚膀胱热故也。"即肾虚为本，膀胱热为标。《圣济总录》中详诉各类淋证的病机变化，三焦者水谷之道路也，三焦壅盛，移热于膀胱，流传胞内，热气并结，水道不利而成淋；肾气虚损，饮液停聚，不得宣通，膀胱客热，则水道涩痛，胞内壅积，故令结成砂石，随小便而下，此为石淋；因肾虚不能制小便，膀胱挟热则水道涩，肾虚膀胱热，则胞内气胀，小腹坚满，而生气淋；心主血气，通小肠与膀胱，俱行水道，下焦受热则气不宣通，故溲便癃闭而成淋也，热甚则搏于血脉，血得热则流行入于胞中，与溲便俱下，形成血淋；膀胱为渗泄之府，肾气均平，则溲便清，肾气既虚，不能制其肥液，故与小便俱出，色若脂膏，而成膏淋；人因劳伤肾经，肾虚膀胱有热，气不传化，小便淋沥，水道涩痛，劳倦即发，此为劳淋。

甄氏认为，淋证初起，虽多因热，但由于治疗不当、病情变化或反复缠绵等因素，又可转变为寒、热、虚等不同证型，故辨治淋证当"热者宜清，涩者宜利，下陷者宜升提，虚者宜补，阳气不足者宜温补命门"。热淋，应清热利湿通淋。石淋急发，当以荡涤砂石，行气通滞为急务，属热者，治宜清其积热，涤其砂石；属寒者，宜温阳行气，消石导滞。气淋，应以理气疏导，通淋利尿为法。血淋，须看血色、血量、血质，以分清寒热虚实。若属小肠湿热，宜清小肠热；若属血虚而热，宜养阴清热；若肾与膀胱虚冷，宜温阳化气；若瘀血停滞，因于寒者温之，因于热者寒之，慎用破血利水耗气之品。膏淋，应以清热利湿，分清泄浊为法，但若病久，则应固涩其精，慎予通利之法。劳淋，当分劳于肾，或劳于脾，若两者兼有，则脾肾同治。

二、淋证案

【案一】 郑某，女，52岁，2005年12月31日初诊。

既往过敏性紫癜性肾炎病史10余年，长期间断于门诊中医治疗，病情稳定。1月前因劳累过度开始出现小便不适，淋沥不尽感，伴少许涩痛，于当地医院查尿常规未见明显异常，自服中成药后，未见明显好转，遂于门诊就诊。症见：小便淋沥不尽感，伴少许涩痛，无尿血，疲倦乏力，面色苍白，少许浮肿，纳差，夜眠一般，大便稍烂，舌淡红，苔薄白，脉细。

西医诊断：过敏性紫癜性肾炎

中医诊断：淋证（劳淋）

辨证：脾虚湿困

治法：健脾祛湿，补中益气

处方：

| 薏苡仁30克 | 白术20克 | 党参20克 | 黄芪15克 |
| 冬瓜子20克 | 麦芽20克 | 鸡内金15克 | 茯苓20克 |

共5剂。

随访诉服用5剂药后小便不适感基本缓解，精神好转，疲倦稍减，大便正常，嘱于当地继续依原方服药1周，诸症悉平。

按：脾居中焦，主运化，除运化水谷外，亦能运化水湿，是人体水液代谢过程中不可或缺的一个重要环节。若因久病劳伤，脾胃亏虚，或过用寒凉，脾胃受损等，可致脾之运化功能失司，水湿停滞体内产生各种病变。本患者久病，长期服药，损伤脾胃，脾气虚弱，升举无力，清阳不升，中气下陷，不能统摄精微，则可出现小便淋沥，此为"劳淋"。经中药治疗病情尚算稳定，但正气较常人比仍显不足，1月前其又过度劳累，加重气耗，致气虚尤显，故见疲倦乏力；气虚无以运化水湿，留滞体内，则见面部苍白，少许浮肿，大便偏烂；水湿内停稍有化热，故见少许尿痛，但痛不显著；舌淡红、苔薄白、脉细亦均为脾虚湿困之象。治疗当以健脾祛湿、利尿通淋为法，不能固执于淋证忌补之说。正如徐灵胎所言："治淋之法，有通有塞，要当分别，有瘀血积塞住溺管者，宜先通，无瘀积而虚滑者，宜峻补。"方用薏苡仁、白术、茯苓健脾利湿；麦芽、鸡内金健脾消食；党参、黄芪补益脾气；冬瓜子，性凉味甘，能"利水道，去淡水"，合薏苡仁可清蕴化之热，而无寒凉之虑。诸药合用，共奏健脾祛湿、补中益气之功。

【案二】 冯某，男，26岁，2010年3月29日初诊。

1月前因左肾区绞痛，于当地医院行泌尿系B超，发现左肾肾盏部结石，大小为2.1cm×1.9cm，于当地医院行体外冲击波碎石2次，后因碎石形成石街，出现排尿困难，后因疼痛、血尿多次至急诊行对症止痛治疗，当地医院复查尿路平片提示左肾、输尿管多发结石。医生建议住院进一步微创治疗。患者拒绝，欲求中医药治疗，遂至门诊就诊。症见：小便淋沥不畅，时有中断，尿中夹杂碎石，腰腹部疼痛难忍，面色苍白，纳眠一般，大便调，舌淡黯，苔薄白，脉弦细。

西医诊断：肾结石

中医诊断：淋证（石淋）

辨证：湿热焦灼，砂石阻滞

治法：利尿排石，行气活血，清热利湿

处方：

冬葵子 30 克	鸡内金 30 克	海金沙 20 克	薏苡仁 30 克
威灵仙 30 克	车前子 20 克	黄芪 20 克	香附 10 克
桃仁 15 克	党参 20 克	乌药 10 克	泽泻 20 克

共 5 剂。

2010 年 4 月 5 日二诊：小便中排出大量不规则碎石，最大者长约 0.5cm，腰腹部疼痛较前明显减轻，纳眠一般，大便调，舌淡黯，苔薄白，脉弦。上方去海金沙、威灵仙、香附、桃仁、乌药等；黄芪、党参增至 30 克以健脾益气。共 7 剂。

后间断门诊复诊 1 月余，均以利尿排石、行气活血之法，嘱患者平日多饮水，避免久坐，随访患者诉未再发腰痛、腹痛。同年 5 月复查泌尿系彩超，左肾盏结石已消失。

按：泌尿系结石虽由湿热之邪积聚肾与膀胱所致，"似水煮盐，火大水少，盐渐成石"，但结石形成后，作为有形之邪必然阻碍气机，气滞血瘀，不通则痛。故其治疗重在行气活血，调畅气机，以助排石，而不在于清利湿热。正如《金匮翼·诸淋》中言："夫散热利小便，只能治热淋、血淋而已。其膏、石、沙淋，必须开郁行气，破血滋阴方可。"本案患者有形之结石早已阻滞体内，虽已行体外冲击波碎石，但石块留滞输尿管，难以排出，阻滞气机，血运不畅，而出现小便淋漓不尽，尿中砂石，腰腹部疼痛难忍；舌淡黯，苔薄白，脉弦细也是气滞血瘀、闭塞不通的表现。病位在肾与膀胱，病性为本虚标实，刻下以标实为主。临证处方用药虽讲究正本清源，针对病因进行治疗，但医者亦需考虑标本急缓的问题——结石因湿热所生，此为本，患者苦于结石堵塞之疼痛，此为标，而帮助排石以解决患者苦痛，无疑是此时的首先要务，故辨清标本急缓为首要；且患者排石过程中耗伤阳气，但湿热之邪仍在，故可先投重剂攻邪，止其疼痛，再续缓补。治疗当以涤其砂石，通畅气血，行气止痛为主，少佐清热通淋之品。故初诊以大剂量的冬葵子、鸡内金、海金沙、威灵仙排石通淋；香附、乌药、桃仁行气止痛，开郁活血；薏苡仁、车前子、泽泻清热利湿通淋；"气为血之帅"，故以攻邪诸药中加黄芪、党参补气扶正，使气旺血行。而在解决了患者的苦痛之后，在清利湿热之品上，加大补气健脾药力度，祛邪不伤正气，此为正本清源。

【案三】 李某，女，37岁，1988年8月25日初诊。

2周前无明显诱因突发肉眼尿血，伴下腹部隐痛，至当地医院就诊，查泌尿系彩超提示：双肾多发小结石，予解痉止痛、控制感染等治疗后，腹痛缓解，但仍偶有血尿，患者拒绝行碎石取石术，欲寻求中药治疗，遂至门诊就诊。症见：下腹部胀满疼痛，腰部酸痛，尿血，涩痛不甚，疲倦乏力，纳眠一般，大便调，舌淡黯，苔薄白，脉沉细。

西医诊断：肾结石

中医诊断：淋证（石淋）

辨证：脾气亏虚，膀胱气化无权，砂石留滞

治法：荡涤砂石，补气健脾

处方：

海金沙 30 克	冬葵子 30 克	炒薏苡仁 30 克	鸡内金 15 克
黄芪 20 克	乌药 15 克	枳壳 15 克	木香 15 克（后下）
党参 15 克	三七 10 克	炒麦芽 30 克	

共 7 剂。

随访诉已无尿血，腹胀、疲倦稍减，嘱于当地继续依原方服药 1 周，诸症悉平。

按：《张氏医通》将病机高度概括为："诸淋所发，皆肾虚而膀胱生热也，水火不交，心肾气郁，遂使阴阳乖舛，清浊相干，蓄在下焦，故膀胱里急，膏血砂石，从水道出焉……"脾主运化，运化气血，肾主水，水结则化为石，此患者脾虚无力化气，气虚无力行水，故砂石客肾，疲倦乏力；气虚无以推动砂石排出，积聚于肾，故腰部酸痛；结石阻滞或划伤尿道故见下腹部胀满疼痛、尿血、涩痛。《景岳全书·淋浊》中言："凡热者宜清，涩者宜利，下陷者宜升提，虚者宜补，阳气不固者宜温补命门。"临证之时，应辨清轻重缓急，依证论治，攻补兼施，以利尿通淋，荡涤砂石，补气行气为法。方用海金沙、冬葵子利尿通淋，鸡内金消磨砂石，炒薏苡仁、炒麦芽固护中焦，合黄芪、党参健脾补气，以充排石之力，枳壳、木香、三七行气开郁活血、推动水运，因"欲散下焦之结，又需阳药始得开通"，故加乌药顺气止痛，温肾散寒。全方攻伐、温助相结合，配伍精当，疗效颇佳。

第二节　肾系杂症

一、尿浊案

【案】 陈某，女，32岁，2006年3月8日初诊。

10年前外院诊断为慢性肾炎，经规范治疗，病情稳定，但反复尿蛋白阳性，每于熬夜或劳累后复发，曾于多家医院予中西医治疗，仍时常反复。2天前复查尿常规提示尿蛋白阳性，患者为求进一步中医治疗，遂至门诊就诊。症见：小便偶可见白色泡沫，腰部酸软，怕冷，平素易汗出，形体偏瘦，面色黄，疲倦乏力，语音低微，情绪紧张，口臭，纳差，矢气多，眠尚可，大便调，舌尖红，苔白腻，脉细。近2月经延后十余天，经血量少。

西医诊断：慢性肾炎

中医诊断：尿浊

辨证：肝肾精亏，脾虚不运，精失固涩

治法：补肾精，养肝阴，醒脾胃

处方：

女贞子 20 克	黄精 15 克	续断 20 克	桑寄生 20 克
菟丝子 20 克	麦芽 20 克	稻芽 20 克	鸡内金 10 克
牛膝 15 克	浮小麦 40 克	制何首乌 15 克	牡丹皮 10 克

共 7 剂。

2006年3月15日二诊：复查尿常规提示尿蛋白转阴，现小便中已无白色泡沫，腰酸好转，汗出减少，口臭、纳差、矢气多明显改善，仍怕冷，面黄，疲倦乏力，舌淡，苔薄白，脉细。上方去麦芽、稻芽、鸡内金、牛膝、牡丹皮等；加金樱子 15 克补益肝肾、固精缩尿，白术 20 克、紫苏叶 15 克、砂仁 15 克（后下）健脾理气。共 7 剂。

2006年3月22日三诊：精神好转，腰酸、口臭及纳差之症基本消失，怕冷稍减，少许腹胀，无矢气，纳眠可，二便调，舌淡，苔薄白，脉细。上方去黄精、续断、制何首乌、紫苏叶等；白术易为炒白术、加党参 15 克、陈皮 10 克、炙甘草 15 克进一步补脾实脾，香附 15 克理气活血解郁。共 7 剂。

继续门诊定期复诊1月余，随访至今，蛋白尿未再复发，月经周期、经量、经色等均正常。

按：《素问·六节藏象论》中言："肾者主蛰，封藏之本，精之处也。"若肾中亏虚，气化无权，封藏失司，则精微无以固涩，下泄膀胱。《寓意草》中言："其能升清降浊者全赖中脘为之运用……故中脘之气旺。则水谷之清气。上升于肺，而灌输百脉。水谷之浊气。下达于大小肠。从便溺而消。"若脾胃失运，其升清降浊之力不行，则本应上升之精微亦下输前后二阴而出，故治疗当从脾肾论治。患者久病，服大量药物，损伤脾胃，运化无力，饮食留滞，气机阻滞，清浊不分，故见面黄、口臭、纳差、矢气多、舌苔腻；久病及肾，故见疲乏、腰酸痛、怕冷；"必伏其所主，而先其所因"，患者年轻体瘦，情绪紧张，近次月经后期，追问日常生活，知其日常工作繁多，时常熬夜，可知必有肝肾阴精耗伤的基础。故本案患者为肝脾肾同病。治疗当以健脾胃、补肝阴、滋肾精贯穿始终，视其权重，灵活处方。初诊食滞明显，脾胃为升降之枢纽，食积化，枢机和，《脾胃论》云："伤食者，有形之物也。轻则消化，或损其谷，此最为妙也，重则方可吐下。"故重用消食化积之品，兼平相火，补肝肾；二、三诊时食积得化，逐渐加大补益力度，但因"脾胃一伤，五乱互作"，患者脾胃本虚，故仍不可忽略固护脾胃之法，故加白术、砂仁、陈皮、党参、炙甘草等健脾益气。坚持治疗 1 月余，肝脾肾得调，病情稳定。

二、夜尿频案

【案一】巢某，女，74 岁，2008 年 3 月 8 日初诊。

2 年前开始出现夜尿频多，每晚 3~4 次，未予重视。2 月前夜尿次数渐增，每晚 4~5 次，且睡眠差，精神疲倦。某医辨为肾阳衰惫，重用附子、干姜之流，服后口干、心烦、难以入睡。转至另医，认为前医过用温燥，辨为虚火上炎，重用栀子、黄连、黄柏之品，口干、心烦诸症虽消失，但夜尿暴增至每晚 7~8 次，彻夜难眠。现患者及家属为求进一步中医治疗，遂至门诊就诊。症见：夜尿清长、频多，每晚 7~8 次，四肢关节僵硬，下肢重坠，胃纳一般，易醒，大便稍干，舌黯红，苔微白，脉沉弱。

中医诊断：尿频
辨证：阴阳两虚，脾肾不足
治法：阴阳并补，补脾气、壮元阳
处方：

骨碎补 15 克	续断 15 克	牛大力 15 克	黄精 15 克
菟丝子 15 克	炒白术 20 克	杜仲 20 克	老桑枝 20 克

党参 15 克　　　金樱子 15 克　　当归 10 克　　麦芽 30 克
共 7 剂。

2008 年 3 月 15 日二诊：夜尿减少至 4~5 次 / 晚，精神、睡眠明显好转，关节僵硬感减轻，下肢仍感重坠，胃纳一般，大便调，舌黯红，苔薄白，脉沉弱。上方去杜仲、金樱子、麦芽等；加巴戟天 15 克温补肾阳，桂枝 15 克温通经脉、助阳化气，炙甘草 15 克健脾益气、调和诸药。共 7 剂。

2008 年 3 月 22 日三诊：夜尿减至 2 次 / 晚，少许疲倦乏力及关节僵硬感，下肢沉重感，纳眠尚可，大便调，舌黯红，苔薄白，脉沉。上方去骨碎补、续断、牛大力、黄精、桂枝等；增炙甘草用量至 20 克、加黄芪 30 克加大补脾益气之力，肉桂 5 克补元阳、暖脾胃。共 7 剂。

后门诊间断治疗 1 月，诸症俱除。

按：《黄帝内经》中言妇人："七七任脉虚，太冲脉衰少，天癸竭。"本案患者年逾古稀，素体精血亏虚，其固守、化生肾气之力不足，日久肾中精气损耗，渐至肾阳疲惫，而出现夜尿频多的症状。《诸病源候论·小便病诸候》中有言："小便利多者，由膀胱虚寒，胞滑故也。肾为脏；膀胱，肾之腑也，其为表里，俱主水。肾气下通于阴，腑既虚寒，不能温其脏，故小便白而多。其至夜尿偏甚者，则内阴气生是也。"初时之医辨为肾阳衰惫，虽然病证符合，但是为何用药后却出现变证？观其方，缘由应为过用附子、干姜等温补之药。患者年老精血不足，却用温燥伤阴之品，又如何不会出现口干、心烦、不寐之症呢？正如张景岳所云："善补阳者，必于阴中求阳，则阳得阴助，生化无穷。"而后医只见其过用温燥致一派热象，便重用栀子、黄连、黄柏等苦寒之品，欲清其火，殊不知患者年迈，本就肾阳不足，此时当以收敛虚火为妙，苦寒直折虽能收效，但肾阳同样被泻，致肾虚更甚，夜尿更多。故此类患者，治疗时第一步当选用药性偏温，却又不至于过热的药物，以求缓补肾阳，并适当配伍补肾中精血之品，以起阴阳双济之效，是以运用骨碎补、续断等，配伍黄精、金樱子等；第二步应逐渐加大健脾益气力度，以后天资先天，并逐渐加大温肾药物剂量，以扶命门之火，此时精血渐充，故不必担心温燥伤阴。另方中菟丝子、金樱子除可温补肾阳，亦具缩尿治标之效。吟成一味药，捻断数根须。临证需要究其根源，明悟患者体质，用药才能避其弊，药到病除。

【案二】吕某，女，62 岁，2012 年 12 月 13 日初诊。

7 月前出现夜尿频多，每晚 5~6 次，就诊于广州某医院，完善相关实验室检查及泌尿系彩超等，均未见器质性病变。曾辗转求治于数名西医及中医，但效果不明显，遂至门诊就诊。症见：夜尿频多，每晚 5~7 次，腰膝酸软，伴冰冷感，得温则舒，受冷加重，眼皮坠胀，胃脘胀满，胃纳欠佳，疲倦乏力，多汗，四末冷，入睡难，二便调，舌淡黯，苔薄白，脉沉。

中医诊断：尿频

辨证：脾肾阳虚，虚阳外浮

治法：温补脾肾，收敛虚阳

处方：

煅龙骨 30 克（先煎）	煅牡蛎 30 克（先煎）	黄芪 30 克
黄精 15 克	炙甘草 15 克	党参 30 克
砂仁 10 克（后下）	菟丝子 15 克	巴戟天 15 克
炒白术 20 克	炒麦芽 30 克	桂枝 15 克

共 14 剂。

2012 年 12 月 27 日二诊：夜尿减少至 4~5 次 / 晚，眼皮坠胀、胃纳欠佳基本改善，疲倦乏力、多汗稍减，腰膝酸软，怕冷，纳可，入睡难，二便调，舌淡黯，苔薄白，脉沉细。上方去煅龙骨、煅牡蛎、巴戟天、黄精、桂枝等；加干姜 15 克逐里寒、温脾阳，熟附子 15 克补火助阳，骨碎补 15 克、杜仲 15 克温补肾阳。共 7 剂。

2013 年 1 月 3 日三诊：夜尿减少至 2~3 次 / 晚，腰膝酸软、怕冷好转，纳可，睡眠较前缓解，大便调，舌淡红，苔薄白，脉弦细。上方去菟丝子、骨碎补、杜仲等；增炒白术用量至 30 克、砂仁用量至 15 克（后下）、炙甘草用量至 20 克加大温中健脾之力；加巴戟天 15 克温补肾阳，香附 15 克行气解郁，牡丹皮 10 克清热平肝。共 7 剂。

1 周后随访，夜尿已减至每晚 1 次，后间断门诊复诊 2 月余，未再复发。

按：《圣济总录·虚劳小便利》曰："论曰肾主水，开窍于二阴，位处下焦，与膀胱为表里，膀胱者津液之府，脏腑和平。则能制津液，使溲便有常，若劳伤肾气不足，膀胱经寒，则津不能自制，故小便利而多也。"且夜间阴盛阳虚，故夜间多尿主要责之于肾与膀胱，临床中也主要从肾阳不足论治。肾阳之充，精血之足，需赖脾胃之健运，脾胃既壮，则饮食可进，生化有源，气血津液、五脏六腑，何以不能充养？此即张景岳虽好用熟地黄补益精血，却时佐砂仁之由。本案患者腰酸冷痛、四肢冰冷等为肾阳不振之象，胃脘胀满，纳减等便是脾虚之象。故治疗当以温补脾肾为主。脾阳得振，则可充养肾阳，命门火旺，亦可温煦中焦。因患者兼有多汗、眠差等阳气外浮之象，故初诊时在补脾暖肾之余，加用煅龙骨、煅牡蛎平肝潜阳、收敛固摄。二诊时，诸症尽减，睡眠未见明显改善，虑其应为中下焦虚寒较甚，故而难竟全功，因此去煅龙骨、煅牡蛎，而加大温补脾肾之力。三诊时，脾肾阳气已渐渐回复，续遵温肾暖脾之法，进一步加大温补力度，但是恐温燥伤阴，故佐一味牡丹皮以反制。

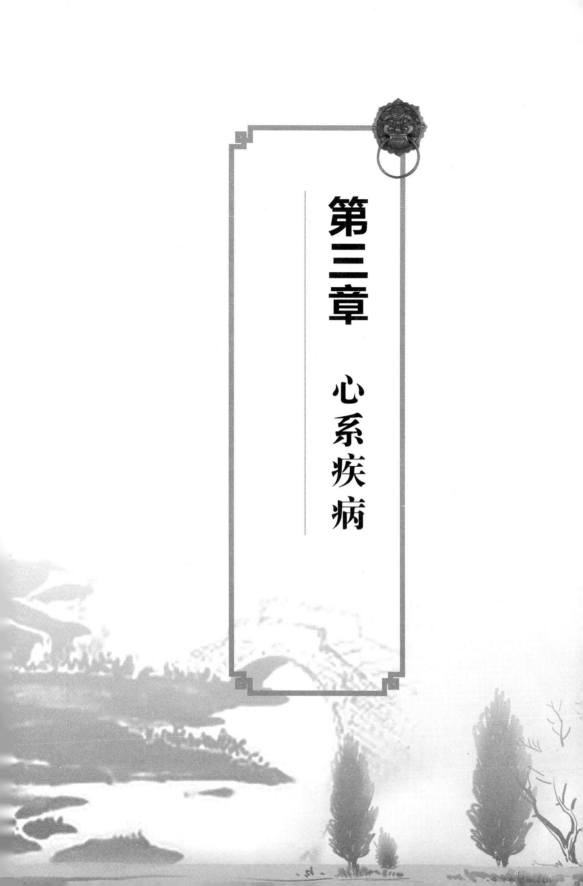

第三章 心系疾病

第一节 心 悸

一、心悸概述

心悸是指病人自觉心中悸动、惊惕不安，甚则不能自主的一种病证，为临床常见病、多发病，可见于现代医学各种疾病引起的心律失常，临床以情绪紧张、心悸不安、不能自主为主要表现，呈阵发性或持续不解，常伴有胸闷、气短、失眠、健忘、眩晕、耳鸣等症状，甚至晕厥。根据病情的轻重，又分为惊悸、怔忡等。病情较轻者为惊悸，常由外因诱发，时作时止；病情较重者为怔忡，常无明显诱因，持续存在。

历代医家对心悸的认识各具特色。张仲景认为心悸病因病机复杂，有"发汗过多，其人又手自冒心，心下悸，欲得按者，桂枝甘草汤主之"的心阳虚证；有"伤寒脉结代，心动悸，炙甘草汤主之"的阴阳两虚证；有"伤寒厥而心下悸，宜先治水，当服茯苓甘草汤""伤寒若吐若下后，心下逆满，气上冲胸，起则头眩，脉沉紧，发汗则动经，身为振振摇者，茯苓桂枝白术甘草汤主之"的水气内停证。孙思邈注重风邪外袭和虚风内动而致心悸，临证中擅用防风、独活等风药。宋·严用和提出："夫惊悸者，心虚胆怯之所致也。""夫怔忡者，此心血不足也。""有冒风寒暑湿，闭塞诸经，令人怔忡。五饮停蓄，壅塞中脘，亦令人怔忡。当随其证，施以治法。"朱丹溪认为心悸当责之虚与痰。张景岳认为阴虚劳损及因惊导致气乱而心无所倚、神无所归、虑无所定是心悸的重要病机。王清任认识到血瘀可致心悸，在《医林改错·血府逐瘀汤所治症目》写道："心跳心慌，用归脾安神等方不效，用此方百发百中"。

甄氏认为，心悸总属本虚标实，本虚多为气血阴阳亏虚，心脉失养；标实为痰火扰心，水饮上凌或心血瘀阻、气血运行不畅以致邪扰心神，心神不宁。病位主要在心，与脾、肝、肾相关。其中心脾两虚、和肝肾阴虚证型临床中较为多见。

心为君主之官，主血脉、藏神，脾为气血生化之源，如脾不生血，心血不足，心神失养则动悸；脾失健运，不能升清降浊，水湿痰浊内停而上凌于心扰动心神，心神不安而发病。肝体阴而用阳，其藏血且主魂，具有条达气机、贮藏血液、调节血量的功能，肝阴不足则易导致心血不足，血不养心；肾藏精，主水，肾阴亏损，心肾不交，心火偏亢，火热扰心，心悸怔忡则发。

治疗方面，甄氏强调应标本兼顾。以养心安神为治疗主线，紧扣固护后天脾胃，得脾胃者得天下，同时补益肝肾，根据痰瘀之有无轻重而用化痰瘀之品。用药方面需注意，把握好重镇安神、滋阴养血、活血化瘀之用药比例，不可过用滋腻、金石之品碍脾胃而生湿，湿性黏滞，蕴邪于内，使病情缠绵难愈，宜遵循"阴中求阳，阴平阳秘"的补益之法。

二、心悸案

【案一】 李某，男，54岁，1987年9月25日初诊。

3个月前开始出现心悸，起初因觉不影响生活而未予重视。但近1个月来心悸频繁出现，伴明显头晕不适，遂于当地某部队医院就诊，查心电图、心脏B超等检查无明显异常，给予活血化瘀类药物治疗后未见缓解，遂于门诊就诊。症见：心悸，时有胸闷，头晕，头痛，肢体倦怠无力，腰膝酸软，夜间汗出，口干，胃纳不佳，夜眠差，多梦，易醒，小便调，大便2~3天1次，舌红，苔薄黄，脉细。

西医诊断：心脏神经官能症

中医诊断：心悸

辨证：肝肾阴虚，心肾不交

治法：滋补肝肾，养心安神

处方：

天麻20克	黄精15克	首乌藤15克
酸枣仁15克	合欢花15克	制远志10克
柏子仁15克	炙甘草10克	龙骨30克（先煎）
牡蛎30克（先煎）	五味子10克	炒麦芽30克

共7剂。

1987年10月23日二诊：自觉心慌、心悸每日发作次数及发作时间较前减少，偶有胸闷，头晕、头痛较前明显缓解，睡眠有所缓解，但仍易醒，倦怠乏力，腰酸，双下肢软弱无力，胃纳一般，二便调，舌尖红，边有齿印，苔薄黄，脉细。上方去天麻、黄精、首乌藤；加麦冬15克、太子参20克益气养阴，醋鳖甲20克加大滋阴潜阳之力，炒黄连3克清泄心火，牛膝15克补肝肾、引火下行。共7剂。

服药后第5天进行随访，心悸明显缓解，无头晕头痛等不适，随后间断门诊治疗近1月，随访至今未复发。

按：心悸是指患者以发作性自觉心中悸动、惊慌不安，甚至不能自主为主要表现的一种临床常见病证。肝"体阴而用阳"，其藏血且主魂，心主血，"心受气于肝"，肝阴虚损则易导致心血不足，加上肾阴亏虚、心火上炎、心肾不交而致心悸。周慎斋云："此乃内气先虚，而捽遇危险怪异之物，以致心肾不交而惊骇也。"此患者以阴虚为本，重在肝肾阴液之不足。肾阴亏虚，虚火内动，上扰心神，出现心悸、胸闷；阴虚风动上扰，出现头晕、头痛；肝肾阴液亏损，无以濡养筋脉而出现腰膝酸软、倦怠乏力；阴阳失调，阴不能敛阳，阳不能入阴，出现失眠、多梦、易醒等表现；阴虚津液不布而出现口干；舌红、苔薄黄、脉细等均为肝肾阴虚、心肾不交之象。治疗上，应重在滋阴潜阳，养心安神，养肝血。初诊时用天麻平肝，龙骨、牡蛎重镇潜阳安神，酸枣仁味酸，气平，安五脏、宁心志、祛烦止渴，首乌藤、制远志、合欢花养血祛风安神、交通心肾，五味子、炙甘草强阴益阳，生气除热，炒麦芽调和脾胃；二诊时诸症好转，但仍易醒、舌尖偏红，考虑心火燥，加炒黄连、麦冬泻心火，同时加大补气滋阴之力。清代医家罗国纲论悸云：有心脾肝肾之分，然阳统乎阴，心本于肾，上不宁者，未有不由乎下；心气虚者，未有不因乎精。治者或先养心，或先补肾。甄氏认为本案患者年过半百，肾精亏损，元阴亏虚，肝阴不足，脏腑功能衰退，不能化生气血津液为本，故治疗当补虚为本，补肝肾滋阴为本案之关键。

【案二】 冼某，女，35岁，1999年8月27日初诊。

1年前开始出现心悸，自觉时有气短、胸闷等不适，曾就诊于当地广西某医院，查动态心电图等检查未见明显异常。半年前开始心悸加重，就诊于某大学附属医院，查甲功、甲状腺抗体、甲状腺彩超等内分泌相关检查，均未发现异常，根据症状辨为心气虚，给予大剂量补益中药口服，但未见缓解，反而出现腹胀满、嗳气等不适。家属要求中医中药治疗，遂于门诊就诊。症见：形体消瘦，面色㿠白，心悸不宁，时有胸闷感，疲倦乏力，近来易健忘，眠差，难以入睡，每夜睡眠2~3小时，胃纳差，小便调，大便偏烂，舌淡，苔薄白，脉细。

西医诊断：心脏神经官能症

中医诊断：心悸

辨证：心脾两虚，心神失养

治法：补益心脾，养心安神

处方：

炙甘草10克	炒麦芽20克	煅龙骨30克（先煎）
煅牡蛎30克（先煎）	炒白术20克	制远志10克
黄精15克	桑寄生20克	五味子5克
茯苓20克	首乌藤15克	茯神15克

佛手 10 克　　　　　太子参 15 克

共 7 剂。

1999 年 9 月 29 日二诊：疲倦乏力好转，偶有心悸，胸闷、睡眠有所缓解，夜眠 5~6 小时，近来汗出多，胃纳一般，二便调，舌淡黯，苔薄白，脉细。上方去茯苓、黄精、五味子、太子参、佛手；加浮小麦 30 克以益心气、敛心液，黄芪 20 克、牛膝 20 克以加强益气补肾之力。共 7 剂。

服药后随访，患者痊愈，随访至今已有 1 年余，未见复发。

按：《证治准绳·惊悸恐》云："人之所主者心，心之所养者血，心血一虚，神气失守，失守则舍空，舍空而痰入客之，此惊悸之所由发也。"《证治准绳·杂病》："心悸之由，不越二种，一者虚也，二者饮也。气虚者由阳气内虚，心下空虚，火气内动而为悸也。血虚者亦然。其停饮者，由水停心下，心为火而恶水，水既内停，心不自安，故为悸也。"心为君主之官，主血脉、藏神，脾为气血生化之源，如脾不生血，心血不足，心神失养则动悸，脾失健运，痰湿内生，扰动心神，心神不安而发病。此患者主要因心脾两虚，气血生化之源不足，脾的运化功能失司，不能升清降浊，导致脾失健运，水湿内停而上凌于心，故而出现心悸不宁、形体消瘦、面色㿠白、疲倦乏力、时有胸闷；心血亏虚，不能行心血，血不养心，心失所养而出现眠差、难以入睡、健忘；脾胃虚弱，运化失职致水湿内停而出现大便偏烂；舌淡、苔薄白、脉细均为心脾两虚、心神失养之象。治疗上补益心脾、养心安神为主。初诊时用炒白术、炒麦芽、茯苓、太子参、炙甘草补益心脾、健脾祛湿，煅龙骨、煅牡蛎重镇潜阳，茯神、首乌藤、制远志镇静安神定悸，黄精滋肾润肺，佛手健脾理气和胃，桑寄生益血脉。二诊时心悸明显缓解，但考虑汗出多，治宜加大补气敛汗之力。甄氏认为在心悸的临床治疗中，于五脏之中，非常注重脾胃的调理与脾胃之气的顾护。脾者，后天之本，气血阴阳之源。脾胃调和，不但有利于药物有效成分的吸收，更可增强机体之正气，令气血化生有源。

第二节　胸　痹

一、胸痹概述

胸痹是指以胸部闷痛，甚则胸痛彻背、喘息不得卧为主症的一种疾病，轻者仅感胸闷如窒、呼吸欠畅，重者则有胸痛，严重者心痛彻背、背痛彻心，伴有汗出肢冷、面色苍白、唇甲青紫、心跳加快，或心律失常等危候，此危重症候又称为"真心痛"。胸痹多见于中年以上，常因操劳过度、抑郁恼怒或多饮暴食、感受寒冷而诱发。西医所说的冠心病属于"胸痹"范畴。

历代医家认为胸痹的病因病机与寒邪内侵、情志失调、饮食不当、年老体虚等因素有关，临床多表现为虚实夹杂证。《素问·举痛论》云："经脉流行不止，环周不休，寒气入经而稽迟，泣而不行，客于脉外则血少，客于脉中则气不通，故卒然而痛"，认为经脉闭阻、血行不畅致邪气痹阻胸中，是胸痹病机关键。《金匮要略》概括为"阳微阴弦"，说明"本虚标实"是本病的病机特点。"阳微"，一是指上焦心肺阳气不足；二是指中、下焦脾、肾阳气亏虚，尤以肾的阳气不足为主。隋代巢元方在其《诸病源候论》中明确提出胸痹是邪盛正虚之证。宋代《圣济总录·心痛门》曰："心痛诸候，皆由邪气客于手心主之脉……或因于饮食，或从于外风。中藏既虚，邪气客之，痞而不散，宜通而塞，故为痛也。"明确了心之络脉痹阻不通而发为胸痹之理。明代《医学正传》指出"有真心痛者，大寒触犯心君，又曰污血冲心"，认为真心痛也有以瘀血为病因者。万全《万氏家传保命歌括》也指出"瘀血痰饮之所冲，则其痛掣背、胀胁、胸烦，咽干，两目赤黄，手足俱青至节，谓真心痛"，至明清时期，出现了"瘀血""痰瘀同患"等论述，并创制治血方药，为后世治疗真心痛确立了一定的方法。对在胸痹心痛的病因病机认识逐渐形成了完整的体系。

甄氏认为，胸痹的病机关键在于外感或内伤引起心脉痹阻，其病位在心，但与肝、脾、肾三脏功能的失调有密切的关系。因心主血脉的正常功能，有赖于肝主疏泄，脾主运化，肾藏精主水等功能正常。其病性有虚实两方面，常常为本虚标实，虚实夹杂；虚者多见气虚、阳虚、阴虚、血虚，尤以气虚、阳虚为主，《类证治裁·胸痹》载："胸痹……由胸中阳气不舒……胸痛彻背"在围绝经期女性中阴虚也不少见；实者不外气滞、寒凝、痰浊、血瘀，并可交互为患，其中又以气滞、痰浊多见。但虚实两方面均以心脉痹阻不畅、不通则痛为病机关键。发作期以标实表现为主，表现为痰湿阻络、浊阻气滞，痹阻心阳较为多见；缓解期主要有心、脾、肝、肾气血阴阳之亏虚，其中又以心气阳虚、肝肾阴虚最为常见。

治疗方面，首当辨别缓急轻重，对于急性发病，心痛彻背，背痛彻心，伴有汗出肢冷，面色苍白，唇甲青紫，心跳加快，或心律失常等危候的患者，要及时予以心电图、心肌酶谱、肌钙蛋白、冠状动脉造影等检查，评估是否有紧急冠脉介入指征，如是，则及时西医介入治疗。如患者为慢性病程、病势缠绵，标本虚实错杂，甄氏强调，在辨治中当标本兼顾，以行气、化痰、活血、温阳益气、养阴润燥等法治疗，抓病因审病机，权衡攻补比例，平调脏腑功能，使邪祛不伤正。

此外，《素问·调经论》："血气者喜温而恶寒，寒则泣不能流，温则消而去之。"在运用辛温通阳、理气止痛等法治疗的同时，需注意到过用温燥辛香走窜之剂有耗伤气血之弊，需佐制补气养血滋阴之品，并时时顾护患者中气。

二、胸痹案

【案一】 唐某，男，75 岁，2010 年 12 月 3 日初诊。

5 年前开始出现胸闷痛不适，起初休息后可以缓解。但 3 年前开始胸闷痛加重，就诊于某部队医院心血管科，查心电图提示 ST 段下移，心酶、肌钙蛋白正常，冠状动脉造影提示为冠状动脉粥样硬化性心脏病。给予复方丹参滴丸等药物治疗后症状有所缓解。半年前患者因其父病逝，情绪不稳，加之过于劳累后胸闷痛加重，时有憋闷感，遂于门诊就诊。症见：胸闷痛，以心前区憋闷感为主，疲倦乏力，气短，咽干，咳嗽，痰少，可咯出，伴头晕沉感，纳差，食多后嗳气反酸，眠一般，夜尿多，5~6 次 / 夜，大便调，舌淡红，有齿印，苔白，脉细。

西医诊断：冠状动脉粥样硬化性心脏病

中医诊断：胸痹

辨证：胸阳不振，脾肾阳虚

治法：温通心阳，补气调脾固肾

处方：

桂枝 15 克	炙甘草 15 克	枳壳 15 克	蜜麻黄 7 克
蜜百部 10 克	党参 20 克	黄芪 20 克	补骨脂 15 克
大枣 30 克	炒麦芽 30 克		

共 7 剂。

2010 年 12 月 10 日二诊：服药后精神转佳，胸闷痛明显好转，活动后仍感乏力气短，仍有咳嗽，咯白痰，咽干，头晕改善，胃纳好转，仍有嗳气反酸，眠一般，夜尿多，5~6 次 / 夜，大便调，舌淡红，苔白，脉细。上方去大枣、枳壳；加前胡、紫菀、紫苏子各 15 克加强降肺气、止咳化痰之效，砂仁 10 克散中焦之寒气。共 14 剂。

2010 年 12 月 24 日三诊：偶有胸闷痛，气短乏力症状明显改善，少许咳嗽，少痰，夜尿减少，2~3 次 / 夜，胃纳一般，大便调，舌淡红，苔白，脉细。上方去蜜麻黄、蜜百部、紫菀、紫苏子等；加炒白术 20 克祛湿强脾，菟丝子、骨碎补各 15 克温肾阳、固下焦之阳气。共 14 剂。

后患者胸闷症状基本告愈，精神可，一般体力活动无乏力气短表现，偶有咳嗽等，随症治疗。

按：《素问·调经论》曰："寒气积于胸中而不泻，不泻则温气去，寒独留，则血凝泣，凝则脉不通。"《诸病源候论》曰："寒气客于五脏六腑，因虚而发，上冲胸间，则胸痹。"《千金翼方·养老大例》曰："人年五十以上，阳气日衰，损与日至。"患者年过七旬，脏腑功能虚弱，心、脾、肾之阳逐渐亏虚，肾为先天之本，内寄元阳，为一身阳气之源，肾阳虚衰，不能鼓舞心阳，而致心阳不振，无力鼓动血脉运行，瘀血内生，心脉痹阻而胸痛。此外，阳气不足时，痰浊、水饮、寒邪易于客犯，内外合邪，共同成为胸痛的病因。脾为气血生化之源，脾阳虚则化源不足，生血无力，则营血亏盈，脉道不充，血液运行不畅，导致心失所养而胸闷、疲倦乏力、纳差、嗳气、反酸等；一方面脾为生痰之源，脾失健运，津液瘀而成痰，痰阻滞心脉，加重胸闷症状，肾为水火之脏，元阴元阳之宅，是机体一切生命活动的原动力，肾中阳气不足则不能滋养温煦他脏而出现夜尿多、气短；舌淡红、有齿印、苔白、脉细均为胸阳不振、脾肾阳虚之象。治疗上应以温通心阳、补气调脾固肾为主。初诊时用桂枝温经通脉，党参、黄芪、炙甘草补气通脉，枳壳理气宽中、化痰消积，补骨脂补肾助阳，大枣补脾胃、益气血，炒麦芽健脾和胃；二诊时，出现仍有咳嗽、嗳气等不适，给予止咳化痰降气、行脾胃之滞气；三诊时，患者仍表现为肾阳不足，用骨碎补、菟丝子补肾益精，固精缩尿。甄氏认为老年人以虚实夹杂为多见，临证切记勿第一步大补，需明确标本先后顺序后，循序渐进，方能治愈。

【案二】 郭某，男，65岁，2002年4月7日初诊。

5年前出现右侧胸闷痛，就诊于多家医院，给予西药、中药等治疗后未见明显缓解。4年前开始右侧胸痛加重，隐痛为主，持续数秒到数十秒不等，活动后或情绪变化时明显，与饮食无明显关系，夜间多发，间断外院门诊就诊（具体不详），未见明显缓解。3周前因胸闷痛加重，就诊于某省人民医院，查心电图、心肌酶谱、肌钙蛋白、BNP、冠脉动脉造影等一系列检查，确诊为冠状动脉粥样硬化性心脏病、慢性支气管炎伴肺气肿，予PCI治疗后症状稍缓解（未见报告、治疗过程不详），但时有胸闷痛，疲倦乏力，纳眠差等不适。患者及家属寻求中药治疗，遂于门诊就诊。症见：时有胸闷痛，以隐痛为主，伴有颈肩部疼痛，凌晨3点左右加重，自诉休息后可缓解，与呼吸相关，吸气末疼痛加重，时常叹息，气促，活动后加重，偶有咳嗽，少痰，口干口苦，疲倦乏力，时有周身酸痛，胃脘部胀满，嗳气，纳呆，眠尚可，二便调，舌黯红，苔少，脉弦细。

西医诊断：冠状动脉粥样硬化性心脏病（PCI术后）

中医诊断：胸痹

辨证：气滞心胸，痰浊阻肺

治法：理气宽胸，化痰平喘

处方：

枳壳 15 克	厚朴 15 克	丝瓜络 15 克	蜜麻黄 5 克
紫苏子 15 克	蜜枇杷叶 15 克	桑椹 20 克	麦芽 20 克
炒白术 20 克	前胡 15 克	紫菀 15 克	百合 30 克

共 7 剂。

2002 年 4 月 14 日二诊：右侧胸闷痛、颈肩部疼痛、气促明显缓解，偶有咳嗽，少痰，口干，无口苦，疲倦乏力，胃脘部胀满，嗳气，纳眠尚可，二便调，舌淡红，苔薄白，脉弦细。上方去蜜麻黄、蜜枇杷叶、桑椹、前胡、百合；加桂枝 10 克温通阳气，路路通 15 克祛风通络，炙甘草 15 克调和诸药。共 7 剂。

2002 年 4 月 21 日三诊：右侧胸部隐痛较前好转，偶有少许胸闷，偶有咳嗽，无气促，疲倦乏力，胃脘部胀满较前好转，偶有嗳气，胃纳尚可，眠差，二便调，舌淡红，苔薄白，脉弦细。上方去丝瓜络、路路通；加制远志、酸枣仁各 15 克宁心安神。共 7 剂。

2002 年 5 月 12 日四诊：无明显胸闷痛，偶有咳嗽，少痰色黄，右侧牙龈肿痛，鼻塞，疲倦乏力，纳眠尚可，二便调，嘴唇偏红，舌淡红，苔薄白，脉弦细。上方加白芷 10 克辛温散风，蜜百部 15 克润肺下气，法半夏 10 克燥湿化痰，牛膝 15 克引火下行。共 5 剂。

随后在门诊间断治疗近半年余，诸症悉平。

按：中医学认为肝主一身之气，调理五脏气机之升降出入，故五脏之中肝与情绪变化最为密切。情志与胸痹关系尤为密切，肝主藏血、主疏泄。若情志过极，肝气郁结，气郁不畅，疏泄功能异常，则气机失调，气滞不畅，不能推动血行，则为瘀血，且津液失其疏布，聚而成痰成湿，痰瘀互结，痹阻心脉，不通则痛。另肝藏血功能失司，血虚心脉失养，不荣则痛。明《幼科证治准绳》曰："肝气通则心气和，肝气滞则心气乏。"认为胸痹虽病位在心，但与肝密切相关。此患者为胸闷痛日久，肝失疏泄，心气郁结，加上脾气虚弱，津液聚而生痰，痰浊内生，而出现心脉不通，不通则痛，出现胸闷痛不适，情绪变化时加重，伴有颈肩部酸痛、常叹息、周身酸痛；肝郁气滞，横逆犯胃而出现胃脘部胀满、嗳气、口干口苦；肝失疏泄，肝旺侮肺，肺气上逆而出现气促、咳嗽等；舌淡黯红、苔少、脉弦细均为气滞心胸、痰浊阻肺之象。治疗应以疏肝理气宽胸、健脾化痰、止咳平喘为主。初诊时用枳壳理气宽中、化痰消积，厚朴行气消积、降逆平喘，丝瓜络通经活络，蜜麻黄、紫苏子、蜜枇杷叶、前胡、紫菀等降肺气、止咳化痰，炒白术、麦芽健脾和胃，桑椹固肾精。二诊时胸闷痛、气促、咳嗽等明显缓解，但胃脘部胀满，嗳气等不适，考虑仍有气滞于胃脘及心胸，故用路路通辛散苦燥，祛风活络通经，桂枝温通心阳，炙甘草味甘，与桂枝、路路通伍用加大补阳之力，"辛甘化阳而补阳"。三诊时偶有胸闷痛等不适，但出现眠差、疲倦乏力，考虑为心气虚、心肾不交，故用制远志、酸枣仁，交通心肾。四诊时胸闷痛已消，止咳、平降虚火为主。

【案三】 伍某，男性，41岁，1994年10月29日初诊。

3年前开始出现胸闷痛，起初未予重视，但2年前开始胸闷痛有所加重，隐痛为主，时有刺痛，遂于某中医馆就诊，服用活血化瘀类中药后有所缓解。但半年前开始出现心前区疼痛，呈刺痛为主，自觉劳累或大量运动后诱发，每次发作时伴有心慌、心悸、恶心、欲呕感，就诊于当地医院，查动态心电图、心脏彩超等检查，自诉未见明显异常，给予复方丹参滴丸口服后明显缓解，但仍有胸闷痛，眠差，难以入睡等不适，遂于门诊就诊。症见：胸闷痛，主要以隐痛为主，时有刺痛感，全身乏力，口淡，烦躁，时有胁肋部胀满，胃纳不佳，胃脘部胀满，易打嗝，眠一般，小便调，大便偏烂，舌黯，胖大，苔白，脉弦。

西医诊断：胸痛

中医诊断：胸痹

辨证：肝脾不和，气滞心胸

治法：疏肝健脾，化瘀通络

处方：

柴胡 15 克	法半夏 10 克	木香 15 克（后下）
炒麦芽 30 克	陈皮 10 克	厚朴 15 克
郁金 15 克	枳壳 15 克	炒六神曲 20 克

共 14 剂。

1994年11月19日二诊：胸部刺痛感较前明显减轻，劳累或大量活动后胸闷痛明显，发作时仍心悸，胁肋部胀满、嗳气等较前明显缓解，疲倦乏力，眠差，难以入睡，二便调，舌淡红，苔薄白，脉弦。上方去柴胡、法半夏、陈皮、厚朴、枳壳等疏肝理气之品；加太子参15克、炙甘草10克补气健脾，淫羊藿15克补先天之阳，丝瓜络、路路通各10克通络，制远志15克宁心安神。共14剂。

1994年12月31日三诊：活动后偶有胸痛感，隐痛为主，休息后缓解，易紧张、心悸，活动后气短乏力，胃纳正常，眠差，多梦，易惊醒，舌尖红，苔白，脉弦细。上方去木香、炒六神曲、制远志等；加煅龙骨、煅牡蛎各30克重镇潜阳安神，炒黄连3克泻心火，薤白15克开胸痹而降逆。共

14 剂。

1995 年 1 月 21 日四诊：已无胸痛，睡眠较前稍好转，易疲倦乏力，劳累后腰膝酸软，盗汗，口干，纳可，大便偏干，小便调，舌黯红，苔白，脉弦。上方去丝瓜络、炙甘草、薤白、炒黄连；加牛膝 10 克、桑椹 15 克、熟地黄 15 克补肝肾、益精血，浮小麦 30 克益气敛汗。共 7 剂。

按：《灵枢·经别》篇记载："足阳明之证，上至髀，入于腹里，属胃，散之脾，上通于心"，说明了心与脾胃生理上经络相连，关系密切。心藏神，主血主脉，"脉为血之府"，气血是心主神志的物质基础，而脾胃为后天之本、气血生化之源，运化水谷以营养五脏。由此看出，脾之盛衰与心脉中气血盈亏息息相关。此患者主要因肝气不舒，脾胃失调，营血亏虚，血不养心，心脉不利而出现胸闷痛、隐痛为主、疲倦乏力；肝失调达，气机不畅而出现烦躁、胁肋部胀满；肝郁横逆犯胃而出现胃脘部胀满、易打嗝；舌黯胖大、苔白、脉弦均为肝脾不和、气滞心胸之象。治疗应以疏肝健脾理气为主，佐以通络。初诊时用柴胡、枳壳疏肝理气，木香、郁金行气止痛，陈皮、厚朴宽胸行气，炒麦芽、炒六神曲醒脾健脾，调和脾胃。二诊、三诊时出现眠差、难以入睡、心悸、气短等不适，考虑心脾两虚，加大健脾补脾之力，同时温通心阳、重镇安神。四诊时出现盗汗，考虑阴血不足所致，用桑椹、牛膝、熟地黄补肝肾之阴，浮小麦敛汗。甄氏认为脾胃居于中焦，为气机升降之枢纽，脾之升清和胃之降浊，功能正常是气机和畅、阴阳平衡的关键。

【案四】 杨某某，女，56 岁，2011 年 4 月 28 日初诊。

1 个月前开始出现胸闷痛，自行服用稳心颗粒后能缓解，但近 2 周工作繁忙，情绪易激动，每因情绪波动而出现胸闷痛加重，伴有后背胀痛，遂于当地某医院就诊，查心电图未见异常，给予中药口服（具体不详）但未能缓解，遂于门诊就诊。症见：胸闷痛，伴有后背部刺痛，情绪激动后加重，头晕耳鸣，口干口苦，平素疲倦乏力，易健忘，腰膝酸软，夜间汗出多，纳呆，眠差，多梦，易醒，夜间入睡 3~4 小时，小便调，大便偏烂，舌黯红，苔微黄，脉细数。

西医诊断：胸痛

中医诊断：胸痹

辨证：肝肾亏虚，瘀阻心脉

治法：补益肝肾，通络止痛

处方：

醋鳖甲 30 克（先煎）	龙骨 30 克（先煎）	牡蛎 30 克（先煎）
女贞子 15 克	旱莲草 15 克	浮小麦 30 克

| 路路通 15 克 | 白术 20 克 | 炒麦芽 30 克 |
| 首乌藤 30 克 | 丝瓜络 10 克 | |

共 5 剂。

2011 年 5 月 3 日二诊：胸闷痛明显缓解，晨起后偶有发作，发作时胸前区胀痛为主，仍伴少许头晕耳鸣，全身重着感减轻，倦怠乏力，胃纳好转，进食后少许腹胀，睡眠较前缓解，无口干，二便调，舌黯红，苔薄白，脉细滑。予上方去醋鳖甲、浮小麦、首乌藤；加牛膝 20 克补肾强筋，厚朴 15 克行气宽胸消积，茯苓 20 克益气健脾祛湿。共 14 剂。

服药后第 10 天随访，胸闷痛未再发作，倦怠乏力明显缓解。

按：胸痹常由情志因素诱发，情志不畅致使肝气郁结、心脉痹阻、不通则痛。心主血，是一身血液运行的枢纽，肝藏血，调节血流量，两者相互配合，维持血液的正常运行。心气推动血液在脉道中正常运行，需肝气调达，疏泄有度。《格致余论·相火论》有云："具于人者，寄于肝肾二部，肝属木而肾属水也……"肝肾亏虚，阴血不足，不能濡养筋脉，血液运行滞涩不畅，心血失养，心脉阻塞发为胸痹。患者烦躁易怒，郁怒伤肝，均可使血行不畅，胸阳不运，加上年过半百，肾气自半，精血渐衰，"肝肾同源"，渐损及肝，肝肾之阴精不足，心失所养，血脉运行不畅而出现胸闷、后背部刺痛、健忘；肝肾亏虚，无以濡养筋脉，便出现头晕耳鸣、腰膝酸软；肝肾阴虚，虚火上炎，扰动心神而出现眠差、多梦、易醒；肝气横逆犯胃而出现纳呆、大便偏烂等不适；舌黯红，苔微黄，脉细滑数均为肝肾不足、心脉闭阻之象。治疗上，标本兼治为则，补益肝肾之虚的同时，辅以通络止痛。初诊时，用醋鳖甲、二至丸补肝肾之阴；加白术、炒麦芽健脾开胃，固后天之本；路路通、丝瓜络祛风除湿、通络止痛；首乌藤养血安神、通络；龙骨、牡蛎镇静安神，配合浮小麦益气除烦敛汗、平脏躁。二诊时，考虑到首方疗效显著，继续加大补肝肾之力，因同时出现脾胃不和之症，如腹部胀满等，故加茯苓、厚朴行气宽胸消积以治标。甄氏认为围绝经期前后女性胸痛多与肝肾相关，肝主藏血，肾主藏精，精血互滋互生，肝血依赖肾精的濡养，肾精又依赖肝血的充盈，绝经前后女性胸痹应以肝血不足、肾精亏虚、心失所养、血脉运行不畅为多见，若一味重在活血化瘀通络止痛，则收效欠佳，应识清其本。

附：心衰案

【案】蒋某某，男，73 岁，2012 年 4 月 12 日初诊。

10 年前出现胸闷伴有气促，就诊于当地医院诊断为扩张型心肌病、冠状动脉粥样硬化性心脏病，经住院治疗后（具体不详）好转出院，但平素仍有胸闷，未予重视。5年前患者胸闷再次加重，气喘，不能平卧，遂于某人民医院急诊就诊，诊断为心力衰竭，出院后长期服用利尿药物及丹参滴丸等中成药，但近3年来因心衰反复发作，多次住院治疗。4天前患者受凉后再次发病，遂于门诊就诊。症见：胸闷，心悸，咳嗽，咯大量白稀痰，偶有夜间阵发性呼吸困难，气喘，神疲乏力，受风寒后易恶寒，但无发热，无鼻塞流涕，口干，腰膝酸软，双下肢浮肿，胃纳不佳，眠差，大便硬，小便量少，舌淡红，苔白，边有齿痕，脉沉细。

西医诊断：1. 慢性心衰竭
　　　　　2. 扩张型心肌病
　　　　　3. 冠状动脉粥样硬化性心脏病

中医诊断：喘证

辨证：肺脾肾虚，痰浊阻滞

治法：补肺健脾固肾，祛痰平喘

处方：

蜜麻黄10克	党参15克	黄芪15克	补骨脂15克
蜜枇杷叶15克	浙贝母20克	龙脷叶10克	紫苏子15克
五味子10克	炒白术20克	炒麦芽20克	

共7剂。

2012年4月26日二诊：精神好转，胸闷、气促、咳嗽、咯痰等症状明显缓解，偶有心慌，口干，口苦，头晕，耳鸣，腰酸，胃纳改善，仍有眠差，二便调，舌淡红，苔白微腻，脉沉细。上方去黄芪、党参、紫苏子、五味子、补骨脂；加牛膝20克宽筋骨、益阴壮阳、引诸药下行，炒黄柏5克泻相火，首乌藤20克、天麻15克平肝息风止眩、养血安神。共7剂。

2012年5月3日三诊：晨起少许头晕心悸，无明显咳嗽、气促，仍自觉疲倦乏力，胃脘部胀满，眼睛干涩，胃纳一般，眠一般，易醒，二便调，舌尖红，舌中部黄微腻，脉弦。上方去蜜枇杷叶、龙脷叶、炒黄柏；加鸡内金、炒山楂各20克健脾开胃和胃、除食滞，牡丹皮15克、炒黄连3克清肝火、泻心火，加黄精15克补脾阴、补肾精。共7剂。

按：慢性心衰竭是大多数心血管疾病的最终归宿及最主要的死亡原因，可归属于中医"喘证""水肿""心悸"范畴。其病位在心，与肺、脾、肾密切相关。初期以心气虚为主，逐步发展成气阴两虚，进而导致阴阳两虚。此患者年老，素体虚弱，心病日久，兼损及肺而致心肺气虚，行血无力，加之肾阳亏虚，无以温煦、气化水湿，使水液代谢失调所致。肺气不固，复感风寒之邪，肺失宣降，内舍于心，致心阳虚损则胸闷、咳嗽、咯痰；肾阳虚鼓动无力，严重影响肾之纳气功能，则气喘、夜间阵发性呼吸困难；肾阳亏虚，无以温煦脏腑，膀胱气化不利，则小便量少；风寒之邪袭表，邪郁经络，腠理闭塞，则恶寒；脾失健运，酿湿生痰，痰阻心脉则心悸、疲倦乏力、口干等；舌淡红，苔白，边有齿痕，脉沉细均为肺脾肾虚、痰浊阻滞之象。治疗应以健脾化痰、补肾定喘为主。初诊时蜜麻黄、蜜枇杷叶、紫苏子宣肺降气平喘，党参、黄芪、炒白术、炒麦芽补肺健脾和胃，五味子生津上荣、收敛补虚，补骨脂偏辛温，补肾助阳、化气利水，加龙脷叶化痰润肠通便。二诊时出现头晕、耳鸣，考虑心神失养，相火偏亢，用炒黄柏、牛膝泻相火、引火下行，天麻、首乌藤平肝养血。三诊时胃肠食滞，夹有心火、肝火偏旺，故加用鸡内金、炒山楂、牡丹皮、炒黄连等。患者年过七旬，脏腑功能虚衰，病程日久，往往虚实夹杂，心气已受损，复感风、寒、湿、热诸邪，影响心脏功能和血脉运行。治疗时不能盲目健脾补肾，应分清虚实，酌情使用滋阴泻火之品。

第三节 不 寐

一、不寐概述

不寐是以经常不能获得正常睡眠为特征的一类病证，主要表现为睡眠时间、深度的不足，轻者入睡困难，或寐而不酣、时寐时寤，或醒后不能再寐，重则彻夜不寐，常影响人们的正常工作、生活、学习和健康，中医又称为"不得眠""不得卧""目不瞑"。

不寐的病因病机错综复杂，但纵观历代医家对不寐的论述，粗略可归纳为心失神主论和阴阳营卫失调论。心失神主论认为心为君主之官，神明出焉，心神安则寤寐有序，心神不安则寤寐失常。故凡脏腑阴阳气血的虚损和邪浊扰心均可导致心神不安，进而不寐。阴阳营卫失调论认为人的正常睡眠是阴阳之气自然而有规律转化的结果。《灵枢·口问》云："阳气尽，阴气盛，则目瞑；阴气尽而阳气盛，则寤矣。"《灵枢·大惑论》所言："卫气不得入于阴，常留于阳，留于阳则阳气满，阳气满则阳跷盛，不得入于阴，则阴气虚，故目不瞑矣。"《灵枢·营卫生会》所言："老者之气血衰，其肌肉枯，气道涩，五脏之气相搏，其营气衰少而卫气内伐，故昼不精，夜不瞑。"可以看出，阴阳营卫的正常运行是正常睡眠得以产生的重要生理活动，阴阳营卫失调是不寐发生的重要病机，各种原因导致阴阳不相交感或由于自身之偏盛偏衰，阴阳平衡被破坏，即可引起不寐。

甄氏根据多年积累的经验，认为气血阴阳失调、心失供养、营卫失和及阳不入阴是不寐发病的关键。其病位虽在心，但与肝、胆、脾、胃、肾关系密切。其中肝郁脾虚和心肾不交尤为多见。现代社会，竞争压力大，不寐之证常与情志因素密切相关，情志为病，无不伤肝，肝郁气滞，化火生痰成瘀，横犯脾胃，脾胃运化功能失常，升降失调，痰湿内生，邪扰神明，病发不寐；情志所伤，肝郁气滞，化火灼伤心脾肝肾之阴血，气血失和，心神失养，亦发不寐。

陈士铎在《辨证录》所云："人有昼夜不能寐，心甚躁烦，此心肾不交也。盖日不能寐者，乃肾不交于心；夜不能寐者，乃心不交于肾也。今日夜俱不寐，乃心肾两不相交耳。夫心肾之所以不交者，心过于热，而肾过于寒也。心原属火，过于热则火炎于上，而不能下交于肾；肾原属水，过于寒则水沉于下，而不能上交于心矣。然则治法，使心之热者不热，肾之寒者不寒，两相引而自两相合也。"现代社会由于空调冷气和冰冷食品的盛行，阳虚体质之人比比皆是，加之思绪复杂，心火亢盛，心肾不交，心火不能下降以温寒水，阳虚不能气化阴精上承以润心火，神被火扰，心神失气血供养而致本病。

治疗方面，不寐病程一般较长，病机虚实错杂，首当辨虚实孰多孰少。正如《景岳全书·不寐》所言："不寐证虽病有不一，然惟知邪正二字，则尽之矣"，治疗大法不外乎虚则补之、实则泻之，令五脏调、气血和、阴阳交则安泰自然。如此，胸中有全局，不拘泥于一方一法，圆机灵动，才能取效乎上。

二、不寐案

【案一】 黄某，女，60 岁，1987 年 8 月 11 日初诊。

10 年前开始出现眠差，甚至彻夜难眠，每晚需服用安眠药 2~3 粒方能入睡，但近 2 年来加重，服用安眠药仍难眠，易惊醒，夜梦多，每晚能入睡 1~2 小时，就诊于某门诊部，给予中药治疗（具体不详），但仍有难以入睡，遂于门诊就诊。症见：难以入睡，夜梦多，每晚入睡 2~3 小时，时有彻夜难眠，潮热盗汗，头晕，情绪不稳，焦虑，烦躁，咽干，疲倦乏力，怕冷，腰酸，纳差，二便尚可，舌红，苔薄黄，脉沉细。

西医诊断：睡眠障碍

中医诊断：不寐

辨证：肾阳不足，耗伤阴血

治法：滋阴潜阳，养心安神

处方：

浮小麦 30 克	茯神 15 克	煅龙骨 30 克（先煎）
煅牡蛎 30 克（先煎）	麦冬 10 克	麦芽 30 克
白术 30 克	首乌藤 20 克	制何首乌 10 克
菟丝子 15 克	合欢花 15 克	淫羊藿 15 克
共 7 剂。		

1987 年 8 月 20 日二诊：睡眠较前有所好转，夜间能入睡 3~4 小时，焦虑、烦躁较前改善，时有头晕，汗出多，怕冷，手脚冰凉，腰酸，纳尚可，夜尿多，2~3 次 / 晚，大便偏烂，舌淡红，苔薄白，脉沉细。上方去浮小麦、麦冬；加巴戟天 15 克、桂枝 15 克助温肾阳、固卫阳，炙甘草 10 克扶脾阳。

共 14 剂。

1987 年 8 月 25 日三诊：疲倦乏力，睡眠进一步好转，安眠药减量至 1 片，夜间能入睡 4~5 小时，情绪平稳，无头晕等不适，腰酸、怕冷、出汗多明显改善，夜尿减轻，每晚约 1~2 次，大便调，舌淡红，苔薄白，脉沉。上方去制何首乌、白术、合欢花；加熟附子 15 克温中散寒，当归 10 克养血活血，五味子 10 克补肾敛汗，牛膝 15 克补肝肾、引火下行，麦冬 10 克养阴生津、清心火。共 14 剂。后间断门诊治疗 3 月余，诸症改善明显，现已停用安眠药。

按：《灵枢·营卫生会》记载："老者之气血衰，其肌肉枯，气道涩，五脏之气相搏，其营气衰少而卫气内伐，故昼不精，夜不瞑。"此患者以肾阳虚为本底，温煦、推动失职，导致卫气生成与运行不足，加之年纪渐老，肾中之精气逐渐衰竭，阳气生化之源匮乏而出现难以入睡、疲倦乏力、脉沉；《素问·生气通天论》："阳气者，精则养神，柔则养筋"，肾阳亏虚，清阳不升则精血不能上荣头面，脑髓空虚，清窍失养而出现头晕，不能滋养咽喉故咽干；肾阳虚衰，温煦无权，火不生土，故出现怕冷、汗出多、夜尿多、纳差等不适。此患者虽有肾阳虚底，但患病日久，真阴内耗、虚火上浮，见有潮热盗汗之象，治疗应以重镇潜阳、养血解郁安神、健脾和胃、温肾阳为主。初诊时重在滋阴潜阳，用煅龙骨、煅牡蛎滋阴潜阳，麦冬、制何首乌、滋补肝肾，菟丝子、淫羊藿温肾阳，合欢花、浮小麦、麦芽疏肝健脾；第二诊以温肾阳、扶脾阳为主，加巴戟天、桂枝、炙甘草等；第三诊患者仍有怕冷，腰酸，加熟附子 15 克，加大温中散寒之力，牛膝补肝肾，五味子补肾敛汗，当归补血活血等。阳虚不寐应分清脾阳不足、肾阳不足或心阳不足，且温肾阳、温脾阳、温心阳应把握其温补之力，尤其是老年人失眠或久病失眠患者多以阳虚质者为多，一来与老年人阳气自然损耗有关，二来与患病日久，阳气收藏化生不足相关，此时若只重在养心安神，起初虽然能见效，但长期疗效确实欠佳，应对此类患者，用温潜之法治疗，方能收效。值得注意的是，在初诊时切忌投以大辛大热之品温阳补阳，避免"火烧干锅"犯"壮火食气"之戒，应观察阴血津液等化源是否充足，平补温阳，少火生气滋养心神。

【案二】黄某，女，48 岁，2001 年 11 月 17 日初诊。

5 年前升职后工作繁忙，频繁出差后开始出现眠差，起初未予重视，但近 3 年来眠差加重，甚至彻夜难眠，自行服用养心安神类中成药，但疗效一般，后就诊于当地某军区医院，给予艾司唑仑片口服，服药后能入睡，但一停药不仅无法入睡，还出现了心慌、心悸等不适，就诊于某中医院，给予针刺、艾灸等中医特色治疗后睡眠有所改善，每晚能入睡 3~4 小时，但 1 月前与家人发生争吵后，眠差加重，彻夜难眠，服用艾司唑仑片后，仍无法入睡，遂于门诊就诊。症见：眠差，难以入眠，入睡后易醒，半夜易惊，出汗多，翌日神疲乏力，头晕头昏，郁闷，心悸，善太息，胁肋部胀痛，心中烦闷不舒，情绪低落，面部出现暗褐斑，眼圈黑，纳可，胃脘胀满，小便正常，大便时烂时干，舌淡稍黯，有齿印，苔薄白，脉弦细。

西医诊断：睡眠障碍

中医诊断：不寐

辨证：肝郁脾虚，气阴不足，神魂不安

治法：疏肝健脾，益气养阴，潜阳安神

处方：

煅龙骨 30 克（先煎）	煅牡蛎 30 克（先煎）	炙甘草 10 克
炒白术 20 克	浮小麦 50 克	陈皮 10 克
制远志 15 克	煅磁石 20 克（先煎）	黄精 15 克
党参 20 克	麦冬 10 克	白芍 30 克

共 7 剂。

2001 年 12 月 1 日二诊：睡眠较前缓解，夜间能入睡 2~3 小时，但易惊醒，疲倦乏力、烦躁、善太息、胃纳好转，仍有少许头晕，汗出多，舌黯红，边有齿印，苔薄白，脉弦细。上方去陈皮、麦冬、白芍；加桂枝 15 克助阳益卫，加当归 10 克养血安神。共 7 剂。

2001 年 12 月 8 日三诊：睡眠、疲倦乏力进一步好转，自述尝试停用安眠药后可入睡 4 小时，畏寒，时有打喷嚏，胃纳尚可，二便调，舌淡黯，舌体胖大，苔薄白干，脉沉弦。上方去制远志，黄精，党参；加白芍 30 克、女贞子 15 克养肝柔肝养血、加大炙甘草量至 20 克，加黄芪 30 克助阳益卫，益气安神，加五味子 10 克补益心肾、宁心安神。共 7 剂。

2001 年 12 月 15 日四诊：睡眠明显改善，夜间能入睡 5~6 小时，现停用艾司唑仑片，疲倦乏力，晨起汗出多，胃脘部胀满，时有烦躁，小便调，大便偏烂，舌淡黯，舌体胖大，有边齿印，脉沉弦。上方基础上去白芍、女贞子、五味子；加党参 40 克、加量黄芪到 40 克助阳益卫、益气安神，陈皮 10 克、佛手 10 克、白豆蔻 10 克疏肝和胃，健脾化湿。

按：唐容川《血证论·卧寐》篇有云："肝病不寐者。肝藏魂，人寤则魂游于目，寐则魂返于肝。若阳浮于外。魂不入肝。则不寐。其证并不烦躁。清睡而不得寐。宜敛其阳魂。使入于肝。"清·叶霖《难经正义·三十四难》曰："肝藏魂者，魂乃阳之精，气之灵也。人身气为阳，血为阴，阳无阴不附，气无血不留。肝主血而内含阳气，是之谓魂。究魂之根源，则生于坎水之一阳，推魂之功用，则发为乾金之元气。不藏于肺而藏于肝者，阳潜于阴也，不藏于肾而藏于肝者，阴出于阳也。昼则魂游于目而为视，夜则魂归于肝而为寐。"肝主疏泄，疏泄不及，肝郁化火，暗灼阴血，肝阴血虚，肝血有热，魂不入肝，神魂不安可致不寐。心主血脉、主神志，血的运行有赖于气的推动，肝的疏泄功能正常，气机调畅，则血脉通畅，血液才能正常运行，方可养神，神安则寐，若气血运行不畅，血不养神，或血瘀阻于肝，魂不入肝，皆可引起不寐。此患者应平素工作繁忙，导致肝气不舒而出现烦躁、善太息等；情志不遂，肝阴暗耗，虚火上炎，扰动心神，血不养心而导致心神不安，出现心悸、不寐；木不疏土故偶出现胃胀、胃纳差等不适；肝阴血虚，不能随肝之疏泄上荣头脑故头晕、头昏；面部出现暗褐斑，眼圈黑，舌淡红稍黯，齿印，苔薄白，脉弦细均为肝郁脾虚、气阴不足、神魂不安之象。治疗应以疏肝健脾、益气养阴、潜阳安神为主。初诊时以疏肝健脾、益气养阴、潜阳安神为法，重用白芍柔肝养血，加黄精、麦冬、浮小麦补"肝之体"，炒白术、陈皮、党参健脾，煅龙骨、煅牡蛎、煅磁石滋阴潜阳，同时配味辛通利之制远志开心窍，而宁心安神；二诊加当归养肝血，同时画龙点睛地加桂枝以助阳益卫，引阳入阴，兼气化阴津，化血以养心神；三诊继续以柔肝养血、益卫潜阳为法；四诊时患者胃脘部胀满舌象淡黯胖大，有边齿印，提示滋腻碍胃，故加陈皮、佛手、白豆蔻以疏肝和胃，健脾化湿，以求中焦生化有源。

【案三】 张某，女，61岁，2007年12月1日初诊。

4年前开始出现眠差，起初每2~3天睡眠正常，间中出现彻夜难眠，但近2年来反复出现眠差，伴有头痛、怕冷、汗出多等不适，遂于当地某大学附属医院就诊，给予补心安神口服液及安眠药，服药后能入睡，但停药不到2天，再次出现难以入睡，遂于门诊就诊。症见：眠差，难以入睡，手脚冰凉，怕冷，自觉背部发凉，面色偏黯，腰酸，平素易感冒，胃纳一般，夜尿频多，大便秘结，2日1次，舌尖红，苔薄白，脉浮细。

西医诊断：睡眠障碍

中医诊断：不寐

辨证：肾阳不足，心肾不交

治法：交通心肾，清心安神

处方：

炒白术 20 克	巴戟天 15 克	桂枝 15 克
熟附子 15 克	煅龙骨 30 克（先煎）	煅牡蛎 30 克（先煎）
合欢花 15 克	炒黄连 5 克	麦冬 20 克
当归 10 克	浮小麦 50 克	白芍 30 克
共 14 剂。		

2007年12月15日二诊：服药后睡眠好转，可停用安眠药入睡，仍然多梦，大便转常，手脚冰冷，背部发凉，胃纳一般，夜尿1次/晚，面色偏黯，舌淡，苔薄白，脉沉。初诊对症，患者睡眠改善，仍有手脚冰冷，背部发凉、夜尿、面色偏黯等症，皆阳气不振之象，故治疗上以温脾肾阳养心安神为主。上方去麦冬、炒黄连等清心火、润心火之品，去白芍、合欢花等柔肝、疏肝之品；加大桂枝用量至20克、炒白术至30克，加细辛3克、大枣30克、老桑枝30克以补脾肾阳气、散寒利卫、助阳入阴；同时当归加至15克，酸枣仁30克补营血以养心安神。共14剂。

2008年1月19日三诊：服药后睡眠进一步好转，可停用安眠药入睡。自述近期感冒发热，经治疗后鼻塞流涕等表证已解，但仍有咳嗽，咯痰，口干，入睡难，多梦，怕冷，夜尿1次/晚，面色偏黯，舌尖红，苔白腻，脉弦。治疗以滋阴潜阳、润肺化痰止咳为法，用煅龙骨30克、煅牡蛎30克、女贞子15克、旱莲草15克、金樱子15克以滋阴潜阳，配大枣20克、浮小麦30克以酸甘化阴养心神，前胡15克、紫菀15克，蜜百部15克、浙贝母15克以降气润肺，化痰止咳。服用7剂后，患者咳嗽、咳痰、口干等消失，后继续以交通心肾、养心安神为法治疗近1月，诸症悉平。

按：肾为先天之本，内藏元阴而寓元阳；脾为后天之本，气血生化之源；心主火，为君主之官，神明出焉；先、后天之本负责源源不断地将阴血供养心脏，心火得润则心安，心安则神安，神安则寤寐得宜。患者年老久病，脾肾阳气受损，气血升供无力，心火亢而不降，故心烦不寐。正如陈士铎在《辨证录》所云："人有昼夜不能寐，心甚躁烦，此心肾不交也。盖日不能寐者，乃肾不交于心；夜不能寐者，乃心不交于肾也。今日夜俱不寐，乃心肾两不相交耳。夫心肾之所以不交者，心过于热，而肾过于寒也。心原属火，过于热则火炎于上，而不能下交于肾；肾原属水，过于寒则水沉于下，而不能上交于心矣。然则治法，使心之热者不热，肾之寒者不寒，两相引而自两相合也。"落实于此心肾不交患者身上，难以入睡，手脚冰冷，背部发凉，面色偏黯，舌淡黯，苔薄白，脉沉，皆为一片脾肾阳虚、水寒不升、卫阳虚衰不能入阴之象。治疗应以交通心肾、清心安神为主。初诊时用煅龙骨、煅牡蛎重镇潜阳，浮小麦、白芍平肝除烦，熟附子、炒白术，桂枝温中散寒，温经通阳，麦冬、炒黄连清心火，合欢花解郁安神，巴戟天温肾阳；二诊以温阳益卫、引阳入阴、养心安神为法，去清心火、润心火、柔肝、疏肝之品，加大补脾肾阳气、散寒利卫、助阳入阴、养血安神之力；三诊时患者因年老久病、正虚而外感，遗留咳嗽咳痰、口干等阴虚咳嗽症状，故以滋阴潜阳、润肺化痰止咳为法。关于治疗心肾不交之不寐，大家经常忽略肾阳衰而不能启真水上升以交于心的因素。肾水需在肾阳的鼓动下才能化气上济，如果肾中真火温煦失职、气化无权，肾中真阴则不能滋养心阴，心阴失去肾阴的协助难以牵制心火，君火不能下降充盛相火。

【案四】 陈某，男，61岁，1990年5月12日初诊。

患者因工作受挫后开始出现眠差，烦躁，时有神志呆滞，情绪低落，间断于门诊治疗，服用奥卡西平、奥氮平、盐酸度洛西丁等药物治疗，但疗效一般，时有彻夜难眠，遂于家属陪同下就诊于门诊。症见：眠差，难以入睡，疲倦乏力，自觉胃脘部胀满，时有反酸，双眼干涩，伴有腰酸，胃纳尚可，口干，口苦，小便调，大便偏干，舌红，苔薄黄，脉弦细。目前仍服用奥卡西平、奥氮平、盐酸度洛西丁等药物治疗。

西医诊断：睡眠障碍

中医诊断：不寐

辨证：肝郁化火，火热内扰，阴分已伤

治法：滋阴降火，疏肝解郁兼理中焦

处方：

煅龙骨30克（先煎）	煅牡蛎30克（先煎）	浮小麦30克
炒白术20克	黄精20克	麦芽30克
麦冬20克	牛膝20克	首乌藤30克
茯神20克	白芍20克	柴胡10克

共14剂。

1990年6月9日二诊：睡眠有所缓解，难以入睡，疲倦乏力，自觉胃脘部胀满，时有反酸，无恶心欲呕，口干，伴有腰酸，胃纳尚可，小便调，大便偏干，舌淡，苔薄黄，脉弦细。患者症状改善不明显，考虑抑郁病久，一时难以取效，继续以疏肝解郁、滋阴降火为法。上方去浮小麦、麦芽、麦冬、茯神；加合欢花20克、素馨花10克以增强疏肝解郁安神力量，酸枣仁20克养心肝安心神，制远志15克以开心窍、逐痰涎、解郁安神。共14剂。

1990年7月7日三诊：服药后睡眠、口干较前好转，但仍觉疲倦乏力，自觉胃脘部胀满，时有反酸，无恶心欲呕，伴有腰酸，胃纳尚可，怕冷，无口干、口苦等不适，二便调，舌淡，苔薄白，脉弦细。上方去牛膝、首乌藤、合欢花、制远志；加炒麦芽30克、党参20克、茯苓20克、陈皮10克健脾理气，补中益气，浮小麦30克退热除烦。共10剂。

后继续以疏肝解郁、健运中焦、益气养阴为法加减服用1月余，停用抗焦虑药物及安眠药，随访半年以来，眠尚可，情绪平稳，性格开朗。

按：不寐的病位主要在心，常与肝脾相关。肝之疏泄失常，气机不畅，脾的运化失职，水津停布或生痰，均会影响心主神明。此患者肝郁气滞日久化火，多思多虑，思则气结，思虑伤脾，而脾为气血生化之源、后天之本，可运化精微、化生气血，脾气受损则致气血两虚，无以濡养心神而出现眠差，难以入睡；怒则气上，郁怒可导致肝气疏泄太过而出现双眼干涩，口干、口苦；肝郁气滞、横逆犯胃、脾失健运而出现胃脘部胀满不舒；舌红，苔薄黄，脉弦细均为肝郁化火、火热内扰、阴分已伤之象。故治疗上遵照《素问·六元正纪大论》："木郁达之，火郁发之，土郁夺之，金郁泄之，水郁折之。"所言，以疏肝解郁、滋阴降火、建运中焦为大法，收效尚可。初诊时煅龙牡、首乌藤、茯神等重镇潜阳、养心安神，浮小麦、柴胡、白芍、麦芽、炒白术等疏肝柔肝、健脾和胃，麦冬、牛膝清心、引火下行，黄精补肾补脾阴；二诊时，疗效一般，加大疏肝解郁之力；三诊时肝郁得疏，心窍稍开，但患者自觉疲倦乏力，时有胃脘部胀满、反酸，考虑肝郁化火日久，木克脾土所致，中焦脾胃属后天之本，脾胃不调，气血生成乏源，难以涵养五脏六腑，故改为疏肝解郁、和胃健脾、益气养阴为大法。甄氏认为从肝论治不寐，当分虚实，实证多以肝郁气滞、肝郁化火、肝阳上亢较为多见，而虚证多以肝血亏虚、肝肾阴虚为多见，针对实证肝郁气滞而言，把握好疏肝理气之力，兼固调脾运脾，再配以养心安神、重镇安神之品，往往收效显著。

【案五】宋某，女，77 岁，2000 年 6 月 4 日初诊。

5 年前开始出现难以入睡，甚则彻夜不眠，每晚服用安眠药方能入睡。就诊于多家医院，治疗后未见明显改善。2 周前开始失眠加重，遂于门诊就诊。症见：眠差，难以入睡，每晚睡约 2~3 小时，疲倦乏力，头晕，难以行走，需坐轮椅，头痛，胸闷，心慌，胃纳一般，夜尿频多，大便偏干，舌黯红，苔微黄，脉沉细。

西医诊断：睡眠障碍

中医诊断：不寐

辨证：肾阳不足，虚火上炎，心神失养

治法：温肾阳，潜降虚火，养心安神

处方：

煅龙骨 30 克（先煎）	煅牡蛎 30 克（先煎）	桂枝 10 克
当归 20 克	旱莲草 20 克	五味子 10 克
制远志 20 克	首乌藤 20 克	茯神 20 克
麦冬 20 克	郁金 20 克	炒麦芽 30 克

共 4 剂。

2000 年 6 月 8 日二诊：服药 1 剂后，当晚入睡 6 小时，头晕、头痛明显缓解，可自行走路，时有胸闷，心慌，畏寒，胃纳一般，夜尿次数减少，大便调，舌淡红，苔薄白，脉弦细。故在原方基础上去麦冬、五味子、旱莲草；加淫羊藿、巴戟天各 15 克助肾阳，炒白术 15 克扶脾阳、气化下焦阳气等。共 7 剂。后间断门诊治疗 1 月余，诸症悉平。

按：人的睡眠以机体阴阳和谐为本，体内阴阳之气的运行、阴阳消长的变化决定着睡眠－觉醒的正常规律。人体睡眠的情况和阴阳的盛衰有着密切的关系。此患者因肾阳虚为本底，肾阳虚衰，温煦无权，寒从内生，阴寒凝结，不能化气布津，而出现小便频多、大便偏干；阳虚则虚火上浮，扰动心神，心神失养，出现难以入睡、疲倦乏力、心慌；阳虚日久，损及肾精。一诊时虽有肾阳虚底，但虚火上浮，故重在滋阴敛阳，用煅龙骨、煅牡蛎重镇潜阳，麦冬、五味子滋肾水。二诊应温肾阳、扶脾阳为主，加巴戟天、淫羊藿、炒白术等，茯神补益心气，远志、首乌藤养心安神。甄氏认为老年人失眠多以阳虚质者为多，若重在养心安神，往往疗效一般，但亦切忌投大辛大热之品温阳补阳，应逐步从平补温补到大辛大热之品以助元阳，强调观本底，标本同治，方能治愈。

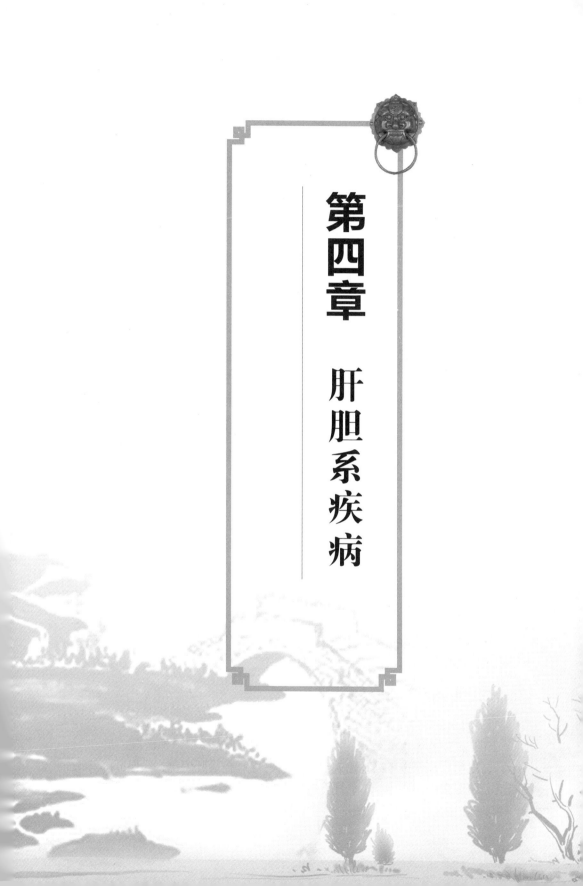

第四章　肝胆系疾病

第一节 胁 痛

一、胁痛概述

胁痛是以胁肋部疼痛为主要表现的一种肝胆病证。《正骨心法要旨》指出："其两侧自腋而下，至肋骨之尽处，统名曰胁。"《医方考·胁痛门》中所言"胁者，肝胆之区也"指侧胸部，为腋以下至第十二肋骨部的总称。现代医学的急性肝炎、慢性肝炎、肝硬化、肝寄生虫病、肝癌、急性胆囊炎、慢性胆囊炎、胆石症、慢性胰腺炎、胁肋外伤以及肋间神经痛等诸多病症都属于胁痛范畴。

《黄帝内经》上首先提出了胁痛为肝胆系疾病所致，正如《素问·热论》曰："三日少阳受之，少阳主胆，其脉循胁络于耳，故胸胁痛而耳聋"，又如《素问·刺热论篇》谓："肝热病者，小便先黄，……胁满痛"，《灵枢·五邪》说："邪在肝，则两胁中痛。"而后，诸多医家对胁痛进行了拓展与衍生。张景岳认为，胁痛分为外感及内伤，其中又以内伤多见。叶天士认为久病胁痛的人属于病入络脉，可用辛香通络、甘缓补虚、辛泄祛瘀等法，开辟新路。林佩琴在叶天士的基础上对胁痛的辨证论治进行了进一步的细致分类。

甄氏认为胁痛主要责之于肝胆。因为肝位居于胁下，其经脉循行两胁，胆附于肝，与肝呈表里关系，其脉亦循于两胁。肝为刚脏，主疏泄，性喜条达；主藏血，体阴而用阳。若情志不舒，饮食不节，久病耗伤，劳倦过度，或外感湿热等病因，累及肝胆，导致气滞、血瘀、湿热蕴结，肝胆疏泄不利，或肝阴不足，络脉失养，即可引起胁痛。甄氏强调胁痛辨治，分虚实而治。实证宜理气、活血通络、清热祛湿；虚证宜滋阴养血柔肝。临床上还应据"痛则不通""通则不痛"的理论，以及肝胆疏泄不利的基本病机，在各证中适当配伍疏肝理气，利胆通络之品。

二、胁痛案

【案】 刘某，女，61岁，2001年4月8日初诊。

1年前开始出现疲倦乏力伴有胁肋部疼痛，就诊于当地医院，肝功提示：转氨酶升高，遂至当地医院住院，行肝穿刺提示肝硬化，经保肝降酶治疗后，转氨酶恢复正常。3个月前体检发现转氨酶再次升高，疲倦乏力，胁肋部胀痛，就诊于某中医馆，经治疗后未见明显缓解，遂于门诊就诊。症见：胁肋部胀痛，心中烦闷不舒，自觉咽喉有异物感，口干，疲倦乏力，胃纳差，眠差，夜梦多，小便调，大便干结，舌淡黯，边有齿痕，苔薄白腻，脉沉弦。

西医诊断：肝硬化

中医诊断：胁痛

辨证：肝阴亏虚，肝络失养

治法：养阴柔肝，解郁通络

处方：

柴胡 10 克	白芍 30 克	浮小麦 30 克	厚朴 15 克
枳实 15 克	郁金 15 克	大枣 20 克	当归 10 克
麦芽 30 克	乌梅 20 克		

共 7 剂。

2001 年 4 月 15 日二诊：仍有胁痛，仍觉咽中异物感，晨起口干，饮水多，自觉舌涩感，胃纳改善，眠差，梦多，二便调，舌淡黯，苔白腻，脉沉弦。故治疗上于原方基础上去浮小麦、厚朴、大枣等；加太子参 15 克益气生津，女贞子、旱莲草各 15 克滋补肝肾，生地黄 15 克养阴生津，炒白术 15 克、稻芽 30 克补气健脾、消食和胃。共 7 剂。

2001 年 4 月 22 日三诊：胁痛明显缓解，咽中异物感稍减，晨起口干，饮水多，胃纳差，腹胀，无心中烦闷等不适，眠尚可，二便调，舌淡黯，苔白腻，脉沉细。上方基础上去生地黄、乌梅、女贞子、旱莲草、太子参等；加浮小麦 30 克益气除烦，党参 15 克、厚朴 15 克、大枣 20 克补气健脾、行气除胀，熟地黄 15 克、鸡血藤 20 克滋阴补血、益精填髓，淫羊藿 10 克补肾阳。共 7 剂。

2001 年 4 月 29 日四诊：精神尚可，偶有胁肋部疼痛，偶有咳嗽咯痰，咽中异物感、口干等明显缓解，纳欠佳，眠一般，大便调，舌淡红，苔白腻，脉沉细。故上方基础上去柴胡、白芍、浮小麦、厚朴、枳实、大枣等；加黄精 15 克补气养阴，陈皮 10 克燥湿化痰、理气健脾，菟丝子 15 克温肾阳。共 7 剂。

2001 年 5 月 6 日五诊：胁痛、咽中异物感、口干等明显缓解，纳眠尚可，小便调，大便黏腻，舌淡红，苔黄腻，脉沉细。在上方基础上去熟地黄、鸡血藤、菟丝子、陈皮等；炒白术改为白术，健脾补而不燥；加布渣叶 10 克、鸡内金 10 克去食积。共 7 剂。随访至今，肝硬化得以控制。

按：肝硬化是临床常见的慢性进行性肝病，由一种或多种病因长期或反复作用形成的弥漫性肝损害。肝硬化临床主要表现为胁痛、左胁下肿块、腹水、皮肤巩膜黄染、呕血、黑便、齿衄、鼻衄等症状，属中医"胁痛""臌胀""癥积""黄疸""血证"范畴。早期肝硬化即代偿期肝硬化往往无临床表现，约占 30% ~40%，其他部分患者可以出现一些非特异性表现，如乏力、恶心、体重减轻、胁痛，体检发现脾肿大、经理化检查诊断为肝硬化。肝硬化病位主要在肝脾。其中肝主疏泄、主藏血，喜条达而恶抑郁；而脾主运化、主升清、统摄血液，为"气血生化之源""后天之本"。肝体阴而用阳，要靠充足的阴血来濡养，此患者因肝阴不足，肝络失于濡养而出现胁痛；脾主统血，"五脏六腑之血，全赖脾气统之。"《金匮要略》有"见肝之病，知肝传脾"，肝损则乘土，致气血生化不足而出现疲倦乏力，胃纳差；肝木疏泄异常，气失和降而出现咽喉有异物感；阴血亏虚、津液不布而出现口干；阴虚不足、虚火上炎而出现眠差；舌黯淡、边有齿痕、苔薄白腻、脉沉细均为肝阴亏虚，肝络失养之象。初诊时用柴胡、白芍、麦芽疏肝理气、养阴柔肝，厚朴、枳实行气消食，当归、大枣补血活血，太子参补脾益肺，郁金行气解郁，乌梅泻烦满、润燥渴。后以二至丸滋补肝肾兼顾补血活血为主，佐以补气健脾，五诊时考虑患者食物积滞于内，故用布渣叶、鸡内金等泄脾火、消食滞。

第二节　眩　晕

一、眩晕概述

眩晕是目眩与头晕的总称，发作年龄不限，常反复发作，妨碍正常工作及生活品质，严重者可发展为晕厥或中风，甚至危及生命。眩晕作为临床常见的症状，可见于现代医学的多种疾病，西医的周围性眩晕、中枢性眩晕、内耳眩晕、颈性眩晕、椎－基底动脉供血不足眩晕、高血压、脑动脉硬化、贫血、外伤等所致的眩晕等，均属于本病的范畴。

最早的中医典籍《黄帝内经》里虽无眩晕之名，但有眩晕之实，如《灵枢·海论》载："髓海不足，则脑转耳鸣，胫酸眩冒，目无所见，懈怠安卧。"《素问·六元正纪大论》云："木郁之发……甚则耳鸣眩转。"后历代医家对其认识逐渐加深，至南宋陈无择对眩晕的病因作出了论述，正式提出了"眩晕"病名，并沿用至今。

关于眩晕，究其病因，多为内伤所致，如饮食不节、情志不遂、久病体弱、年老体虚等，部分可因跌打损伤、气血不畅、头目失养而致。如饮食不慎损伤脾胃，导致脾失健运，痰浊不化，阻遏清阳而"因痰致眩"；而忧郁恼怒导致肝郁化火损伤肝阴，从而使肝火上拢头目而"因肝致眩"；而年老体衰、劳欲过度、久病体弱而致气血亏损、肾精不足、髓海空虚，则"因虚致眩"。总之，风、火、痰、瘀扰乱清窍，或清窍失养都是导致"眩晕"的因素。甄氏认为除此以外"因湿致眩"亦不可忽视，正如《伤寒论》云"伤寒若吐若下后，心下逆满，气上冲胸，起则头眩，脉沉紧，发汗则动经，身为振振摇者，茯苓桂枝白术甘草汤主之""太阳病发汗，汗出不解，其人仍发热，心下悸，头眩，身𥆧动，振振欲僻地者，真武汤主之"乃因脾、肾阳虚，水湿之气上泛，蒙蔽清窍而致眩晕，此类患者在临床确不在少数。

眩晕的治疗原则主要为补虚而泻实、调整阴阳、以平为期。虚证以肾精亏虚、气血衰少居多，精虚者填精生髓、滋补肝肾，气血虚者宜益气养血、调补脾肾。实证则以潜阳、泻火、化痰、逐瘀为主要治法。正如朱丹溪云："头眩，痰，挟气虚并火。治痰为主，挟补气药及降火药。无痰则不作眩，痰因火动……治痰为先，挟气药降火"（《丹溪心法·头眩》）。甄氏认为临床上眩晕一症，以虚实夹杂为多见，可涉及肝、脾、肾等诸多脏腑，故治疗时，需分清标本缓急，谨守病机，切勿见痰治痰，见虚补虚，见眩止眩。如脾肾阳虚、水湿内停，当治以温阳健脾、祛湿利水，尤为重视温脾、固脾、调脾、补脾，盖因"脾胃内伤，百病由生"，中焦脾土得运，则水湿可化，痰浊无源，诸病可调。

二、眩晕案

【案一】 罗某，女，47岁，1982年7月28日初诊。

10年前开始出现阵发性眩晕，发作时呈天旋地转感，神志无异常，伴耳鸣，可自行缓解，曾于外院检查诊断为梅尼埃病，服西药治疗后症状可缓解，但头晕仍时常发作。近5年来头晕加重，每因睡眠不好或进食寒凉而发作，每次发作持续数小时，晕甚恶心呕吐，吐后眩晕可缓解，右耳耳鸣，听力明显下降，遂至门诊就诊。症见：时有眩晕，头昏，昏沉感，记忆力减退，精神紧张，右耳耳鸣耳聋，鸣如蝉叫，夜间为主，倦怠乏力，纳欠佳，入睡难，夜尿每晚2~3次，大便调，舌淡黯，苔薄白，脉沉细。

西医诊断：梅尼埃病

中医诊断：耳眩晕病

辨证：肝肾亏虚，相火上扰

治法：补益肝肾，敛降相火

处方：

女贞子 15 克	桑寄生 30 克	当归 10 克	升麻 10 克
旱莲草 5 克	牛膝 10 克	炒麦芽 30 克	盐山萸肉 30 克
醋鳖甲 30 克（先煎）	黄精 20 克	淫羊藿 10 克	天麻 30 克

共 7 剂。

1982 年 8 月 4 日二诊：近期暂无眩晕发作，头昏沉感好转，倦怠明显，怕冷，右耳耳鸣，夜间甚，纳可，睡眠好转，夜尿情况同前，舌淡黯，苔薄白，脉沉细。上方去女贞子、旱莲草、牛膝、盐山萸肉、醋鳖甲、炒麦芽；当归加为 20 克加大养血力度；加黄芪 40 克、红参 15 克、炒白术 20 克健脾益气，制何首乌 15 克补益精血，巴戟天 20 克温补肾阳。共 7 剂。

1982 年 8 月 11 日三诊：偶有头昏沉感、耳鸣，倦怠、怕冷好转，纳可，睡眠好转，二便调，舌淡黯，苔薄白，脉沉细。上方去桑寄生、当归、天麻、红参；加党参 40 克补气生津，菟丝子 15 克补肾益精，熟地黄 15 克补血养阴，麦芽 30 克、茯苓 20 克健运脾胃。共 7 剂。

按：梅尼埃病是膜迷路积水导致的一种内耳疾病，以突发性眩晕、耳鸣、耳聋或眼球震颤为主要临床表现，眩晕有明显的发作期和间歇期。中医称"耳眩晕"。《玉机微义》云："眩晕一证，人皆称为上盛下虚所致，而不明言其所以然之故。盖所谓虚者，血与气也；所谓实者，痰涎风火也。"本案患者反复发作数十年，肝肾不足为底，耳鸣耳聋、头昏沉、入睡难为肝肾亏虚龙雷火动所致，夜尿多、怕冷、倦怠及舌脉之象均为肾阳亏虚、下焦元阳不足之象；阳虚日久肾精亦不足故记忆力减退；精神紧张为肝郁之象。临证治疗时切勿见痰治痰，见虚补虚，见眩止眩，落于见病治病之窠臼。《临证指南医案》云："上实下虚。肾气衰。不主摄纳。肝风动。清窍渐蒙。大凡肾宜温。肝宜凉。温纳佐凉。乃复方之剂。"治疗当引火归原、阴阳同补。以温阳为主，兼顾健脾补气，切勿寒凉清泻。初诊时，以天麻平抑肝阳、降浊阴，升麻升举阳气、升清阳，牛膝、盐山萸肉补益肝肾、引火归元，醋鳖甲滋阴潜阳，当归养血补肝润燥，二至丸滋补肝肾，桑寄生、淫羊藿温补肝肾，黄精补肾、益气滋阴，炒麦芽行气消食、健脾开胃；二诊，相火已收，当治本为主，故加大健脾益气、养血滋阴、温补肝肾之力；三诊，考虑温补力大，恐诸药制胃，所补之阳气无法归于下焦，因中焦为气机升降之枢纽，脾胃健运，升则上输心肺，降则下归肝肾，故加大健运脾胃的力度。

【案二】马某，女，81 岁，2001 年 12 月 8 日初诊。

10 余年前开始出现眩晕、水肿，多次住院查头颅 MR、CT 等均未见明显异常，反复住院治疗眩晕、水肿仍反复发作，5 月前患者已使用轮椅代步。2 周前再发头晕、水肿，于广州某三甲医院住院治疗，经治疗后出院，但仍有头晕，双下肢轻度凹陷性水肿，站立不稳，行走需两人搀扶，疲倦乏力，遂至门诊就诊。轮椅推入，症见：眩晕，耳鸣，心悸，面色㿠白虚浮，眼袋大，倦怠乏力，语声低微，双下肢肿胀，行走无力，纳差，睡眠浅，容易醒，小便可，大便 2~3 天 1 次，成形而不干结，唇色淡白，舌淡，胖大，边有齿印，苔白水滑，脉沉细。查体：体型肥胖，双手手指、双下肢轻度凹陷性水肿。

　　　　　　 2. 冠状动脉粥样硬化性心脏病

　　　　　　 3. 高血压

　　　　　　 4. 糖尿病

中医诊断：1. 眩晕

　　　　　　 2. 水肿

辨证：脾虚湿盛，肝肾不足

治法：补气健脾，补肝肾

处方：

金樱子 15 克	首乌藤 15 克	天麻 15 克	白术 20 克
桑寄生 15 克	麦芽 30 克	茯神 20 克	黄精 15 克
太子参 20 克	丹参 20 克	酸枣仁 15 克	

共 7 剂。

2001 年 12 月 15 日二诊：诉服用上方 3 剂后，胃口便明显好转，服用第 4 剂药后，已经可以自己拄拐短时行走。今诊由家人搀扶，自行走入诊室，症见：眩晕耳鸣好转，精神可，双手指及双下肢无明显肿胀，面色仍有㿠白虚浮感，纳眠可，大便 2~3 天解 1 次，唇色淡白，舌淡，胖大，边有齿印，苔白水滑，脉沉细。上方去金樱子、茯神、黄精等；白术改为炒白术 30 克增健脾益气、气化下焦之力，桑寄生加至 20 克加强祛风湿、补肝肾，首乌藤加至 20 克，加酸枣仁 15 克，两者共奏养血安神之效，麦芽减至 20 克，加厚朴、枳实、麦冬各 15 克以行气润肠通便，制何首乌 15 克补益精血，甘草 5 克健脾益气、调和诸药。共 7 剂。

2001 年 12 月 22 日三诊：偶有眩晕，耳鸣较前明显缓解，口干，无心悸，双下肢肿胀明显缓解，纳眠一般，夜尿 2~3 次，大便烂，唇色转红，舌淡红，胖大，边有齿印，苔白润，脉沉细。上方去厚朴、枳实、桑寄生、天麻、制何首乌、首乌藤等；生甘草改为炙甘草，并加大剂量为 15 克以增强补益脾气之力，炒白术减量至 20 克恐其温燥伤津，北沙参 15 克、黄精 15 克益气养阴，黄精同时固肾；生麦芽改为炒麦芽，山药 20 克调脾护胃，兼可补肺益肾。共 7 剂。

2001年12月29日四诊：因2日前睡眠不好，再次开始出现眩晕耳鸣，稍倦怠，面㿠白虚浮，眼睑浮肿，纳眠可，二便调，舌淡红，胖大，边有齿印，苔薄白润，脉沉细。查体：双手、双下肢轻度凹陷性水肿。上方去北沙参、麦冬、山药、炒麦芽、太子参等；加天麻15克平肝息风，泽泻15克渗湿利水消肿，茯苓20克利水消肿、渗湿、健脾宁心，黄芪、党参各20克健脾益气，砂仁5克（后下）、陈皮10克化湿行气，黄精加大剂量为20克益气养阴、健脾养肺固肾，菟丝子15克补益肝肾，当归10克和血补血。共7剂。

患者因事未能复诊，继续自服上方10剂。

2002年1月19日五诊：精神好转，余无明显不适，舌淡红，胖大，边有齿印，苔薄白润，脉沉细。上方去炒白术、党参、黄精、菟丝子、陈皮、泽泻、当归等；炙甘草改为生甘草5克，炒麦芽20克固护中焦，砂仁（后下）加10克增强温中行气化湿之效，黄芪减为15克、加太子参20克益气养阴，女贞子15克养肝阴，桑寄生15克补肝肾。共7剂。

现患者眩晕耳鸣很少再发作，水肿消退，仅面色尚有虚浮感，精神可，可自己行走，仍定期门诊复诊中。

按：《寿世青编》云："殊不知老年之人，血气已衰，精神减耗，至于视听不至聪明，手足举动不随其志，身体劳倦，头目昏眩，宿疾时发，或秘或泄，或冷或热，皆老人之常也。"本案患者久居岭南，脾气素虚，运化无力，水湿内生，气血不足，则乏力、心悸、大便难；髓海空虚或水湿上犯清窍，均会引起眩晕、耳鸣。耄耋之年，肾气渐衰，又因肝肾同源，肝肾同虚，阳虚为主，下虚摄纳无力，则肝风动，清窍蒙，加重眩晕耳鸣；下虚气化无力，水湿泛溢，故肌肤浮肿。其虽五脏均虚，但仍以脾虚为主，《古今名医方论》记载："上、中二焦气弱，水饮入胃，脾不能输归于肺，肺不能通调水道，以致停积为痰，为宿水……当补益中气……开脾胃，宣扬上焦，发散凝滞……其积饮既去，而虚气塞满其中，不能进食……"故治不宜急躁，当缓缓图之，后天脾土得以健运，气血生成，水湿得化，方为正治。在各诊的治疗中，尤为重视温脾、固脾、调脾、补脾，故本案患者各诊次中多用三仙、六君子汤加减；水湿为脾胃不足、阳气亏虚所化之标，固本之时摘取五苓散之一二祛之，温阳之品如菟丝子、桑寄生、金樱子等温化之；但临证中亦应考虑到肝心肺肾的有余与不足，或补或泻。

【案三】陈某某，女，69岁，1987年7月21日初诊。

2年前开始出现头晕，头重昏蒙感明显，伴视物旋转，行走自觉不稳，偶有恶心欲呕、胸闷不适，饱食后明显等不适，遂于当地医院就诊查颈椎片、头颅 CT 提示未见异常，测血压为 140/85mmHg，给予中成药口服，未见缓解，遂于门诊就诊。症见：形体肥胖，平素嗜食肥甘厚味，头晕，视物模糊，起身时加重，近来腹胀，饱餐后加重，时有恶心欲呕，胸闷，不思饮食，倦怠乏力，口苦，口臭，耳鸣，纳眠差，二便尚调，舌淡红，苔白腻，脉滑。

西医诊断：眩晕

中医诊断：眩晕

辨证：脾失健运，痰湿阻滞

治法：健脾和中，化痰利湿

处方：

鸡内金 20 克	麦芽 20 克	稻芽 20 克	太子参 15 克
白术 20 克	茯苓 20 克	枳实 15 克	黄芩 5 克
陈皮 10 克	茵陈 10 克		

共 7 剂。

服药后第 5 天随访，诸症悉平。

按：中医学认为眩晕是目眩与头晕两种症状的统称。目眩是指视物模糊、眼前发黑；头晕则指感觉自身或外界景物旋转、站立不稳。两者常同时并见，故统称眩晕。脾气主升，五脏之精，悉运于脾，脾气健旺，则能将精微气血上呈输布于头面诸窍，温充髓海；若脾脏升降失司，则清气难升，浊阴不降，枢机失和，则可出现头晕目眩、神疲乏力等，正如《医方集解》所云："五脏皆禀气于脾胃，以达于九窍；烦劳伤中，使冲和之气不能上升，故目昏而耳聋也。"此患者年老体虚，脾胃逐渐衰退，化源不足，运化失常，气血亏虚，气虚则清阳不升、髓海不足而出现头晕、视物模糊；素体脾虚，但嗜食肥甘厚腻之品，饮食积滞于中焦而出现腹胀、时有恶心欲呕、不思饮食、口臭口苦等；脾为生痰之源，脾虚湿困，清浊不分，气化过阻，凝聚而生痰，痰浊阻滞而出现胸闷、耳鸣、眠差等不适；舌淡红，苔白腻，脉滑均为脾失健运、痰湿阻滞之象。治疗当以健脾化湿、消食和胃为主，佐以泻胃火、宽胸下气。方中太子参、白术、茯苓益气健脾，配合鸡内金、麦芽、稻芽开胃消食和中，另加陈皮、枳实行气宽中，茵陈化湿浊，配用黄芩泻实火、除湿热。眩晕可涉及肝、脾、肾等诸多脏腑，以虚实夹杂为多见，治疗眩晕病时，当谨守病机，标本兼治，尤重治病求本。

第三节　瘿　病

一、瘿病概述

瘿病首见于《诸病源候论·瘿候》，是以颈前喉结两旁呈弥漫性肿大或有结块为特征的疾病，是现代医学甲状腺疾病的总称，涵盖单纯性甲状腺肿、甲状腺瘤、亚急性甲状腺炎、甲状腺功能亢进等。

瘿病多与情志相关，饮食、水土致病逐渐减少。相关研究表明，碘过量可以诱发和促进甲减和自身免疫甲状腺炎的发生和发展，高原地区低氧环境易导致甲状腺功能减退等，这些饮食、水土等是致病因素之一。但随着人们生活水平的提高，目前我国人群总体处于碘营养充足水平（大于适宜水平），而长期精神紧张、过度疲劳等因素导致情志失调，易出现烦躁易怒、抑郁寡欢、忧思烦闷等不良情绪。甄氏认为瘿病与情志致病密切相关，正如《济生方·瘿瘤论治》载其病因"多由喜怒不节，忧思过度，而成斯疾焉"。高效率、快节奏的生活方式使人们心理负荷加重，心身处于高应激状态，情志－心理应激相关疾病的发病率逐年增加，近10年我国年轻人中甲状腺疾病发病率上升了3倍以上，主要因伏案工作、熬夜等不良生活方式以及辐射损伤等导致。有一项研究显示，文化程度越高、工作压力越大，甲状腺结节的患病率越高。可见在当前的社会环境下，情志内伤是甲状腺疾病发病的主要因素，临证应重视对情志的调节，在辨证论治中给予更多的关注。

气滞、痰凝、血瘀是历代医家对瘿病病机的共识，而甄氏认为，始动在肝，气郁为始动因素，郁而滞之，继而出现痰凝，日久或初期误治失治而出现痰凝血瘀互结；强调气滞有别于气郁，气滞乃气机阻滞之意，饮食不节、七情郁结、素体虚弱等所致，而气郁因"忧、思、怒"等情志异常而出现，如喜怒不节、烦躁易怒、忧思过度等不良情绪导致肝失于疏泄。现代生物学研究认为肝主疏泄与情志失调密切相关，通过调节气机、血和津液而调畅情志，存在着一定的调节神经内分泌免疫（NIM）机制。郁在先，滞在后，气郁日久则气机失调而气滞，气滞而津液不布，木气郁滞而土壅，脾失健运，水湿不运，聚湿生痰，痰又有形无形之分，认为甲状腺腺瘤、甲状腺结节等多以无形之痰为多见，甲状腺癌等以有形之痰为多，甲状腺癌、甲亢、甲减以痰凝血瘀互结为多见。

瘿病初期应以疏肝木、解肝郁、柔肝阴、软坚散结为主，后期重在健脾土、祛脾湿、化痰凝、消肿散结为主，针对单纯甲状腺结节，无症状者或症状不典型者可以从体质论治，在长期的临床实践中，甄氏认为气郁质、气虚质是导致发病的两种重要体质，疏肝理气，同时调脾应以醒脾、健脾、补脾三步法进行。

二、瘿病案

【案一】 陈某，男，61岁，2009年10月20日初诊。

1年前在某人民医院体检发现甲状腺结节（5mm×5mm）。自觉颈部发胀，时有心慌，遂于门诊就诊。症见：颈部灼热感，咽部不适，喉中有痰，不易咯出，清嗓子后稍有缓解，无咳嗽，易烦躁，眠欠佳，胃纳一般，二便调，舌淡，苔薄白，脉弦。查体：咽充血，双扁桃体Ⅰ度肿大，咽后壁少许淋巴滤泡增生。

西医诊断：甲状腺结节

中医诊断：瘿病

辨证：肝失疏泄，气滞痰凝

治法：疏肝理气，清利咽喉，兼运中焦

处方：

龙骨 30 克（先煎）	牡蛎 30 克（先煎）	牛膝 15 克
陈皮 10 克	茯苓 20 克	党参 15 克
炒白术 20 克	海蛤壳 20 克	牡丹皮 10 克
夏枯草 3 克	桂枝 10 克	

共 7 剂。

2009年10月27日二诊：颈部灼热感较前缓解，少许咽部不适，疲倦，头昏沉，眠欠佳，易烦躁，胃纳一般，二便调，舌淡，苔薄白，脉弦。上方去炒白术、茯苓、桂枝、牡丹皮、牛膝；加盐山萸肉30克、桑寄生20克、泽泻15克、知母15克补中有泻、平相火，海蛤壳加至30克，炒黄连5克加强清上焦火热力量。共14剂。

2009年11月24日三诊：咽喉不适，有异物感，偶有咳嗽，有痰，不易咯出，眼睛干涩，纳尚可，眠差二便调，舌淡黯，苔薄黄，舌中部苔略厚，脉弦。上方去陈皮、党参、炒黄连、盐山萸肉、桑寄生、泽泻、知母；海蛤壳减为20克，加玄参15克、杏仁10克、桔梗10克、前胡10克滋阴降火、止咳利咽，加麦芽20克、布渣叶10克消食导滞、清热利湿，牛膝15克引火归原。共7剂。

2009年12月1日四诊：睡眠较前改善，夜晚能入睡4~5小时，咽喉有异物感、眼睛干涩等明显缓解，口干，纳眠可，二便调，舌黯淡，舌尖红，苔薄白，脉弦。上方去玄参、布渣叶、桔梗、麦芽；加盐山萸肉 30 克滋补肝肾，加炒黄连 5 克泻心火，关黄柏 5 克泻肾火，磁石 20 克、醋鳖甲 30 克配合龙骨、牡蛎进一步加强重镇平肝之效。共 7 剂。

2009 年 12 月 8 日五诊：服药后睡眠进一步改善，偶醒后难以复眠，咽喉不适明显缓解，仍有少许头痛，胃纳尚可，二便调，舌黯，胖大，苔薄白，脉弦。上方去杏仁、牛膝、前胡、炒黄连；加知母 15 克、玄参 10 克滋阴降火，茯苓 20 克、太子参 20 克、黄芪 15 克健脾祛湿、益气升阳。共 7 剂。

按：宋·王怀隐《太平圣惠方》曰："夫瘿气咽喉肿塞者，由人忧恚之气。在于胸膈。不能消散。搏于肺脾故也。咽门者。胃气之道路。喉咙者。肺气之往来。今二经俱为邪之所乘。则经络否涩，气不宣通，故令结聚成瘿，致咽喉肿塞也。"其指出了瘿病的重要病因是气郁滞于咽喉。人一身气机升降出入，一气周流，产生了各种生理活动。肝主疏泄，调节一身气机，肝失疏泄则可导致气郁于咽喉而生瘿病。此例患者思虑过重，日久则郁怒损肝，怒则气上，久则化火，火灼咽喉阴血，灼津成痰，痰气火结于咽喉而出现颈部烧灼胀感，咽部不适，喉中有痰；肝失疏泄，气机郁滞而出现烦躁、眠差等；舌淡，苔薄白，脉弦均为肝失疏泄、气滞痰凝之象。治疗应以平肝泻火、清利咽喉、健运中焦、滋补肝肾为主。初诊时龙骨、牡蛎潜降虚火，茯苓、党参、炒白术补气健脾，牡丹皮、夏枯草泻肝火，桂枝调和营卫，陈皮、海蛤壳健脾化痰软坚，牛膝引虚火下行；二诊、三诊时滋阴利咽降火兼健脾和胃为主；四诊时泻心肾之余火，加大重镇潜阳平肝之力；五诊时颈部发胀、咽喉不适明显缓解，但仍有少许头痛，结合患者舌黯，胖大，苔薄白，此头痛考虑为痰气火交阻，阳气不升所致，治疗应继续以平肝泻火为主，兼健运中焦、益气升阳。甄氏认为，瘿病应从气郁论治，泻肝火及浮游之火的同时健脾、运脾、补脾始终贯穿在其中，方能治本。

【案二】郭某，男，40 岁，1994 年 1 月 29 日初诊。

2 年前体检发现甲状腺结节，后定期复查，但近 1 年以来，甲状腺结节较前增大，难以入睡，喉中有异物感等不适，遂于门诊就诊。症见：左侧颈部不适感，咽部异物感堵塞感，晨起偶有咳嗽，喉中痰多，质黏，不易咯出，腰酸，时有下肢有麻木感，疲倦乏力，平素易口腔溃疡，胃纳一般，胃胀，夜间易醒，醒后难以入睡，二便调，舌黯，苔白，脉细。

西医诊断：甲状腺结节

中医诊断：瘿病

辨证：肝肾不足，脾虚失运，虚火上炎

治法：平肝柔肝，健脾化痰，潜降虚火

处方：

牛膝 30 克	浙贝母 20 克	炒麦芽 20 克
煅龙骨 30 克（先煎）	煅牡蛎 30 克（先煎）	首乌藤 30 克
炒六神曲 20 克	白术 20 克	厚朴 10 克
柴胡 15 克	荔枝核 30 克	浮小麦 30 克
白芍 30 克		

共 7 剂。

1994 年 2 月 5 日二诊：左侧颈前不适感稍好转，吞咽时无不适，咽干，咽部仍时有异物感堵塞感，晨起咳痰难咳，胃纳一般，胃胀有明显缓解，反酸，夜间易醒，醒后难以入睡，二便调，舌黯，苔白，脉细。上方去浙贝母、炒麦芽、煅龙骨、煅牡蛎、炒六神曲、厚朴、荔枝核、浮小麦、白芍；加二至丸、醋鳖甲 30 克以补益肝肾、滋阴潜阳，黄精 20 克、太子参 10 克益气养阴，牡丹皮 15 克、海蛤壳 30 克利咽泻火。共 14 剂。

1994 年 3 月 19 日三诊：左侧颈前不适感及咽部时有异物感堵塞感较前好转，晨起咳痰较前容易咳出，咽干好转，胁肋部胀痛，纳欠佳，胃脘部胀满，饭后尤甚，眠尚可，小便调，大便 4~5 次 / 日，舌黯，苔白厚，脉细。上方去掉牛膝、首乌藤、白术、柴胡、海蛤壳、旱莲草、牡丹皮、太子参、醋鳖甲；加浮小麦 30 克、麦芽 20 克、合欢花 15 克疏肝解郁和胃，除烦安神；陈皮 10 克、砂仁 15 克芳香化湿、行气除胀，党参 20 克、黄芪 20 克、炙甘草 10 克益气健脾，炒六神曲 15 克消食导滞。共 7 剂。

1994 年 3 月 26 日四诊：仍有胃部反酸烧心感，时有左侧颈前不适，咽部偶有异物感堵塞感，吞咽时无不适，疲倦乏力，纳眠尚可，二便调，舌黯淡，苔白，脉细。上方去陈皮、砂仁、党参、黄芪；加枳壳 15 克、郁金 10 克疏肝健脾，海螵蛸 30 克、煅瓦楞子 20 克制酸和胃，茯苓 20 克淡渗利湿以健脾。共 7 剂。

间断门诊治疗近 2 月余，诸症悉平，半年后复查甲状腺彩超，甲状腺结节明显缩小。

按：明·陈实功于《外科正宗》云"夫人生瘿瘤之症，非阴阳正气结肿，乃五脏瘀血、浊气、痰滞而成"，指出瘿病由气、痰、瘀壅结而成。此患者左侧颈前不适感，咽部异物感堵塞感，晨起咳痰难咳，此皆痰气火结于颈部咽喉所致；胃胀、反酸、苔白等不适乃肝郁乘土之象；夜间易醒，醒后难以入睡是肝郁化火、灼伤营阴不养心神所致。据临床观察，瘿病痰气郁结日久化火，火热耗伤阴精而导致阴虚火旺，其中尤以肝、心两脏阴虚火旺的病变较为多见。病久由实转虚，虚实夹杂，故治疗上不能一味攻伐，应注重攻补兼施，要养肝之体，以助肝之疏泄，使气机条达；同时壮水之主，以制阳光，滋肾水以上济心火，下抑肝阳。本例患者患病日久，木郁克土之象已现，故在滋补肝肾时要兼顾中焦的运化功能。初诊时用柴胡、荔枝核、浮小麦、白芍等疏肝理气、行散气滞、平肝柔肝，煅龙骨、煅牡蛎、首乌藤重镇潜阳、养心安神，浙贝母、厚朴、炒白术、炒神曲健脾化痰除湿为主；二诊时治疗以补肝肾之阴，同时化痰软坚、利咽泻肝火为则；三诊患者咽部、颈部不适感好转，得益于滋阴潜阳、滋阴泻火，使上焦火热得以润化，但患者中焦脾胃运化功能差，滋阴药有碍脾胃运化功能。故治以疏肝健脾、化湿和中、益气养阴；四诊时胃脘部不适，反酸，以疏肝健脾、制酸和胃兼益气养阴为则。由于本病涉及脏腑广，且往往虚实错杂，因此在遣方用药上不能顾此失彼，泻肝而不能伤脾，苦寒之品伤脾阳，故泻肝要调脾补脾；健脾而不可伤阴，因阴已为热伤，温燥之品有伤阴劫液之弊，故用平肝健脾、滋阴清热、软坚散结法，标本同治，攻补兼施。

【案三】 关某，男，66 岁，2009 年 9 月 15 日初诊。

7 年前体检发现甲状腺结节，每年定期复查，但今年 4 月份复查甲状腺彩超提示：甲状腺多发结节（18mm×14mm、28mm×20mm、39mm×28mm，较去年增大），考虑结节性甲状腺肿。甲功、甲状腺抗体均未见异常，偶有颈部不适，遂于半年后再次复查甲状腺彩超提示：甲状腺体积明显增大，甲状腺内多个结节，较大的约 22mm×13mm（左叶中上部，呈稍低回声）、33mm×17mm（左叶下部，呈混合回声）、42mm×26mm（右叶中下部，呈混合回声），查甲状腺功能提示甲状腺功能亢进，给予优甲乐口服治疗，但患者及家属要求中医中药治疗，遂于门诊就诊。症见：形体肥胖，嗜食肥甘厚腻之品，颈部肿胀感，咽部异物感、咽痒，头晕，时有腹胀，偶有心慌、胸闷，出汗多，纳眠一般，二便调，舌淡，胖大，苔薄白，脉弦。

西医诊断：1. 甲状腺结节

2. 甲状腺功能亢进

中医诊断：瘿病

辨证：痰气交阻

治法：疏肝解郁，化痰散结

处方：

浙贝母 20 克	法半夏 10 克	煅龙骨 30 克（先煎）
煅牡蛎 30 克（先煎）	青皮 10 克	佛手 10 克
醋鳖甲 30 克（先煎）	昆布 10 克	知母 15 克
白术 20 克	山慈菇 15 克	麦芽 30 克

共 7 剂。

2009年9月27日二诊：颈部异物感、瘙痒感较前稍好转，出汗多，偶有头晕，胃脘部胀满明显缓解，纳眠尚可，二便调，舌黯，胖大，苔薄白，脉弦滑。上方去法半夏、浙贝母、佛手、白术、昆布、麦芽；加玄参15克、牛膝30克引火下行、滋阴清热，桑寄生30克补益肝肾，郁金15克、党参10克、陈皮10克疏肝解郁行气健脾，桃仁15克活血化瘀。共14剂。

2009年10月20日三诊：颈部异物感、瘙痒感较前进一步好转，仍出汗多，纳眠可，二便调，舌黯胖大，苔薄白，脉弦滑。上方去桑寄生、郁金、党参；加莪术15克、穿山甲10克破气活血消积癥。共7剂。

2009年10月27日四诊：少许颈部痒感，出汗较前减少，纳眠可，二便调，舌黯，胖大，苔薄白，脉弦滑。继续治以滋阴降火、行气活血化痰为法。上方去牛膝、桃仁、莪术；加佛手15克、浮小麦30克疏肝健脾、益气除烦。共14剂。

2009年11月17日五诊：偶有少许颈部痒感，出汗较前明显减少，舌黯，胖大，苔薄白，脉弦滑。治以滋阴降火、软坚散结、健脾化痰为主。上方去知母、青皮、浮小麦；加枳壳15克以行气破结，三七片15克活血化瘀，牛膝15克引火下行；海藻15克软坚散结，茯苓30克健脾化痰。共7剂。

间断门诊治疗近3月余，后复查甲状腺彩超，结节明显缩小。

按：大抵瘿病自成，郁为始因，继而气滞、痰凝、血瘀是历代医家对瘿病病机的共识，《诸病源候论》载："结气病者，忧思所生也。心有所存，神有所止，气留而不行，故结于内。"《济生方》一言以概之，曰："夫瘿瘤者，……大抵人之气血，循环一身，常欲无滞留之患，调摄失宜，气凝血滞，为瘿为瘤。"郁在先，滞在后，气郁日久则气机失调而气滞，气滞则津液不布，又木气郁滞而土壅，脾失健运，水湿不运，聚湿生痰。痰随气升降，无处不到，气滞痰凝，血行不畅，停而为瘀，"痰挟瘀血，遂成窠囊"（朱丹溪），结于颈前，发为瘿病。此患者素体形体肥胖，嗜食肥甘厚味之品，为痰湿质，脾胃运化失常，脾虚易生痰，病程日久，情志不遂，肝失疏泄，肝气郁滞，气机不畅，水湿停聚，肝气挟痰循厥阴肝经上行，聚于颈部，留而不去，久病必瘀，痰瘀互阻而出现颈部不适、咽部异物感、瘙痒感；脾失健运，津液输布异常，痰浊阻滞，清窍失养而出现头晕；肝郁脾虚不运而出现时有腹胀；肝气郁滞，气机不畅，日久肝火灼心，耗损心阴而出现心慌、胸闷；木火相生，心火亦盛，汗乃心之液，热迫心液外溢则汗出多；舌胖大，苔薄白，脉弦均为痰气交阻之象。治疗应以疏肝解郁、化痰软坚、滋阴降火、健脾和胃为主。初诊时用昆布、山慈菇、浙贝母、醋鳖甲、煅龙牡、青皮等软坚散结、化痰、破气消积；二诊时滋阴补肝肾、疏肝解郁、兼活血化瘀为主；三诊、四诊仍软坚散结化痰为主，重在攻邪；五诊时软坚散结同时活血化瘀、疏肝理气、引虚火下行为主。甄氏强调只顾软坚散结，往往疗效一般，祛邪应采用循序渐进法、攻中有补、补中有攻，佐以清泻虚火，健脾调脾要贯穿在始终，才能调整机体内部五脏之间生克制化关系，使其恢复相对平衡状态，达到治病求本的目的。

【案四】 黄某，女，39岁，2011年8月25日初诊。

3年前体检发现甲状腺结节，随后每隔半年复查，前2年病情稳定，但近半年来，复查提示甲状腺弥漫性肿大，伴时有咽喉不适，遂于门诊就诊。症见：咽喉肿胀不适，异物感，咽干，眼睛干涩感，不欲饮水，怕冷，手脚冷，疲倦乏力，胃痛，胃纳欠佳，夜眠欠佳，大便偏烂，小便可，舌淡红，苔白，脉弦细。

西医诊断：甲状腺结节

中医诊断：瘿病

辨证：肝郁乘脾，气滞痰凝

治法：平肝疏肝，健脾化痰，软坚散结

处方：

炒白术 20 克	女贞子 15 克	茯苓 20 克	浙贝母 20 克
郁金 10 克	白芍 15 克	麦芽 30 克	桑寄生 20 克
牛膝 20 克	醋鳖甲 30 克（先煎）		泽泻 10 克

共7剂。

2011年9月1日二诊：咽喉肿胀稍好转，仍觉有异物感，咽干，怕冷，眼睛干涩感，胃脘部胀痛，胃纳欠佳，夜眠欠佳，小便调，大便质偏烂，舌淡红，苔白，脉弦细。上方去郁金、白芍、麦芽等柔肝疏肝之品；加党参15克益气健脾，干姜10克、炙甘草10克温中散寒，细辛3克温经散寒通络，炒黄连5克清中上焦火热。共7剂。

2011年9月8日三诊：颈部发胀、咽喉不适，胃纳、睡眠、疲倦感较前改善明显，四肢偏凉，眼睛干涩感有所缓解，二便调，舌淡，苔白，脉弦。上方去党参、干姜、炙甘草、桑寄生、茯苓等；加煅龙骨30克、煅牡蛎30克平肝潜阳、软坚散结，牡丹皮10克加大滋阴潜火之力，青皮10克疏肝破气、消积化滞，浮小麦30克益气、散皮腠之热。共14剂。

2011年9月22日四诊：偶有颈部发胀，腰痛，时有膝关节麻木，纳一般，眠差，二便调，舌淡红，苔薄，脉沉。上方去女贞子、炒黄连、牡丹皮、青皮、细辛等药；加桑寄生20克、续断15克补益肝肾，制远志15克祛痰开窍、消散消肿、益智安神，酸枣仁20克补心肝血、宁心安神，炒麦芽15克疏肝和胃。共14剂。

2011年10月20日五诊：颈部不适较前进一步减轻，近日稍咳，有痰，胃脘部胀闷不舒，怕冷，纳眠可，舌淡黯，苔薄黄，舌底脉络迂曲，脉沉。上方基础上去浙贝母、牛膝、酸枣仁、制远志、续断；加桃仁15克、三七片15克以活血化瘀、消肿散结，郁金15克行气解郁、活血止痛，陈皮10克、砂仁15克以温中散寒、燥湿行气止痛，炒黄连3克清中上焦火湿热。共7剂。

后以上述治法治疗、随访2月，患者诸症改善明显，颈部已无不适。

按：甲状腺结节是指各种原因导致甲状腺内出现一个或多个组织结构异常的团块，根据本病的主要临床表现，如颈部肿块、颈部胀闷、咽有阻塞感或伴有声音嘶哑等，属于中医"瘿病"范畴。一般由于素体阴虚、饮食失宜、情志失调所致。此患者为女性，女子以肝为先天，情志不节而致疏泄失常、气机郁滞、气郁化火，肝旺克脾、脾失运化，易生痰湿，痰气交阻、壅结于颈前而成瘿瘤；痰气郁结、郁而化火，伤阴耗气而出现疲倦乏力；肝藏血，肝失疏泄，肝精不足，目得不到濡养而出现眼睛干涩；肝郁乘脾而出现大便偏烂，时有胃脘部胀闷不舒；舌淡红、苔白、脉弦细均为肝郁脾虚，气滞痰凝之象。治疗应以疏肝解郁、健脾化痰、活血化瘀、滋阴清热为主。初诊时以女贞子、桑寄生、牛膝补肝肾，炒白术、茯苓、浙贝母、麦芽健脾和胃，其中浙贝母与白术为药对，浙贝母具有清热化痰、散结消肿之效，而白术善补气健脾而燥湿利水，二者伍用，健脾化痰祛湿，专攻无形之痰，醋鳖甲、泽泻滋阴退热，郁金活血化瘀。二诊时滋阴降火、健脾化痰、温中散寒为主，其中干姜、炙甘草、细辛与炒黄连相配伍，辛开苦降，打开中焦气结。三诊、四诊、五诊先后加大软坚散结破气之力，以攻为主，补肝肾、养肝血、养心安神，最后一步以活血化瘀、温中焦、调和脾胃为主。同时要加强心理疏导，嘱患者保持心情舒畅。

【案五】 李某，女，47岁，2002年3月29日初诊。

1年前因胸闷、心慌等不适就诊于某医院，诊断为桥本甲状腺炎，给予优甲乐等药物治疗后未见明显缓解，遂于门诊就诊。症见：神疲乏力，气短，胸闷，时有心慌，平素易急躁，胃脘部胀满，呃逆，纳差，眠差，夜梦多，二便调，舌淡，苔薄白，脉沉。2年前开始出现月经不规律，1年前开始每隔2~3月一行，色黯淡，量少，近半年未行月经。

西医诊断：桥本甲状腺炎

中医诊断：瘿病

辨证：肝阴不足，虚火上炎，气虚血瘀

治法：滋肝泻火，益气活血

处方：

醋鳖甲 20 克（先煎）	党参 10 克	炒麦芽 30 克
茯苓 20 克	女贞子 15 克	黄柏 5 克
牡丹皮 10 克	桑寄生 15 克	浮小麦 40 克
泽泻 15 克	三七片 10 克	
共 12 剂。		

2002 年 4 月 12 日二诊：胸闷、心慌较前缓解，胃脘部胀闷减轻，时有呃逆，胸胁部胀痛，善太息，手心汗出，眼干涩，梦多，大便烂，舌淡，苔薄白，脉沉。上方去醋鳖甲、黄柏、牡丹皮、桑寄生、女贞子；加柴胡、木香各 15 克，素馨花 10 克疏肝理气，厚朴 15 克、炒白术 20 克行气除胀、健脾和胃。共 7 剂。

2002 年 5 月 26 日三诊：精神尚可，烦躁较前缓解，心情舒畅，手心汗出有所缓解，胃纳一般，眠差，夜梦多，盗汗，二便调，舌淡红，苔薄白，脉沉。上方去柴胡、素馨花、木香；加煅龙骨、煅牡蛎各 30 克平肝潜阳安神，醋鳖甲 30 克、猫爪草 5 克化痰软坚散结，陈皮 10 克理气健脾燥，麦冬 15 克养阴生津清心。共 14 剂。

2002 年 6 月 14 日四诊：咽喉颈部不适较前减轻，时有胃脘部胀满，嗳气，睡眠一般，小便调，大便偏烂，舌边红，苔薄白，脉沉。中焦脾胃仍未健运，治以健运中焦、平肝潜阳为法。上方去猫爪草、浮小麦；加制远志 15 克开心窍化痰、散结消肿，炒六神曲 15 克消食健胃，炒薏苡仁 20 克健脾渗湿，砂仁 10 克、炙甘草 10 克温中补气健脾。共 14 剂。后随访 3 月，诸症改善明显。

按：桥本甲状腺炎（HT），又称慢性淋巴细胞性甲状腺炎或自身免疫性甲状腺炎，是器官特异性自身免疫疾病，可归属于中医"瘿病"范畴。情志抑郁为始动因素。长期情志不舒或郁怒伤肝导致肝失疏泄，肝郁气滞，气郁化火而灼津成痰，或肝木乘脾土，脾失健运而聚湿生痰，气滞痰凝结于颈前而发为本病。此患者冲任脉渐衰，肝血不足，肝郁气滞，郁而化火而出现急躁、胸闷、心慌；肝郁脾虚而出现胃脘部胀满、呃逆；肝郁化火，扰动心神而出现夜梦多，眠差；舌淡、苔薄白、脉沉均为肝阴不足、虚火上炎、气虚血瘀之象。治疗应以滋肝肾之阴、清泻虚火、健脾和胃、益气活血为主。初诊时，女贞子、桑寄生补肝肾，黄柏、泽泻、牡丹皮清虚火，醋鳖甲软坚散结，党参、炒麦芽、茯苓补气健脾渗湿，三七补血活血；二诊时，虚火上炎导致的颈部胀痛得到缓解，胃区不适、呃逆、胸胁部胀痛、大便烂，此皆肝郁气滞犯脾胃、胃气上逆、脾虚不运所致，故治以疏肝和胃、行气健脾为则；三诊时眠差、夜梦多为主，痰火扰心、虚火上浮所致，治疗以重镇潜阳、化痰软坚散结，同时理气健脾、固中焦为主；四诊时睡眠明显改善，但时有胃脘部胀满，嗳气等中焦脾胃仍未健运，治以健运中焦、平肝潜阳为法。本病起病缓慢，常常无特殊不适，临证之时仍需通过四诊，仔细分析，只有切中病机，方药精准，才能取得良好疗效。

【案六】马某，女，22岁，2012年2月28日初诊。

2年前因颈部胀痛不适，就诊于某人民医院，查甲状腺功能：FT_3：11.12pg/ml，FT_4：44.51pmol/L，TSH：0.007mIU/L等检查，诊断为甲状腺功能亢进，给予甲巯咪唑（赛治）治疗后好转，并定期复查肝功能，但1年前甲状腺功能亢进再次复发，服用赛治后出现皮疹、肝功能受损，家属及患者要求中药治疗，遂于门诊就诊。症见：时有颈部发胀，情绪低落，汗出多，心慌心悸，躯干部有散在皮疹，无瘙痒，疲倦乏力，纳可，夜梦多，二便调，舌淡红，舌尖偏红，苔白，脉细数。

西医诊断：甲状腺功能亢进症

中医诊断：瘿病

辨证：肝肾不足，气郁痰凝

治法：滋阴泻火，疏肝理气化痰

处方：

郁金15克	白芍20克	女贞子15克
旱莲草15克	龙骨30克（先煎）	牡蛎30克（先煎）
醋鳖甲30克（先煎）	浙贝母20克	知母15克
牡丹皮10克	五味子10克	炒麦芽20克
炒黄连5克		

共7剂。

2012年3月6日二诊：心慌心悸，皮疹消退，汗出多有所缓解，情绪低落，疲倦乏力，纳眠尚可，二便调，舌淡红，苔白，脉细数。一诊皮疹乃虚火上炎夹痰湿之证，滋阴降火后皮疹得平。现治以疏肝柔肝、健脾祛湿为法。上方去旱莲草、龙骨、知母、牡丹皮、五味子等滋阴凉血清虚火之品；加扁豆花30克、山药20克益气健脾、炒薏苡仁20克渗湿健脾、苍术15克燥湿健脾、炒六神曲20克消食和胃健脾。共7剂。

2012年3月13日三诊：偶有颈部发胀，心慌心悸较前缓解，手心汗出多，疲倦乏力好转，纳眠尚可，二便调，舌淡红，苔白，脉细数。上方去苦寒折火的炒黄连、扁豆花、山药、苍术、炒六神曲等健脾化湿燥湿之品；加太子参10克、白术15克益气健脾燥湿，旱莲草15克滋阴凉血，浮小麦30克益气清虚热。共14剂。

2012年4月5日四诊：精神尚可，偶有心慌心悸，睡眠欠佳，夜梦多，时有腹部胀闷不舒，纳眠可，二便调，舌淡红，边有齿印，苔薄黄，脉细。

上方去白芍、炒薏苡仁、白术；加龙骨30克平肝潜阳，柏子仁10克、酸枣仁20克养心安神，合欢花15克疏肝解郁，鸡内金15克、布渣叶15克清热祛湿消食。共14剂。随后间断门诊治疗近3个月，复查甲状腺功能：FT_3：6.78pg/ml，FT_4：19.51pmol/L，TSH：0.01mIU/L。

按：甄氏认为情志内伤是甲状腺功能亢进发生的诱发因素。过度恼怒可导致肝郁或肝气上逆。肝本喜条达而恶抑郁，郁则肝失疏泄，影响津液的正常输布，久之聚液成痰。本病又好发于中青年，其阳气偏盛，易化火，炼液成痰。肝主升发条达而恶抑郁；肝主疏泄，可调畅气机，宣通情志，推动气血津液在体内的运行；肝藏血，能贮藏和调节人身之血液运行，故在甲状腺功能亢进的治疗中，调理肝的疏泄功能为第一要务。此患者情绪低落，肝失疏泄，肾阴不足为底，肾阴无以滋养肝阴，阴虚则阳亢，亢阳化火，肝郁气滞也化火，虚火与实火交结为郁火炽盛，心肝火旺而出现心慌心悸、眠差、夜梦多；脾失健运，气血生化之源不足，不能濡养筋脉而出现疲倦乏力；气郁日久化火，脾失健运生痰，气郁痰凝交阻于颈部而出现颈部发胀；汗出多是气阴不足、虚火内扰所致；皮疹乃肝郁耗散阴液，肝火、胃火上炎夹之脾湿蕴结于肌肤中留滞之象；舌淡红、舌尖偏红、苔白、脉细数均为肝肾不足、气郁痰凝之象。治疗上，应以疏肝解郁贯穿全程，兼以理气化痰祛湿消食。初诊时用二至九补肝肾滋阴，郁金、白芍、醋鳖甲、浙贝母软坚散结化痰，龙骨、牡蛎潜降虚火，牡丹皮、知母滋阴退热，炒黄连清心火，五味子敛汗补肾，炒麦芽防止苦寒滋阴泻火之品伤脾胃；二诊、三诊时重在健脾化湿，不忘滋阴养血和补益元气，注重从先天和后天之本入手固中焦；四诊时以养心安神，疏肝解郁，健脾祛湿为主。治疗关键在于补肾阴，健脾气，滋水涵木，培土栽木。

第五章 皮肤疾病

第一节 湿 疹

一、湿疹概述

湿疹是一种常见的由多种内外因素引起的急性或慢性过敏性皮肤病，主要表现为红斑、丘疹、水疱、糜烂、渗出、瘙痒和反复发作，发作时溻水向四周分布倾渗而出，使人体感到剧烈瘙痒难忍。中医认识湿疹由来已久，古籍书记载很多，在中医学属"湿疮""浸淫疮""湿毒疮"等范畴，本病的急性期一般认为是"疮"，慢性期认为是"癣"。

《太平圣惠方·治锸疮诸方》记载："夫锸疮者，由腠虚风湿之气。折于血气，结聚所生……递相对，如新生茱萸子。痛痒，把搔成疮，黄汁出，浸淫生长，坼裂时瘥时剧……"清代《外科心法要诀·浸淫疮》中记载浸淫疮："此证初生如疥，搔痒无时，蔓延不止，抓津黄水，浸淫成片，由心火、脾湿受风而成。"中医学认为湿疹乃因禀赋不耐、风湿热客于肌肤而成；或因脾失健运或营血不足，湿热稽留，以致血虚风燥、湿热郁结、肌肤失养所致。湿疹急性发作多责之于心，亚急性、慢性期多责之于脾、肝。

甄氏认为，本病发展过程中各阶段症状表现不同，其病机亦有改变。发病初起多为外邪侵袭、风湿热邪客于肌肤；病情进展，湿热蕴结于内，熏蒸于外，或血中毒热更甚，此时多与心、肝有关。《素问·至真要大论》中"诸痛痒疮，皆属于心""诸湿肿满，皆属于脾"的记载，认识到脏腑病变与皮损发病之间存在密切关系；病期迁延，湿热留恋，湿阻成瘀，与热相结成瘀，致风湿热瘀并重；本病后期，风热伤阴化燥，瘀阻经络，致气阴两虚或血虚风燥。但甄氏也特别强调对于所患湿疹之人体质的关注，孕妇、儿童、老年人、久病之人等等，多为脾胃不足、健运失司、脾湿内生、郁而化热、湿热内蕴，故易感外邪、内外两邪相搏、风湿热邪浸淫肌肤所致。

治疗上，甄氏认为应分阶段论治。发病初期，以祛在表之风湿热邪为主；进展期，以凉血解毒为主；迁延期，以益气养阴或养血息风为主。但对湿疹的治疗，总体而言所选用的药物多为味苦、寒凉之品，容易损伤脾胃，虽可取一时之效，却易致疾病反复。因此，甄氏尤其强调，不论是何种人群、病处何种阶段，都应重视健脾、醒脾、实脾、运脾之法，将对脾胃的固护贯穿始终。

二、湿疹案

【案一】 黄某，女，38岁，1982年4月26日初诊。

12年前开始出现反复周身湿疹，曾于多家医院治疗，先后给予抗炎、抗过敏针剂、外用药膏、内服中药等治疗，但仍时有反复。患者现孕11周，湿疹复发，肢体躯干未见皮疹，仅双手淡红色皮疹，瘙痒严重，影响睡眠，因担心抗组胺药及糖皮质激素治疗影响胎儿，遂至门诊就诊。症见：双手淡红色皮疹，瘙痒甚，腹痛，怕冷，夜尿频多，每夜5~6次，纳差，眠欠佳，大便调，舌淡红，苔薄白，脉滑。

西医诊断：湿疹

中医诊断：湿疮

辨证：脾虚湿蕴

治法：健脾祛湿安胎

处方：

炒白术20克	陈皮10克	乌梅20克	茯苓20克
徐长卿15克	党参10克	黄芪10克	

共7剂。

1982年5月3日二诊：双手皮疹无明显消退，瘙痒稍有缓解，腹痛明显缓解，夜尿减少至每夜3~4次，纳可，舌淡红，苔薄白，脉滑。内风稍息，故上方去乌梅，加紫苏叶15克祛外风、行气和胃，胎象已稳，故去茯苓，加薏苡仁20克清热健脾利湿。共7剂。

1982年5月10日三诊：双手皮疹颜色较前变浅，头胀痛，夜尿减少至每夜2~3次，纳欠佳，舌淡红，苔薄白，脉滑。上方去薏苡仁防滑利太过，损及胎儿，加炒六神曲15克消食积；加煅龙骨、煅牡蛎各30克（先煎）滋阴潜阳。共7剂。

患者后又于门诊复诊两次，双手皮疹完全消退，无瘙痒。

1982年6月28日四诊：现孕20周，诉近日因睡眠不好，手部皮疹再发，瘙痒，大便烂，时口干，怕冷，纳一般，眠差，舌淡红，苔薄白，脉滑。考虑眠差致阴血暗弱，引起虚火外浮，肌肤失养生风，而再次复发。治疗在疏风、健脾祛湿、安胎基础上，加紫草5克凉血解毒。共7剂。

再次复诊时双手皮疹已消退，近日随访诉已产子4月余，至今湿疹未再发。

按：湿疹多由于先天禀赋不耐，若饮食失节，或嗜食辛辣油腻，或情志失调、肝气乘脾等，导致脾胃受损、健运失司、脾湿内生、郁而化热、湿热内蕴，加之外受风邪、内外之邪相搏、风湿热邪浸淫肌肤所致。本案患者反复湿疹12年，病程长，素体脾胃虚寒，热象不甚明显，以脾虚湿蕴为主，脾虚湿困、肌肤失养发为湿疹。"治湿不治脾，非其治也。"患者既往治疗中忽略固护脾胃，故反复发作难愈，现逢妊娠之际，血下行以养胞胎，无以滋润肌肤，血虚化燥生风，诱发宿疾。孕妇湿疹的治疗原则同一般湿疹大体相同，但其特殊之处在于腹有胎儿，故其治疗的难点在于所选药物不能损及胎儿。《素问·六元正纪大论》虽载"有故无殒，亦无殒也"。但在临床用药中，仍需谨慎小心，避免过用苦寒清利之品，损伤胎气及孕妇胃气。因此治以健脾祛湿安胎为主，选取药性较为平和之品为宜。首诊方中以炒白术、茯苓健脾利湿，兼以安胎、党参、黄芪健脾益气，此四味药共益血之源；陈皮理气健脾，燥湿化痰；乌梅酸收内风，兼生津润燥；徐长卿祛风化湿止痒。整个治疗过程中，遣方配伍精当，故收效甚捷。

【案二】林某，男，49岁，2009年3月1日初诊。

1年前开始出现阴囊、肛周处潮红、丘疹，伴瘙痒，患病的8个月间，曾多次就诊于他处，服用过抗真菌药特比奈芬，组胺H1受体拮抗剂咪唑斯汀缓释片、依巴斯汀片、祛风止痒、活血解毒类中成药及中药汤剂，外擦多种消炎止痒类药物，但病情仍时有反复，阴雨天气尤甚，遂于门诊就诊。症见：阴囊、肛周处潮红、丘疹，偶有瘙痒不适感，平素易疲劳，纳眠可，二便调，舌淡黯，苔微黄厚，脉沉细。

西医诊断：慢性湿疹（阴囊）

中医诊断：肾囊风

辨证：风湿热蕴

治法：息风清热，祛湿

处方：

乌梅 20 克	薏苡仁 20 克	徐长卿 15 克	地肤子 15 克
茯苓 20 克	苦参 15 克	党参 15 克	白鲜皮 15 克
丹参 15 克	炒麦芽 20 克	蛇床子 15 克	

共 7 剂。

再次于我处复诊时诉：湿疹处已无潮红、丘疹，亦无明显瘙痒感。

按：阴囊湿疹，古代亦称"绣球风""肾囊风"，是发生于男性阴囊部位的一种以红斑、丘疹、渗出、瘙痒、反复发作及皮肤苔藓样变等为特征，有时会延及肛周，也有少数可波及阴茎，发病时多伴有剧烈瘙痒，反复发作，缠绵难愈。长期临床研究显示激素、免疫调节剂等药物有一定不良反应及潜在风险，抗真菌药及组胺H1受体拮抗剂等可有一定获益，但易反复。中医认为阴部与肝经关系密切。《灵枢·经脉》曰："肝足厥阴之脉，起于大指聚毛之际……循股阴入毛中，过阴器，抵小腹……"《外科通论·外科心法要诀》记载："此证一名绣球风，系肾囊作痒，由肝经湿热，风邪外袭皮里而成。初起干燥痒极，喜浴热汤，甚起疙瘩，形如赤粟，麻痒搔破，浸淫脂水，皮热痛如火燎者，此属里热……"饮食失节或久居湿热之地等，引起风湿热邪蕴于肝胆，使阴囊皮肤产生病变而发为本病；若湿热久停，或耗血伤阴化燥，或入络成瘀。治疗时当避免温燥伤阴之品，在息风清热、祛湿止痒的基础上，稍佐活血之品。本案患者为慢性阴囊湿疹，观其既往治疗方案，或偏寒凉，或偏辛散，寒凉则耗伤阳气、湿难去，辛散则耗损阴血、热势更盛，甚至滋生内风。故现以徐长卿、蛇床子两味偏温之药，祛风湿、杀虫止痒；再配以地肤子、苦参、白鲜皮三味寒凉之品，清热利湿止痒，寒温并用，以平为期，既可祛邪，亦可防寒凉或温燥太过；茯苓、薏苡仁健脾利湿；乌梅酸敛，既可收内风，也可防祛邪太过；丹参活血凉血、除血热、通血瘀；炒麦芽、党参同用，健运脾胃，益气扶正，气盛则推动之力足，湿、瘀易消。

【案三】 石某，男，65岁，2011年11月10日初诊。

1周前出现双上肢红疹、瘙痒等不适，自行外用药（具体不详），但未见缓解，遂于门诊就诊。症见：双上肢皮疹，瘙痒难忍，无液体渗出，偶有咳嗽气喘，无痰，少许呼吸不畅感，汗出不多，怕冷，纳眠可，夜尿每夜4~5次，大便一般，舌淡黯，苔中根部黄腻，脉弦。既往有咳嗽、咳嗽变异性哮喘、肺间质纤维化病史。

西医诊断：湿疹

中医诊断：湿疮

辨证：脾虚血瘀，风湿热盛

治法：健脾益气，清热凉血化瘀，祛风除湿

处方：

徐长卿 15 克	地肤子 15 克	薏苡仁 30 克	布渣叶 10 克
炒麦芽 20 克	苦参 10 克	黄芪 15 克	党参 15 克
乌梅 20 克	赤芍 15 克		

共 7 剂。

2011年11月17日二诊：双上肢红疹未见明显缓解，有散在新发皮疹，瘙痒，偶有咳嗽，气喘，少痰，怕冷，纳欠佳，夜尿多，3~4次，大便偏烂，舌淡，苔薄白，脉弦。脾胃中湿热之象已去，去薏苡仁、布渣叶清热祛湿之品；加水牛角30克、紫草10克以凉血活血，白扁豆20克、山药20克、炒白术20克以健脾开胃祛湿，亦可防水牛角、紫草寒凉败胃，以太子参10克易党参、黄芪，既可益气养阴，也可防过于温燥，以蛇床子10克易徐长卿，防诸药寒凉郁邪。共7剂。

2011年12月1日三诊：双上肢皮疹明显缓解，无新发皮疹，无瘙痒，仍有咳嗽稍气喘，无痰，少许呼吸不畅感，怕冷，纳可，夜尿多，大便调，舌淡，苔白根厚，脉弦。现湿疹稳定，已无热象，故去水牛角、紫草、白扁豆、炒白术等；加炙甘草 15 克、陈皮 10 克、藿香 15 克健脾理气化湿，蜜麻黄 10 克、紫苏子 15 克、前胡 15 克、紫菀 15 克宣降肺气止咳。共 7 剂。

门诊再次复诊时，患者诉皮疹已无再发。

按：湿疹的发生与脏腑虚，风、湿、热毒有关。《太平圣惠方·治锅疮诸方》云："夫锅疮者，由腠虚风湿之气，折于血气，结聚所生……递相对，如新生茱萸子……"《病医大全》提及："湿毒疮……因脾胃亏损，湿热下注，以致肌肉不仁而成疮也……久而不敛，乃暴风疾雨，寒湿暑热侵入肌肤所致。"现代医学提出湿疹是因遗传性或先天性皮肤屏障功能障碍，免疫学紊乱等内在病因加上环境中的物理、化学、微生物和社会心理因素等外部因素造成的皮肤刺激、过敏、感染等的综合作用而致病。当前外用治疗以糖皮质激素为主，其常见不良反应使多数患者，尤其儿童和老年患者或者有其他基础疾病的患者不能坚持用药，而湿疹的中医治疗一直颇有成效。本案患者既往咳嗽、咳嗽变异性哮喘及肺间质纤维化病史，素体肺脾肾阳气亏虚，《医学正传》说："血非气不运。"阳气不足，推动血行的力量减弱，则血行迟缓，流行不畅，容易阻滞，形成瘀血，再遇患者饮食不节，过食辛辣刺激食物，损伤脾胃，脾失健运，水湿内生，蕴久化热，湿热与瘀血相互搏结，熏蒸于外，阻于肌肤，则发病。故初诊治疗时以赤芍清热凉血、活血祛瘀；徐长卿、地肤子、苦参祛风化湿止痒；薏苡仁、布渣叶清热健脾祛湿；黄芪、党参健脾补肺益气；乌梅酸收内风，兼生津润燥；炒麦芽消食化滞。二诊，因皮疹仍有新发，脾胃中湿热之象已减，故在继续顾护脾胃同时，加大清热凉血活血之品；三诊时患者病情已趋于稳定，故即刻去掉寒凉之药，"中病即止"，恐脾胃受伤，湿邪再生。

【案四】梁某，女，19 岁，2004 年 7 月 19 日初诊。

1 年前开始出现四肢部皮肤多处红色丘疹，瘙痒，无渗液、无水疱，就诊于北京、上海及广州多家医院，给予中西医药治疗后，症状可缓解，但仍时有发作。1 周前进食榴莲后，再发四肢部皮肤红色丘疹，伴瘙痒，予自行内服抗组胺药、外用激素膏后瘙痒可缓解，但皮疹未能完全消退，遂至门诊就诊。症见：四肢部皮肤多发丘疹，部分呈黯红色、表面粗糙，瘙痒不甚，大腿部皮疹基底潮红，瘙痒严重，无渗液，平素汗多，纳可，入睡难，易醒，小便调，大便时烂，舌淡红，苔薄白，脉细。

西医诊断：湿疹

中医诊断：湿疮

辨证：风湿热蕴，表虚不固

治法：祛风湿热，健脾固表

处方：

徐长卿 15 克	白鲜皮 15 克	苦参 10 克	紫草 5 克
乌梅 20 克	地肤子 15 克	蛇床子 15 克	炒白术 20 克
黄芪 15 克	炒麦芽 20 克	山药 20 克	

共 7 剂。

2004 年 7 月 26 日二诊：皮疹较前减退，仍有瘙痒，大腿部为主，纳可，入睡难，易醒，二便调，舌淡红，苔薄白，脉细。上方去炒白术、黄芪、炒麦芽等；加乌梢蛇 10 克、防风 10 克、紫苏叶 15 克祛风止痒。共 7 剂。

2004 年 8 月 2 日三诊：皮疹、瘙痒进一步减轻，纳可，入睡难，易醒，二便调，舌稍红，苔薄白微干，脉细。上方去山药、防风、紫苏叶等；加生地黄、牡丹皮清热养阴凉血，白芍敛阴养血、平抑肝阳。共 7 剂。

2004 年 8 月 9 日四诊：仅大腿部少许黯红色皮疹，少许瘙痒，汗出多，纳可，睡眠好转，二便调，舌淡红，苔薄白，脉细。上方去蛇床子；加太子参 20 克、白术 20 克健脾益气固表，桑椹 15 克滋阴补血、生津润燥。共 7 剂。

随后定期门诊复诊 1 月余，治疗以健脾祛湿、疏风止痒为主，稍佐凉血养阴之品，随访诉皮疹未再复发，睡眠亦转佳。

按：湿疹乃由肌腠不固、风湿外客于肌腠、内搏于血气而成。《素问·至真要大论》云："诸湿肿满，皆属于脾。"脾虚为湿疹发病之根由，脾虚不能升清，"清气在下，则生飧泄；浊气在上，则生䐜胀"，故时有大便烂，纳差；脾虚气血生化不足，气虚肤腠开，则见多汗，若为风湿所乘，合于内湿，蕴生化热，阻滞血气，客于肌腠，则见皮疹；风性轻扬开泄，风邪致病，病位游移，行无定处，故全身多处皮疹、伴瘙痒；湿性重浊，易袭阴位，故皮疹以下肢为主；土不伏火，虚火扰动心神，则见眠差。故本案患者病机为脾胃虚，表不固，风湿热蕴肌腠。治疗以祛风湿热治其标、健脾固表治其本。前三诊，患者皮疹、瘙痒较重，初治以祛风湿热为主。乌梢蛇、防风、紫苏叶祛风通络效显，但却不易久用，恐辛散之品耗津；风湿热久蕴必耗伤气津，恐津亏生内风，故加生地黄、白芍等清热养阴生津之品；卫表不固，风湿邪气易犯，故加益气健脾之品截断邪之入路。四诊时，皮疹见愈，故减治标之品，以益气健脾养阴为主。湿热黏腻难去，为防湿热迁延，故后续治疗治本的同时，佐用凉血养阴之品，治本而不助热遏邪。

第二节 唇　炎

一、唇炎概述

　　唇炎是各种致病因素引起的，以唇黏膜肿胀疼痛、糜烂、皲裂、脱屑为主要特征的慢性、浅表性、炎症性疾病，多见于儿童和青年女性。中医学称之为"唇风""口吻疮""舔唇风""唇湿""驴嘴风"等。根据其发病临床经过可分为急性唇炎和慢性唇炎两大类。

　　历代中医医家多强调脾胃功能障碍是引发唇炎的关键。《素问·六节藏象论》言："脾者，仓廪之本……故荣之居也脾合肉，其荣唇。"指出了唇之形态、色泽是脾胃功能正常与否的外在表现。《诸病源候论》为我国古籍中首次阐述唇炎病因病机的专著，其中记载："脾与胃合，胃为足阳明，其经脉起于鼻，环于唇，其支脉入络于脾。脾胃有热，气发于唇，则唇生疮。"《太平圣惠方》曰："其腑脏虚，为风邪湿热所乘，气发于脉，与津液相搏，则生疮，恒湿烂有汁，世谓之肥疮，亦名燕口疮。"强调脾胃有热，或脏腑不足、风湿热邪所乘为唇炎发病之因。

　　甄氏认为，脾胃功能障碍是引发唇炎的关键，五脏热盛是病因中不可忽视的重要因素。风湿热邪为引发唇炎的必备病邪。

　　先天遗毒于胞胎或饮食不节或忧思伤脾等，致脾胃运化功能减弱、水湿内停，加之"岭南土地卑湿，气候不同……风湿之气易伤人"，且岭南人喜饮凉茶、嗜食冰冷及鱼虾海鲜等多湿滋腻之物，更易使脾胃受病，再感受风湿邪气，内外湿邪相合，兼夹风邪，蕴久化热，风湿热循经上蒸于唇而发病。若过食辛香燥热食物或久病湿热不去或长期处于干燥环境等损伤脾阴，血热化燥动风，导致唇失濡润、风动于唇，亦可发为本病。

　　《素问·阴阳应象大论》云："六经为川，肠胃为海，九窍为水注之气。九窍者，五脏主之。五脏皆得胃气，乃能通利。"言明了五脏与九窍的密切关系。《太平圣惠方》载："治小儿紧唇。是五脏热毒气上冲。唇肿反粗是也。"五志过极、进食辛辣食物，或进补太过等可产生五脏实热之证。若是由于火热久蕴、熬夜、思虑过度等耗损津血，阴虚血亏不能潜阳引起火盛，此为五脏之虚火。火性炎上，无论虚实，五脏之火若升腾至唇，或煽动体内风湿热邪客于唇部，也可发为本病。

　　治疗方面，因唇炎患者中慢性居多，病程长、病势缠绵，标本虚实错杂，甄氏强调，在辨治中当标本兼顾。以祛风湿热为治疗主线；平调五脏，并驾齐驱。紧扣固护后天脾胃，得脾胃者得天下，同时兼顾肝、心、肺、肾的有余与不足，"谨察阴阳所在而调之，以平为期"。甄氏十分重视中医的整体恒动观，病证索源，审证务求其本，强调应采用"阶段性治疗"方案辨证顽固性唇炎，抓病因审病机，权衡攻补比例。初治一般七分祛邪、三分补，后据病人服药后症状变化特点逐渐调整攻补比例，使邪祛不伤正，正旺邪自退。

此外，用药方面需注意，既不能盲目使用清热凉血燥湿等苦寒药物，亦不可堆砌大量益气滋阴之品。过于苦寒则易戕伐五脏阳气，致正虚邪恋、病程迁延；过于滋腻则碍胃生湿，湿性黏滞，蕴邪于内，使病情缠绵难愈；过于温补则虚不受补，无法化为人体所需之气血，反成邪火，耗损阴液，加重病情。

二、唇炎案

【案一】 黎某，男，8 岁，1988 年 5 月 12 日初诊。

6 年前开始出现唇部红肿瘙痒，每因天气变化加重，曾于多家医院就诊治疗，仍反复发作，遂于门诊就诊。现症见：唇部红肿瘙痒，干燥，皲裂，未见血痂，周身皮肤散在红色丘疹伴脱屑、瘙痒，口干，纳欠佳，眠可，面色苍黄，二便调，舌红，苔白微厚，脉沉细数。过敏史：尘螨。

西医诊断：1. 剥脱性唇炎

2. 特应性皮炎

中医诊断：唇风

辨证：脾虚湿蕴，血热生风

治法：健脾祛湿，凉血祛风。

处方：

乌梅 15 克	紫苏叶 10 克	防风 10 克	苦参 10 克
紫草 5 克	炒白术 10 克	徐长卿 10 克	地肤子 10 克

共 5 剂。

1988 年 5 月 17 日二诊：唇部红肿、周身皮疹脱屑减退明显，嘴唇瘙痒缓解，无口干口苦，纳眠一般，二便调，舌淡红，苔薄白，脉细。上方去疏风之紫苏叶、防风，防久用伤津耗液；加麦芽、山药各 10 克以图健脾补脾。共 7 剂。

1988 年 5 月 26 日三诊：2 天前自诉食用辛燥食物后唇部红肿、干燥、脱皮、瘙痒较前加重，周身皮疹瘙痒，舌红，苔微黄厚，脉细数。上方去麦芽、山药、炒白术，加白鲜皮 10 克清热燥湿，祛风止痒，白术 10 克、茯苓 10 克、白扁豆 10 克、薏苡仁 15 克健脾清热祛湿，太子参 10 克益气养阴。共 7 剂。

1988 年 6 月 21 日四诊：唇部及周身皮疹处无明显瘙痒，稍有干燥、脱屑，口干，舌尖红，苔微黄厚，脉细数。考虑肺中有热，于前方中去白鲜皮；加桑白皮 10 克清泻肺热；生地黄 10 克养阴清热。共 7 剂。

1988 年 6 月 28 日五诊：唇部及周身皮疹处无明显瘙痒、干燥，脱屑好转，舌淡红，苔白，脉濡。上方去薏苡仁、白扁豆、桑白皮、生地黄、白术等；加砂仁（后下）、陈皮各 5 克，炒白术 10 克，山药 15 克以理气健脾祛湿，稍稍温补，防攻伐太过。共 7 剂。

患儿继续定期门诊复诊 3 月余，已无唇部红肿瘙痒，皲裂，周身皮疹也已愈。

按：本案为顽固性唇炎，缠绵多年难以痊愈，每因天气变化或进食辛燥食物而复发加重，颇为棘手。《素问·六节藏象论》曰："脾者，仓廪之本……故荣之居也。脾合肉，其荣唇。"《太平圣惠方》言："其腑脏虚，为风邪湿热所乘……"言明唇之病与脾胃相关，由脾胃不足、风邪湿热客于唇部所致。此患儿便是因为婴幼儿时期喂养不当致脾胃不足、运化失司、湿邪内生、蕴久化热、熏灼唇部所致。治疗以标本兼治为则，初治则八分祛邪、二分补，后据病人服药后症状变化特点逐渐调整补益力度，使邪祛而正不伤，正旺邪自退。三诊，患儿唇炎因饮食而复发，在本病治疗过程中，药物治疗虽然至关重要，但生活、饮食的调护也是必不可少的一部分，应时时嘱咐膳食要合理、情志要调畅，避免喝碳酸冰冻饮料，少食辛辣刺激、肥甘厚味之品；四诊，出现口干、舌尖红，考虑为风热犯肺，热闭于肺，故当同时兼顾，有是症用是药；五诊时，已进入稳定期，《万氏育婴家秘》言小儿"脾常不足"，故而加大健脾力度。服药后患儿诸恙悉渐，渐至痊愈，至今未再复发。

【案二】 陈某，女，9 岁，2010 年 2 月 16 日初诊。

4 年前开始出现唇部红肿、干燥皲裂，伴瘙痒，曾于多家医院就诊，外用皮肤康洗液、哈西奈德乳膏等，内服抗组胺药，同时服用中药数剂，但病情仍时有反复，进食后加重，瘙痒难忍，遂于门诊处就诊。现症见：双唇色红，干燥、皲裂、脱皮、出血，伴瘙痒，进食后尤甚，纳眠可，偶有大便烂，小便调，舌淡红，胖大，苔薄白，脉细。

西医诊断：剥脱性唇炎

中医诊断：唇风

辨证：脾虚湿困，血燥生风

治法：补脾化湿，补气养阴

处方：

紫苏叶 10 克　　侧柏叶 10 克　　徐长卿 10 克　　苦参 10 克

茯苓 10 克　　　乌梅 20 克　　　炒白术 15 克　　太子参 15 克
炒麦芽 10 克　　桑椹 10 克　　　陈皮 5 克
共 5 剂。

后门诊定期复诊，上方辨证加减，坚持服药半月，诉唇部干燥、皲裂、瘙痒减轻，近日因天气变化又有加重。

2010 年 3 月 15 日二诊：唇肿，干裂处有出血，唇痒，饭后加重，偶有大便烂，眠差，唇淡红，舌淡胖，苔薄，脉细。上方去侧柏叶、茯苓、乌梅、炒白术、太子参、炒麦芽、桑椹、陈皮等；加薏苡仁 15 克、麦芽 20 克、山药 15 克健脾消食祛湿，防风 10 克加大疏散外风力度，牡蛎 15 克（先煎）潜阳安神。共 7 剂。

2010 年 4 月 5 日三诊：唇部瘙痒、红肿、出血情况减少，眠可，嘴唇淡红，大便调，舌淡胖，苔薄白，脉细。上方去薏苡仁、山药、紫苏叶、防风、牡蛎等；加生地黄 10 克、紫草 5 克清热凉血，生地黄亦可养阴生津、除内风，茯苓 15 克健脾渗湿，乌梅 20 克酸收内风，生津，牡丹皮 10 克清热凉血。共 7 剂。

2010 年 4 月 19 日四诊：现无明显唇干裂、脱皮、唇痒，眼痒，嘴唇淡红，偶有大便烂，舌淡胖，苔薄白，脉细。上方去紫草、乌梅、牡丹皮、生地黄、麦芽；加太子参 10 克、黄芪 10 克益气养阴、扶助正气，薏苡仁 15 克、陈皮 3 克、法半夏 6 克理气健脾祛湿。共 7 剂。

患儿继续定期门诊复诊 3 月余，已无唇部红肿瘙痒，皲裂。

按：唇炎即中医之"唇风"，俗称"驴嘴风"，以嘴唇及唇周红肿瘙痒为特点。清《外科证治全书》载："初发痒红肿，日久破裂流水，疼如火燎，似无皮之状，此脾经血燥也。"明《济世全书》载"中气伤损，唇口生疮。"指出唇炎乃因中虚、脾经血燥致。宋《太平圣惠方》认为"治小儿紧唇。是五脏热毒气上冲。唇肿反粗是也。"五脏热均可以引发唇炎。岭南地处我国南方，天气炎热，地势卑下，气候潮湿。本案患儿居于岭南之地，脾胃暗弱，运化失司，湿邪内蕴，感受外湿，同气相求，内外之湿相合，未得到及时医治，久蕴体内化热，湿热日久耗伤气阴。故治疗当于疏风止痒、健脾祛湿、清热凉血之余，兼顾益气养阴。故以紫苏叶、乌梅辛散外风，酸收内风；徐长卿、苦参疏风祛湿止痒；侧柏叶清热凉血；茯苓、炒白术、炒麦芽、陈皮健脾祛湿；太子参、桑椹益气养阴扶正。整个病程祛邪同时，时刻不忘健脾、固脾、补脾、扶正，脾胃健运，湿邪尽去，唇炎才能不再复发。

【案三】　欧某，女，26 岁，1989 年 5 月 31 日初诊。

患者 2 年前开始唇周起疱，瘙痒等不适，就诊于当地医院诊断为唇炎，给予药物治疗后，病情仍反复，天气变化及干燥时易复发或加重，遂于门诊就诊。现症见：唇周起小疱，唇红，唇部紧绷感，无渗液、出血，伴瘙痒，大便稍干，舌淡红，苔薄白，脉弦细。

西医诊断：唇炎

中医诊断：唇风

辨证：脾虚湿热，血热生风

治法：疏风止痒，健脾祛湿，凉血活血

处方：

苦参 15 克	紫草 10 克	徐长卿 15 克	防风 10 克
紫苏叶 10 克	地肤子 10 克	蛇床子 10 克	薏苡仁 15 克
赤芍 15 克	白鲜皮 10 克		

共 7 剂。

1989 年 6 月 7 日二诊：唇色较前变淡，唇周起疱，唇部紧绷感，伴瘙痒，少许口苦，大便稍干，舌淡红，苔薄白，脉弦细。上方去防风、蛇床子、薏苡仁、赤芍等；加乌梅 20 克酸收内风，养阴生津，侧柏叶 15 克、水牛角 20 克清热凉血。共 7 剂。

1989 年 6 月 14 日三诊：唇周小疱明显减少，唇色稍红，唇部紧绷感消失，瘙痒好转，少许口苦，口腔溃疡，大便稍烂，舌红苔薄，脉细。上方去乌梅、侧柏叶等；加赤芍 10 克、牡丹皮 10 克清热凉血活血，荷叶 15 克清热利湿升阳，薏苡仁 30 克健脾利湿。共 7 剂。

1989 年 6 月 28 日四诊：3 天前熬夜后症状加重，唇周起疱，唇红，伴热感及瘙痒，口干，少许口苦，纳差，口腔溃疡，大便干，舌红，苔薄白，脉弦。上方去紫苏叶、白鲜皮、荷叶、薏苡仁等；加侧柏叶 15 克清热凉血，生地黄 15 克清热凉血生津，瓜蒌子 15 克润肠通便，麦芽 20 克顾护脾胃。共 7 剂。

服药后诸症改善，后又间断复诊，服药 1 月余。

1989 年 8 月 30 日五诊：已无口腔溃疡，唇干脱皮，色红，口干，咽痛，大便秘结，2 天解 1 次，小便调，舌尖红，苔中根部白厚腻，脉弦。上方去水牛角、侧柏叶、赤芍、牡丹皮、生地黄、麦芽；加龙骨、牡蛎、醋鳖甲各 30 克（先煎）滋阴潜阳，桑白皮 15 克清热泻肺，炒黄连 5 克清心火。共 7 剂。

随访诉唇部水疱、瘙痒已无，仅偶尔稍有唇干、脱皮。

按：脾胃功能障碍是引发唇炎的关键，但五脏并非孤立，而是相互联系相互协调，脾胃居中而通连上下，为升降枢纽，肝心肺肾的功能失调波及脾胃，亦会引发或加重唇炎。正如《疮疡经验全书》言："多由思虑伤脾，心火内炽，脾胃积热；或水亏火旺，火毒蕴结唇部所致。"肝心肺肾引发唇炎主要与火热有关。情志抑郁、辛辣饮食、温补药物、热病等可产生心肝火旺及肺之实热证；若火热久蕴、熬夜、思虑过度等耗损津血，阴虚血亏不能潜阳则火旺，此为虚火，形成心肝肺肾阴津不足之证。本案患者初诊时脾虚湿热，血热生风，故以苦参、地肤子、蛇床子、徐长卿、白鲜皮祛风化湿止痒；紫草、赤芍清热凉血活血；防风、紫苏叶疏风止痒；薏苡仁清热健脾利湿；二诊、三诊，重在清热凉血、健脾除湿和胃；四诊时患者因熬夜诸症加重，耗损阴液，大肠燥屎内结，故加生地清热生津，以"增液行舟"，加瓜蒌子润肠通便，大便得通，热得清泻；五诊时，患者口干、咽干、大便秘结，考虑虚火上浮，肺热郁闭，故加龙骨、牡蛎、醋鳖甲滋阴潜阳，"肺与大肠相表里"，故加桑白皮清肺热、通大便，舌尖红，故加炒黄连清泻心火。

【案四】罗某，女，12岁，2011年5月12日初诊。

1年前开始出现嘴唇发热，火辣感，伴红肿，严重瘙痒，外院给予艾洛松等药物外擦后，唇部发热红肿消失，但仍有唇干、脱皮、瘙痒等不适，服用中药多剂均未见明显缓解，遂于门诊就诊。现症见：唇部干、脱皮，唇色淡红，瘙痒，夜间瘙痒时影响睡眠，余无明显不适，纳可，二便调，舌淡红，苔薄白，脉细。

西医诊断：唇炎

中医诊断：唇风

辨证：脾虚血燥生风

治法：健脾凉血祛风

处方：

地肤子 10 克	白鲜皮 10 克	苦参 10 克	紫苏叶 10 克
防风 5 克	乌梅 10 克	紫草 5 克	徐长卿 10 克
白术 10 克			

共 7 剂。

2011年5月19日二诊：唇部瘙痒好转，仍有少量脱皮，舌淡红，苔薄白，脉细。上方去徐长卿、防风、紫苏叶、乌梅、白术，紫草剂量加为10克，加水牛角15克，两者均有凉血活血的功效，同用以达"治风先治血，血行风自灭"之效，加生地黄、麦冬各10克清热养阴以息风止痒，山药10克补脾阴，茯苓10克、麦芽15克健脾。共7剂。

2011年5月26日三诊：少许唇部脱皮，瘙痒，舌淡红，苔薄白，脉细。上方去苦参、白鲜皮、生地黄、麦芽、茯苓、山药等；加徐长卿10克祛风湿通络，防风、紫苏叶各10克、乌梅15克疏散外风，酸收内风。共7剂。

2011 年 6 月 2 日四诊：唇部淡红，已无干燥、脱皮、瘙痒，舌淡红，苔薄白，脉细。上方去水牛角、麦冬，加薏苡仁、麦芽各 15 克健脾祛湿。共 7 剂。

此后门诊定期复诊 2 月余，现唇部已正常，脱皮、瘙痒等不适未再复发。

按：唇炎尤其是顽固性唇炎，在治疗时，应抓病因审病机，分阶段治疗，通过辨证充分把握攻补力度，"谨察阴阳所在而调之，以平为期。"足太阴脾经连舌根，足阳明胃经环口挟唇，《外科正宗》提出："唇风，阳明胃火上攻，其患下唇发痒作肿，破裂流水，不疼难愈。"阳明经气血最旺，阳明风火热盛，则易耗气伤阴，久之则灼伤阴血，阴虚血燥则更易生风。脾胃同居中焦，互为表里，在病理上，脾胃常常同病，故治脾勿忘调胃，在治疗上应脾胃同治。本案初诊时考虑为脾虚血燥生风，以苦参、地肤子、白鲜皮、徐长卿祛风燥湿止痒，紫草清热凉血，乌梅酸收内风，防风、紫苏叶疏散外风，整体以祛风清热凉血为主，治病之标，诸药之中，加白术以健脾补气。《黄帝内经》云："脾气开于口""脾之荣在唇"，唇病纠根在于脾，治唇当治脾，本患者虽无明显脾病之症，但仍然时刻不忘顾护脾胃；"邪之所凑，其气必虚"，一味白术功有两般，一健脾，一扶正。后续治疗中，祛风凉血之品与养阴健脾之品同用，功补兼施。

附：1. 瘾疹案

【案一】梁某，女，37 岁，2014 年 1 月 16 日初诊。

3 个月前无明显诱因下全身皮肤出现风团，就诊于当地医院，诊断为荨麻疹，经治疗后好转。但 1 月前颜面部及腹部再次出现密集红色风团、瘙痒等不适，就诊于北京某医院，给予环孢素、地塞米松等治疗后风团消退，但出现喉头水肿，住院治疗 1 周好转出院，但风团仍有反复出现，遂于门诊就诊。症见：腹部及后背部散在风团，瘙痒，渗出液清，疲倦乏力，面色㿠白，纳眠尚可，小便调，大便偏烂，舌黯红，苔薄白，脉弦细。

西医诊断：慢性荨麻疹
中医诊断：瘾疹
辨证：血热生风，脾虚湿盛
治法：祛风凉血，健脾除湿
处方：

徐长卿 20 克	白鲜皮 15 克	炒白术 20 克	防风 15 克
生地黄 15 克	地肤子 15 克	薏苡仁 20 克	醋鳖甲 30 克（先煎）
紫苏叶 15 克	玄参 15 克	熟地黄 15 克	紫草 10 克

共 7 剂。

2014年2月27日二诊：腹部仍有散在风团消退，瘙痒较前缓解，已无渗液，纳一般，眠尚可，大便偏烂，小便调，舌红，苔薄黄，脉弦细。目前服用泼尼松10mg，日1次。治疗上以祛风除湿、健脾滋肾为主。在原方的基础上去醋鳖甲、紫苏叶、玄参、紫草等；加蛇床子10克温肾壮阳、盐山萸肉、五味子各15克滋肾水，陈皮10克、麦芽20克理气健脾消积，黄精15克入脾补脾阴、入肾补阴血。共7剂。

2014年3月6日三诊：偶有出现风团，部位不定，怕冷，时有腹胀，纳眠一般，二便调，舌淡红，苔薄白，边有齿印。目前服用泼尼松10mg，日1次。治疗上以健脾祛湿，补血活血为主。在原方的基础上将生地黄改为熟地黄；加穿山甲30克搜风通络，当归15克补血活血。共7剂。

2014年4月2日四诊：腹部偶有散在风团，怕冷，纳眠可，小便调，大便黏，舌淡红，苔薄白，脉弦细。目前服用泼尼松10mg，日1次。治疗以上祛风除湿、健脾补肾为主。故去白鲜皮、穿山甲、当归等；加太子参20克补气养阴，山药20克补脾养胃，固肾精，土茯苓20克除湿，布渣叶15克消食滞，淫羊藿20克、菟丝子15克温肾阳。共7剂。

随后间断门诊治疗2月余，激素用量逐渐下调至5mg，日1次，2014年5月8日随访已停用激素、抗过敏等药物。目前随访至今近2年余未复发，期间顺产男婴。

按：荨麻疹是一种常见的由多种原因所致皮肤、黏膜小血管反应性扩张及渗透性增加而产生的以局限性水肿反应为表现的瘙痒性过敏性皮肤病。中医称之为瘾疹，俗称风团、风疙瘩、风疹块等。具有发无定处，骤起骤落，瘙痒无度，退后不留痕迹，反复发作等特点。此患者主要以肾阳虚为底、素体阴寒之气较重，如《素问·四时刺逆从论》载："少阴有余，病皮痹，隐轸"，肾主一身之真阳，肾阳虚则卫阳易虚，加之脾阳不足，无法温中焦，腹主阴，风邪侵袭而出现腹部出现风团，瘙痒；脾虚失健，则水谷不得运化，湿邪内生而出现面色㿠白，大便黏；舌黯红、苔薄白、脉弦细均为脾、虚湿盛肾阳不足之象。《类经》言："治风先治血，血行风自灭。"故初诊、二诊时重在祛风健脾除湿；三诊时在祛风止痒同时，加当归、生地黄等补血活血之品，疏风、畅行气血；脾肾为先后天之本，相互供养，肾阳不足日久，则脾阳难复，故四诊时在健脾祛风除湿基础上，加用温补肾阳之品。甄氏强调治疗瘾疹不能盲目使用清热解毒、清热燥湿等苦寒之品，越清越寒，瘾疹难以消退，或虽以迅速消退，但易复发。治疗以祛风除湿为始终，但温脾肾之阳为关键，第一步应以七分祛风除湿凉血，三分滋肾水而助肾阳，兼调脾温中，后以四分祛风除湿凉血，六分壮元阳、补脾阳为主。

【案二】陈某，男，13岁，1988年6月2日初诊。

半年前进食海鲜后出现全身散在红色皮疹，大小不等，形态各异，边界清楚，伴瘙痒，服用抗过敏药后皮疹可消退，每因进食海鲜或接触过敏原时出现皮疹。1月前因雾霾天气再发全身散在皮疹，伴晨起喷嚏流涕，于当地医院就诊，抗过敏等治疗，皮疹未能完全消退，遂至门诊就诊。症见：全身多发散在红色皮疹，边界清楚，无水疱渗液，瘙痒、晨起喷嚏、流涕，少许咳嗽，纳可，眠一般，小便调，大便稍硬，舌红，苔白微腻，脉弦。既往变应性鼻炎病史2年余。过敏史：虾、螃蟹、芒果等。

西医诊断：过敏性皮炎

中医诊断：瘾疹

辨证：风湿蕴热

治法：疏风清热，健脾祛湿

处方：

乌梅 20 克	炒白术 10 克	蛇床子 10 克	地肤子 10 克
白鲜皮 10 克	徐长卿 10 克	苦参 10 克	紫草 5 克
炒麦芽 10 克	山药 10 克	太子参 10 克	

共 14 剂。

1988 年 6 月 30 日二诊：皮疹明显好转，颜色变淡，瘙痒改善，晨起仍有喷嚏、流涕，进食寒凉食物易咳嗽，舌淡红，苔薄白，脉弦。上方去苦参、炒麦芽、山药等；加黄芪 10 克、大枣 10 克、炒六神曲 10 克加强益气健脾之效。共 14 剂。

尽剂后皮疹、喷嚏流涕等诸症皆消，故未继续复诊。

1988 年 8 月 25 日三诊：1 周前感冒，出现鼻塞、流涕、喷嚏、咳嗽等不适，当地医院治疗后，仍晨起少许鼻塞、喷嚏、流涕，进食寒凉食物后易咳嗽，纳眠可，小便调，大便偏烂，舌淡红，苔薄白，脉细。考虑风湿热已除，此番为外感风寒所致，风寒虽去，肺卫不固、脾胃阳虚为主，故治疗以健脾益气固表为主。

处方：

炒白术 10 克	太子参 10 克	黄芪 10 克	大枣 10 克
炒六神曲 10 克	苍耳子 10 克	陈皮 5 克	砂仁 10 克（后下）

共 7 剂。

3 月后再次随访，患者无再发皮疹，喷嚏、流涕、咳嗽等症状亦尽除。

按：《金匮要略》指出："邪气中经，则身痒而瘾疹。""风气相搏，风强为隐疹，身体发痒。"对本病的病名、病因、症状都作了简略的叙述。本案患者既往变应性鼻炎病史，表虚不固为其本，"肺在体合皮，其华在毛"，肺卫不固，皮毛受邪，可内合于肺，邪气久蕴化热，子病及母，脾虚湿蕴，湿热相合，与外犯之风邪聚于皮肤而发病。《三因极一病证方论·瘾疹证治》载："世医论瘾疹……内则察其脏腑虚实，外则分寒暑风湿，随证调之，无不愈。"因此治疗时，在疏风清热祛湿之时，要明辨"脏腑虚实"，随证调之。初诊患者皮疹历时已 1 月，经各种治疗，风湿热在，但势缓，故以蛇床子、地肤子、白鲜皮、徐长卿、苦参等寒热并用除在表之风湿热；"乌梅酸涩而温……入肺则收"，患者外邪已去，故以乌梅敛肺生津，防湿热耗津；稍佐紫草凉血透疹，防邪热内陷；"脾胃为生痰之源"，故以炒白术、炒麦芽、山药、太子参健脾益气，使脾胃健运，湿邪自化。本病风湿热为表，肺脾亏虚，卫表不固为本；二、三诊时，风湿热已衰，故以治本为主，防病再发。

2. 蛇串疮案

【案】武某，女，65 岁，2006 年 7 月 21 日初诊。

4 天前开始左手臂出现疱疹，疼痛甚，痛不可触，就诊于当地医院，诊断为带状疱疹，给予抗病毒治疗后疼痛未见明显缓解，夜间难以入眠，遂于门诊就诊。症见：左手臂疱疹，水疱周围有红晕，疱液混浊，部分疱疹已溃破，破后糜烂渗出明显，疱液混浊，伴有烦躁，口渴，口苦，疲倦乏力，不思饮食，食后腹胀，睡眠一般，小便黄，大便干，舌红，苔黄厚腻，脉弦滑数。

西医诊断：带状疱疹

中医诊断：蛇串疮

辨证：湿热内蕴，兼感毒邪

处方：

徐长卿 15 克	白鲜皮 20 克	薏苡仁 30 克	紫草 10 克
水牛角 30 克	连翘 15 克	苦参 15 克	地肤子 15 克
蛇床子 10 克	桑白皮 15 克	茯苓 20 克	
共 5 剂。			

2006 年 7 月 28 日二诊：左手臂局部疱疹已结痂，疼痛减轻大半，口干，胃纳及腹胀改善，睡眠一般，二便调，舌淡红，苔薄白，脉弦紧。原方的基础上去水牛角、连翘、地肤子、蛇床子等；加赤芍 10 克除血分郁热而凉血，地骨皮、牡丹皮各 10 克。地骨皮性寒、味苦、无毒，为纯阴之品，与牡丹皮伍用，既能凉血又活血散瘀。共 5 剂。服药后诸症悉平。

按：带状疱疹属于中医"蛇串疮"，又称"缠腰火丹""缠腰龙""缠腰蛇丹""蛇窠疮""蜘蛛疮"。隋·巢元方《诸病源候论》中称为"甑带疮""甑带疮者绕腰生。此亦风湿搏血气所生，状如甑带，因以为名"。甄氏认为带状疱疹的致病因素可归纳为两个方面：一为正气不足，二为感受湿热毒邪（现代医学称为病毒）。毒邪和正气虚衰可以相互为因，正虚是发病基础，毒邪感染是发病不可缺少的因素。正如《素问·刺法论》曰："正气存内，邪不可干。"《素问·评热病论》也云："邪之所凑，其气必虚。"患者为老年女性，因正气不足，感湿热邪毒，湿热毒邪迫使津液外溢，可见手臂上出现疱疹；湿热邪毒内盛，则水疱周围红晕、疱液混浊；湿热蕴阻，气机壅滞，加之毒邪侵犯，使经络运行不畅，则疼痛，痛不可触；内热炽盛，则出现烦躁、口渴、口苦、大便干、小便黄；湿盛蕴阻中焦，升降失常，则不思饮食、食后腹胀；舌红、苔黄厚腻、脉弦滑数均为湿热毒内盛之象。治疗上先以清热解毒、祛风除湿为主，重在攻邪毒，针对湿热毒邪，采用除湿、燥湿、渗湿之法，徐长卿、白鲜皮清热除湿、祛风解毒，苦参清热燥湿，薏苡仁、茯苓、桑白皮利水渗湿，邪去则痛自消，湿热毒邪耗伤阴血，后用赤芍、地骨皮、牡丹皮等除血分之热之品，凉血活血、化瘀行气而止痛。

第六章 儿科疾病

第一节　小儿咳嗽

一、小儿咳嗽概述

小儿咳嗽指各种因素导致肺的宣肃失调，肺气上逆，冲击气道，致患者发出咳声或伴咯痰的一种病证。它是临床常见多发病，在冬春季节及寒温不调之时尤为多见。小儿咳嗽可以是肺系多种疾病一个独立病证，也与其他病证相关，严重者可迁延变生它病。

历代中医医家对于咳嗽的病因都有一致的认识，将其分为外感和内伤，着重强调"外感寒邪"与"内伤寒饮"为小儿咳嗽最为常见的病因。咳嗽的病因病机始于《黄帝内经》，既有外感六淫之气致患，亦有内伤之邪罹疾。《素问》有"秋伤于湿，冬生咳嗽""炎暑流行……肺金受邪……少气咳喘""阳胜则身热，腠理闭，喘粗为之俯仰"等论述外感风寒暑湿燥火之气侵袭使咳嗽遂发。《黄帝内经》同时指出："五脏六腑皆可令人咳，非独肺也"。小儿生理特点为"脾常不足，肺常不足"，又"脾为生痰之源，肺为储痰之器""风为百病之长"，故小儿咳嗽多因外感风邪，常夹寒夹热，皆以风为先导，风为阳邪，化热迅速，炼津为痰，痰阻气道，肺气不利，宣肃失司；而小儿脾胃虚弱，感邪后容易出现脾失健运，酿生痰浊，上贮于肺，壅阻气道；风痰互结，外邪内伤并存，肺气闭郁日久，则易导致咳嗽缠绵难愈。

甄氏认为小儿咳嗽常与气候变化、饮食失节有密切关系。小儿脏腑娇嫩，易虚易实，易寒易热。小儿肺常不足，常寒暖不能自调，如调护不当则易感外邪，外邪侵袭，肺气失宣，则发咳嗽；饮食不节，过食生冷，加之岭南地区湿邪偏盛，易动脾湿，水湿酿痰，上贮于肺，阻塞气道则咳嗽多痰，甚至痰鸣气喘。岭南地区气候变化无常，加之喜饮凉茶，进食海鲜，寒凉之品易伤其阳，阳虚则易致卫阳不固，六淫犯肺，诱发小儿咳嗽；此外，临床上常见抗生素的滥用或过用清热寒凉的药物，更伤其阳，脾胃阳气受损，咳嗽迁延难愈，从而演变成慢性咳嗽。

历代医家诊治咳嗽病证积累了丰富临床经验，源远流长。岭南医学是传统中医学组成部分，岭南医家诊治咳嗽有其独特的学术特色。通常认为本病证的治疗，应分清外感内伤、邪正虚实。外感咳嗽一般邪气盛而正气未虚，治宜疏散外邪、宣通肺气为主，根据邪气性质，风寒、风热等的不同，应分别采用疏风、散寒、清热等治疗，不宜过早使用苦寒、滋腻、收涩、镇咳之药，以免留邪。内伤咳嗽，多属邪实正虚，故以祛邪扶正、标本兼顾为治疗原则，随证立法。

甄氏认为小儿咳嗽病因复杂，证候不一，每多寒热交错，虚实兼见，主张用药应注意证候，因证施治，灵活组方。治肺的同时，注重顾护脾胃，必要时兼顾滋养肝肾，用药上宣发与肃降药物配伍使用，用药中病即止，如非必要，少用苦寒之品，切忌盲目使用抗生素，还应加强小儿的家居饮食调护，避免过寒过热，忌生冷。

二、小儿咳嗽案

【案一】 肖某，男，1.5岁，1995年12月1日初诊。

1月前因天气变化感受风寒，出现发热恶寒，鼻塞，流清涕，咳嗽声重，痰白咯吐不畅等，就诊于当地某医院，给予对症治疗后热退，但咳嗽未止，近1月来咳嗽仍时有反复，遂至门诊就诊。症见：咳嗽，痰少难咳，鼻塞，偶有清涕，精神疲倦，面色苍黄，纳眠欠佳，大便烂，舌淡红，苔薄白，中根稍腻，脉细。

西医诊断：感冒后咳嗽

中医诊断：咳嗽

辨证：风寒袭肺，肺脾两虚

治法：疏风散寒，温肺健脾

处方：

蜜麻黄3克	前胡6克	紫菀6克	蜜枇杷叶6克
浙贝母10克	炒白术10克	麦芽10克	炒六神曲5克
独角金5克			

共5剂。

1995年12月15日二诊：已无鼻塞流涕，偶有咳嗽，痰少，口干，精神好转，唇红，胃纳好转，夜眠稍差，大便烂，舌淡红，苔薄白，脉细。上方去蜜麻黄、前胡、蜜枇杷叶、浙贝母、独脚金；加太子参6克补益脾肺、益气生津，桑椹10克、白芍5克滋肝肾之阴。共5剂。

1995年12月29日三诊：咳嗽已止，痰亦无，大便干结，口干，唇红，纳眠可，舌淡红，苔薄白，脉细。上方去紫菀、炒六神曲、太子参；加麦冬10克滋阴润肺，鸡内金5克健胃消食。共4剂。后再服药5剂，诸症悉平。

按：小儿脏腑娇嫩，卫表不固，外邪易侵，易感受风寒、风热之邪，加上脾常不足，营卫生化乏源，一旦喂养不当，脾失健运，食积内停，一方面痰浊上渍于肺，肺失宣降导致咳嗽；一方面食积内停，内有实邪，也容易感受外邪；另外，小儿肝常有余，肝气偏盛，木火刑金，容易加重肺金病症。小儿咳嗽病机关键是外邪袭肺，肺卫失宣。病变部位主要在肺，可累及肝脾。《素问·咳论》："五脏六腑皆令人咳，非独肺也。""五脏之久咳，乃移于腑……此皆聚于胃管，关于肺。"脾为生痰之源，肺为储痰之器，结合小儿生理特点，治疗时要重视调理脾胃，培土生金，使肺气充实则咳嗽自愈。本案患儿以外感风寒为标，中焦脾胃虚弱为本，治疗上应标本同治。故初诊以蜜麻黄宣肺散寒、鼓邪外出，但用量不宜过多，前胡、紫菀止咳，小儿感邪后，极易化热，热邪伤肺，肃降无权，故以蜜枇杷叶、浙贝母清热化痰，炒白术、麦芽、炒六神曲、独脚金健脾消食，健脾强调运脾，不可使用过于温补滋腻之品，防碍脾郁遏气机，反化热助肝火。小儿脏器清灵，病易趋复，治疗时应中病即止，不可过用苦寒辛燥之品，恐伤脾胃，故二诊以健脾益气为主，考虑肝常有余，加桑椹、白芍滋养肝肾之阴。小儿禀赋不足，素体虚弱，念其外感咳嗽日久，气阴不足，三诊时加用麦冬滋阴润肺，鸡内金开胃运脾、消食导滞。

【案二】 詹某，男，4岁半，1998年3月24日初诊。

3年前感冒后开始出现反复咳嗽气喘，每次发作常持续1月余，平素每逢天气变化易感冒，感冒后必发，遂于门诊就诊。症见：晨起咳嗽，喉中痰鸣，痰黏难咯，鼻塞，流清涕，怕风，面色萎黄，纳一般，入睡难，夜间汗出多，夜尿频，大便干，舌淡红，苔薄白，脉细。既往湿疹病史，牛奶、鸡蛋、海鲜等过敏史。

西医诊断：慢性咳嗽

中医诊断：咳嗽

辨证：风寒束表，肺脾肾虚

治法：宣肺止咳，健脾化痰固肾

处方：

紫苏叶 10 克	蜜枇杷叶 7 克	浙贝母 10 克	前胡 6 克
紫菀 6 克	太子参 10 克	桑椹 10 克	炒白术 10 克
炒麦芽 10 克			

共7剂。

1998年3月31日二诊：晨起偶有咳嗽，喉中痰鸣减轻，无鼻塞流涕，面色萎黄，纳一般，仍入睡难，夜间汗出多，夜尿频，大便干，舌淡红，苔薄白，脉细。上方去紫苏叶、蜜枇杷叶、浙贝母、白芍等；加龙骨、牡蛎各10克重镇安神、敛汗涩精止咳。共7剂。

1998年4月12日三诊：2天前受凉后出现流清涕，晨起咳嗽，喉中痰鸣，少许气喘，面色萎黄，纳眠差，夜尿频，大便干，舌淡红，苔薄白，脉细。上方去太子参、前胡、龙骨、牡蛎等；加蜜麻黄 3 克宣肺平喘，浙贝母 10 克、法半夏 5 克燥湿化痰，黄芪 5 克、党参 10 克益气健脾补肺，辅以麦冬 6 克润肺清心，炒六神曲 5 克健脾消食。共 7 剂。嘱家长加强日常看护，避免受凉。

患儿继续定期门诊复诊 1 月，已无咳嗽、咳痰、气喘、流涕等。

按：小儿"三有余，四不足"，其肺脾肾三脏常不足，功能失调，引起气血津液运行失调而凝聚为痰，痰饮留伏是本病的主要内在因素。内伏之痰每因气候变化、饮食起居失常、过食生冷等诸多因素所动，以致痰与邪气交互为患，阻于气道，痰随气升，气因痰阻，气道痉挛，肺失宣降则咳而不已。病位在肺，与脾之运化，肾之气化有关。本案患儿咳嗽气喘反复发作，病程日久，肺脾肾气虚，又外感寒邪，为虚实夹杂之证。初诊用紫苏叶宣肺散寒，蜜枇杷叶、浙贝母、前胡、紫菀止咳化痰平喘，太子参、桑椹、炒白术、炒麦芽补益肺脾肾，全方攻补兼施。肺为气之主，肾为气之根。若肾虚下元不固，肾失摄纳，气不归根，则可上逆而咳，肾虚不能制水饮上逆亦可导致咳嗽。故《景岳全书·喘促》云："喘有夙根……然发久者气无不虚，故于消散中宜酌加温补……以元气为念，必使元气渐充，庶可望其渐愈，故攻之太过，未有不致日甚而危者。"二诊为缓解期，本在脾，治痰为要，故治以健脾化痰止咳为主；三诊再次外感寒邪而复发，病位主要在肺，治以宣肺化痰止咳为主，兼以固护肺脾肾。本病需精治细防，要求家长做好小儿日常调护，以减少复发，从而达到根治的目的。

【案三】 龙某，男，4 岁半，1985 年 12 月 31 日初诊。

3 个月前感冒后开始出现咳嗽，表证已解，但咳嗽未止，当地医院予抗生素及化痰止咳等对症治疗后，症状仍时有反复，遂至门诊就诊。症见：咳嗽，夜间尤甚，痰黄白，质黏，少许鼻塞流涕，口干，口腔溃疡，面色白，食欲不振，眠欠佳，小便调，大便干结，舌淡，苔薄白，脉细。

西医诊断：感冒后咳嗽

中医诊断：咳嗽

辨证：肺脾两虚，痰浊阻肺

治法：健脾补肺，化痰止咳

处方：

太子参 15 克	桑椹 10 克	鸡内金 5 克	麦芽 10 克
前胡 6 克	紫菀 6 克	苦杏仁 6 克	浙贝母 10 克
共 4 剂。			

1986 年 1 月 21 日二诊：咳嗽减轻，有痰难咯，鼻涕减少，口腔溃疡基

本愈合，面色白，纳差，夜眠改善，小便调，大便偏干，舌淡，苔薄白，脉细。上方去太子参、鸡内金、麦芽、浙贝母等；加党参、大枣各10克益气健脾补肺，黄精10克益气养阴、补肺脾肾，炒麦芽10克加强健脾消食，蜜枇杷叶10克清热化痰止咳。共5剂。

服药后已无咳嗽、咳痰、流涕，纳眠好转，大便调，遂未继续复诊。

1986年3月22日三诊：1周前受凉后出现发热、咳嗽，当地医院予抗生素治疗后，热退，但仍有咳嗽少痰，鼻塞，流清涕，口干，疲倦乏力，少气懒言，面色青，纳欠佳，眠可，二便调，舌淡，苔薄白，脉细。上方去蜜枇杷叶、黄精、党参等；加桂枝4克发汗解肌，苍耳子6克散寒通窍，黄芪、太子参各10克健脾益气养阴、助桂枝解表。共7剂。嘱患儿家长切记不可盲目使用抗生素，并加强小儿的日常饮食调护，避免过寒过热，忌生冷。

尽剂后患儿诸症皆减。继续间断门诊复诊半月余，随访诉咳嗽未再复发。

按：《景岳全书》中指出："咳嗽一证，诸家立论太繁，以余观之，止惟二证，何为二证？一曰外感，一曰内伤，而尽之矣。"外感多因素体肺脾虚弱，正气不足，易感外邪，风寒之邪由皮毛入肺，致肺气不宣而咳；内伤则与肺、脾、肾三脏虚弱有关。小儿稚阴稚阳之体，脏腑功能未坚，临床上对其治疗多从补益后天之本出发，故"培土生金"是临床常用方法。李东垣《脾胃论·脾胃胜衰论》中云："肺金受邪，由脾胃虚弱，不能生肺，乃所生受病也。"《女科证治准绳》指出："患者多谓腠理不密所致，殊不知肺属辛金，生于己土，亦因土虚不能生金，而腠理不密，外邪所感。"脾属土，肺属金，根据五行相生相克的理论，土可以生金，即用补脾益气的方药可达补益肺气之效。"培土生金"法主要用于脾气虚弱，生气无缘，以致肺气虚弱之证，如肺气虚弱，兼见脾运不健者，亦可应用。本案温中健脾，培土生金以治本，祛痰止咳以治标，标本兼治。"邪之所凑，其气必虚"，故初诊用太子参健脾益气。二诊更用党参、大枣、黄精专补中焦，不但可改善患儿体质，且可通过补土生金，固实腠理，亦体现了"虚则补其母"的治则。纵观所用药物，专补脾胃以增强正气，辅以驱散外邪，如此攻而不伤正，补而不滞邪，小儿肺脾气机升降得以恢复，外邪自去，诸症得愈。

【案四】马某，男，3岁半，2002年10月13日初诊。

咳嗽1月余，早晚咳嗽为主，多方求医，服用多种中西药，均未见明显改善，遂至门诊就诊。症见：咳嗽，痰黏难咯，咳甚干呕，鼻塞，流清涕，晨起或遇冷空气易喷嚏，怕风，面色白，胃纳不佳，睡眠差，二便调，舌淡红，苔薄白，脉浮细。

西医诊断：咳嗽

中医诊断：咳嗽

辨证：风寒袭肺，痰浊蕴肺

治法：疏风解表，止咳化痰

处方：

蜜麻黄 3 克	紫苏叶 5 克	防风 5 克	前胡 7 克
紫菀 5 克	苦杏仁 4 克	炒白术 10 克	炒麦芽 10 克
乌梅 10 克			

共 5 剂。

2002 年 10 月 20 日二诊：咳嗽晨起为主，夜间无咳嗽，咽部黏痰减少，早晚少许鼻塞，无流涕，胃纳好转，眠可，二便调，舌淡红，苔薄白，脉弦细。上方去炒白术、炒麦芽等；加苍耳子 5 克宣通鼻窍，桔梗 5 克开宣肺气祛痰。共 4 剂。尽剂后，诸证悉平。

按：小儿常肺气不足，卫外功能弱，外邪易侵，肺虚之证最多。肺本属娇脏，清虚而处高位，不耐寒热，小儿娇嫩更甚，峻猛味厚之剂，必伤正气，引致它变。清代吴鞠通言"治上焦如羽，非轻不举"，上焦其位居高，用药应取轻清上浮之品，才能上达上焦，尤其病属初起者，药不宜苦重，只用轻清发散之品便可达疏表、宣肺、透邪之功效。《温病条辨·解儿难》又曰："其用药也，稍呆则滞，稍重则伤，稍不对证，则莫知其乡，捉风捕影，转救转剧，转去转远。"小儿脏腑娇嫩，形气未充，为"稚阴稚阳"之体，"易虚易实""易寒易热"，用药一定要轻清平和，忌用攻伐剧烈之品，防止过用大寒大热，以平为宗，药到病除，中病即止。另外小儿脏腑，少七情之伤，处在生机蓬勃、活力充沛的发育过程中，较成人易趋康复。《景岳全书》曰："且其脏气清灵，随拨随应，但能确得其本而撮取之，则一药可愈，非若男妇损伤，积痼痴顽者之比，余固谓其易也。"外感咳嗽，当以疏散外邪为先，即使咳嗽日久，表症仍在者，亦当以解表为先。故初诊用紫苏叶、防风先疏表邪，前胡、蜜麻黄等清宣肺气，合紫菀、苦杏仁宣降相因，恢复肺之宣肃功能，小儿脾常不足，易为乳食、生冷所伤，使脾失健运，水谷不能化生精微，积久酿成痰浊，上贮于肺，加重肺气壅塞，故用炒白术、炒麦芽健脾消食、护固胃气，使食化痰消、气机通利，患儿咳嗽日久肺气耗散，故用乌梅敛肺止咳，既可防蜜麻黄过于发散，亦可生津开胃。肺开窍于鼻，小儿感邪后肺气失宣，鼻窍不通，常引起鼻塞、流涕，临床所见咳嗽往往因为鼻塞、鼻涕倒流，刺激咽喉而致，故二诊加苍耳子宣通鼻窍。全方药性温润平和，其气轻味薄，组方精简，量少而效宏，祛邪而不伤正。

【案五】 王某，男，4岁，2006年4月19日初诊。

感冒后出现反复咳嗽1年余，辗转多家医院治疗未见明显缓解。2周前不慎着凉后再次出现咳嗽，遂于当地诊所就诊，经治疗后咳嗽加重，气紧，时有呼吸不畅感等不适，遂于门诊就诊。观其既往处方，多是寒凉之剂，症见：咳嗽，晨起及活动后尤甚，咳白痰，晨起或遇风时稍流清涕，口干、口气重，平素易汗出，胃纳欠佳，睡眠欠安，小便调，大便先结后溏，舌淡，尖红，苔少，脉缓。

西医诊断：咳嗽

中医诊断：咳嗽

辨证：痰热阻肺，肺脾不足

治法：止咳化痰，健脾补肺

处方：

浙贝母10克	前胡8克	紫菀8克	蜜枇杷叶10克
太子参10克	桑椹10克	炒麦芽10克	炒六神曲10克
炒白术15克			

共7剂。

2006年4月26日二诊：咳嗽好转，偶有鼻涕，口气重，汗出减少，胃口稍好转，睡眠欠安，二便调，舌淡红，苔薄黄，脉细。上方去蜜枇杷叶、炒白术、炒麦芽、太子参、桑椹等；加白术10克、麦芽10克、法半夏5克、茯苓10克，鸡内金5克健脾化痰、消食导滞。共5剂。

2006年5月3日三诊：基本无咳嗽，少许鼻塞，动则汗出，纳可，睡眠欠安，二便调，舌淡红，苔薄白，脉濡细。上方去浙贝母、白术、茯苓、法半夏、鸡内金等；加太子参、桑椹各10克益气养阴，龙骨、牡蛎各10克重镇安神，收敛涩汗。共7剂。

按：小儿时期最多见肺脾两脏疾病，由于肺脾在生理病理上常相互影响，固常有肺脾同病。肺主气、司呼吸，主宣发肃降、通调水道；脾主运化、主升清。《素问》曰："饮入于胃，游溢精气，上输于脾，脾气散精，上归于肺，通调水道……"若肺失肃降，上焦水津不能通降与布散，便停聚于肺，而出现咳嗽；脾主运化水湿，若脾不健运，水湿不运，停聚于肺，与寒、热、火、风等邪相搏，聚而为痰，痰浊阻肺，影响气机，致肺气宜肃失调，加重咳嗽。脾为生痰之源，肺为贮痰之器。肺病多痰，不单纯是肺脏本身的病变，而其根源多是因脾气虚不能运化水湿。治疗除宣肺化痰止咳外，关键应补益脾气，增强脾运化水湿的功能，水湿得运，肺内停聚之痰再生无源，肺气宣降协调，诸证便解。由于小儿肺脏娇嫩，易于失摄感邪，脾常不足，多食易于生痰，痰湿互结化火，肺脾同病则咳，故小儿咳嗽宜肺脾同治，辨清虚实，权衡侧重以治。很多家长看见患儿口气重，大便干，舌尖红，便认为是实热之证，一味采用苦寒清热之品，殊不知使正气更虚。治疗时如能祛除痰食，调动脏腑功能，恢复脾脏升清降浊之功，则郁热可去。本案初诊治肺与治脾并重；二诊、三诊治脾为主，兼顾治肺。在药物的运用上，大多是选用可以同时入肺、脾二经的药物。如前胡，入肺、脾二经，能疏散风热、降气化痰；紫菀，入肺、脾、胃经，能润肺化痰止咳；蜜枇杷叶，入肺胃经，能清肺止咳、降逆止呕；法半夏，入脾、胃、肺经，能燥湿化痰、降逆和胃。治疗小儿咳嗽需谨守病机，兼顾肺脾，祛邪中病即止，注重补虚固本，调畅气机。治肺以轻灵为要，治脾宜健固为旨，肺脾兼顾，从而达到肺脾同治。

第二节　小儿鼻鼽

一、小儿鼻鼽概述

小儿过敏性鼻炎，又称变应性鼻炎，为机体对某些变应原（亦称过敏原）敏感性增高而发生在鼻腔黏膜的变态反应性疾病。以突然和反复的鼻痒、鼻塞、喷嚏、流清涕、鼻腔黏膜苍白肿胀为特征。可分为长年性发作、季节性发作（即花粉症），或在气候突然变化、吸入异样刺激物时发作。过敏性鼻炎属于祖国医学"鼻鼽"范畴，又名"鼽嚏""嚏"。专门论述小儿鼻鼽的医著较少，一般都包含在记载成人的论述中。历代医家对鼻鼽病因病机的认识有不同的见解，关于鼻鼽的病因病机学说主要包括：寒邪致病说、火热致病说、因虚致病说等。

无论小儿鼻鼽还是成人鼻鼽，甄氏均十分强调卫表不固在发病中的重要地位。《灵枢·营卫生会》中言："人受气于谷，谷入于胃，以传与肺，五脏六腑，皆以受气。其清者为营，浊者为卫。营在脉中，卫在脉外。营周不休，五十而复大会。阴阳相贯，如环无端。"可见肺脾与卫气的关系十分密切。而小儿具有"肺常不足""脾常不足"的特点。故脾气不足，则运化无力，难以输布精气上达于肺，使肺失充养，卫气失其根源；而肺气不足，则宣降失调，即使卫气充足，亦难以输布周身顾护肌表。因此小儿更容易受风寒邪气入侵，其肺脾不足，卫表不固，感受风寒邪气，便易长驱直入，导致肺之宣肃功能失调、引起津液停聚、上壅塞于鼻窍而发本病。

治疗上，甄氏认为益气固表法的应用当贯穿治疗始终。急性期以益气固表、祛风通窍为主；缓解期以益气固表、温肺健脾为主，先天禀赋不足者，还当注意固护肾气。肺为气之主，脾胃气血化生之源，甄氏强调，对于本就"肺脾常不足"的小儿，肺脾同治，方为益气固表法之精髓。同时小儿卫气不足，亦易感风、寒、湿、热等邪气而发为相应证候的外感表证，此时本虚标实，寒热错杂，但亦宜少用清热解毒药物，即使使用，亦应当中病即止，否则易引邪入里，发生传变证，使得病情加重，病程延长。

二、小儿鼻鼽案

【案一】 伍某，女，7岁，2004年4月22日初诊。

患儿3年前开始每到春季出现鼻痒、鼻塞、喷嚏、流清涕等不适，就诊于某儿童医院，诊断为变应性鼻炎，给予抗过敏药物及鼻喷雾剂治疗后，症状明显缓解，但停药后易反复出现鼻塞、流涕、喷嚏等，患儿父母为求进一步中医诊疗，遂至门诊就诊。症见：鼻塞，流清涕，咳嗽，咳痰，少许咽干咽痛，怕冷，纳一般，夜眠不安，二便尚可，舌淡红，苔薄白，脉浮。

西医诊断：变应性鼻炎

中医诊断：鼻鼽

辨治：风寒袭肺，痰浊内阻

治法：宣肺散寒，止咳化痰

处方：

蜜麻黄3克	蜜枇杷叶10克	浙贝母10克	前胡6克
紫菀6克	玄参6克	麦冬6克	射干6克
乌梅10克	紫苏叶10克		

共5剂。

2004年6月3日二诊：服药后诸症明显缓解，2天前不慎着凉后，再发鼻塞，流清涕，咳嗽，喉间有痰难咯，偶有腹痛，口气重胃纳差，夜眠不安，大便偏干，舌红，苔薄白，脉弦细。上方去蜜麻黄、射干、前胡、玄参、乌梅等；加独脚金10克清疳热，白芍6克养肝柔肝，麦芽10克消食健胃，太子参10克、白术10克、北沙参10克健脾益气养阴。共5剂。

患儿间断门诊复诊，治疗以补肺固表、健脾益气为主，随访近1年，再未出现鼻塞、鼻痒、打喷嚏等不适。

按：肺开窍于鼻，脾为后天之本，气血生化之源，脾气虚则易肺气虚，故鼻鼽多责于肺脾。肺脾气虚，卫表不固，风寒乘虚而入，肺失通调，脾失运化，津液停聚，则鼻窍壅塞，见鼻塞、流涕、咳嗽、咳痰；风邪为本病的重要诱发因素，患儿鼻鼽多复发于春季，春三月，风令主时，"风为百病之长"，风性"善行而数变"，小儿形体未充，营卫未实，易感外风，风邪袭人，从口鼻而入，侵犯鼻窍，肺气不利，故起病急，发病快，易反复，发病时鼻痒、喷嚏不断。治疗时，发作期当以祛风宣肺为主，稳定期当以固护卫表、健脾益气为主。初诊时为发作期，治疗以宣肺散寒、止咳化痰为法，选用蜜麻黄、紫苏叶宣肺祛风散寒，射干开结消痰，两者合用疏利肺道，蜜枇杷叶、浙贝母、前胡、紫菀止咳化痰，玄参、麦冬、乌梅养阴生津，乌梅兼具酸涩收敛、抗过敏、止涕之效；二诊患儿出现腹痛、口气重、大便偏干等兼夹饮食积滞之象，故重在消食健胃、柔肝除疳。小儿患病常有夹湿、夹痰、夹滞的特点，病机上或可寒热夹杂、虚实并见，辨证时应细心斟酌，不宜偏执一端。

【案二】 刘某，女，7岁，1998年7月22日初诊。

2年前受凉后出现喷嚏、流涕，家长自行使用感冒药治疗，未见明显改善，遂至某部队医院就诊，经一系列检查确诊为变应性鼻炎，中西医结合治疗近半年，未见明显缓解，今年发作更加频繁，鼻塞、流涕，时有头痛等不适，遂至门诊就诊。症见：鼻塞，晨起尤甚，鼻痒，时有喷嚏，黄白清涕，偶有头痛，口干，疲倦乏力，平时畏风、自汗，纳差，夜眠打鼾，小便频多，大便稀溏，舌尖红，苔薄白，脉细。

西医诊断：变应性鼻炎

中医诊断：鼻鼽

辨证：肺脾肾虚

治法：益气补肺，健脾滋肾

处方：

黄芪 10 克	白术 10 克	太子参 10 克	桑椹 10 克
茯苓 15 克	麦芽 10 克	炒黄连 3 克	盐山萸肉 10 克

共 5 剂。

服药后患儿症状明显缓解，上方去炒黄连继服14剂，未再发鼻塞、流涕、鼻痒等。

1998年8月19日二诊：受凉后再发鼻塞、流涕、喷嚏3天，自服上方后稍有缓解。现鼻塞，晨起喷嚏、流清涕，精神疲倦，少气懒言，汗多，腹胀，胃纳欠佳，夜间呼吸不畅，易醒，小便调，大便烂，舌淡红，苔薄白，脉细。上方去桑椹、盐山萸肉等，白术、麦芽均改为炒用、党参10克加强温中健脾益气之效，砂仁5克、陈皮4克温中健脾、理气化痰，甘草5克调和诸药。共5剂。

服药后诸症皆缓解，间断门诊复诊2月余，随诊诉未再发作。

按：本病多因脏腑虚损、卫表不固，风寒之邪乘虚而入，使肺失通调，水液停聚，壅塞鼻窍，邪正相搏于鼻窍所致。发病以内因为本、外因为标，内因与外因相合而致。本案患儿先天禀赋不足，后天调养失当，至肺脾肾三脏虚损为发病之根本。肺气虚，肺窍不利，卫表不固，见鼻塞、喷嚏、流涕、声低懒言、自汗、畏风等；肺失宣降，痰浊内聚，见夜眠打鼾、咳嗽、咳痰；肺经郁热，损伤肺液，则口干、流黄白涕；脾气虚弱，清阳不升，故见头痛、疲倦乏力；脾虚运化失常，则见纳差、便溏；肾气不固，则见小便频多。治疗时应谨求病机，坚持"急则治其标、缓则治其本"之则，辨证施治，缓解期肺脾肾虚，风邪未尽，治以健脾补肺、固表防风为主，兼以补肾。初诊以四君子汤加减补益肺脾、固表止汗，桑椹、盐山萸肉补益肝肾、收敛止汗、以固先天，麦芽健脾开胃消食、健后天之本，少量炒黄连以清心火、中病即止。二诊，患儿鼻鼽再发，虚寒之象较初诊明显，故去桑椹、炒黄连等寒凉之品，易白术、麦芽等为炒用，加强健脾之效，并加砂仁、陈皮等，加大温补力度，并嘱平时应重视护理，尤其应预防感冒，饮食忌生冷，以免寒凉伤脾损肺。

【案三】 李某，男，4岁半，2001年12月1日初诊。

1年前受凉后开始出现鼻塞、流清涕，经服中西药症状好转，但遇天气变化或闻及油烟等刺激性气味常易反复，间断门诊治疗，未见明显改善。2周前受凉后再发鼻塞，流清涕，打鼾等不适，遂转诊中医，求治于门诊。症见：鼻塞，流黄涕，晨起咳嗽，咳白黏痰，量多，平素易感，胃纳一般，眠差，打鼾，二便调，舌淡红，苔薄白，脉细。

西医诊断：变应性鼻炎

中医诊断：鼻鼽

辨治：肺失宣降，痰浊阻肺

治法：宣肺通窍，化痰止咳，健脾补气

处方：

蜜麻黄 3 克	苦杏仁 7 克	桔梗 7 克	前胡 6 克
紫菀 6 克	蜜枇杷叶 8 克	桑椹 10 克	太子参 10 克
炒白术 10 克	炒麦芽 10 克		

共5剂。

2001年12月8日二诊：鼻塞、流涕、咳嗽等好转，但昨日受凉后再次出现鼻塞，流涕，自行服用葱白姜茶，但未见改善。现鼻塞，流清涕，喷嚏，咳嗽，咯白黏痰，纳可，眠差，二便调，舌淡红，苔薄白，脉细。上方去杏仁、桔梗等；加桂枝4克温散表邪、助阳化气，浙贝母10克清热化痰。共5剂。

后续继以健脾益气、补肺、祛风通窍为法治疗，同时强调适度体育锻炼及节气调理，患儿诸症皆消，随访诉感冒次数较前明显减少近2年鼻炎未再发作。

按：多数医家根据小儿肺、脾常不足的中医学理论，认为本病与肺、脾密切相关，病性多属虚属寒，病机主要责之于肺脾气虚。《普济方》记载："肺者肾之母，皮毛之阳，元本虚弱，更以冬月助其令，故病者善嚏，鼻流清涕，寒甚出浊涕。"《灵枢·本神》中提到"肺气虚则鼻塞不利少气"，肺气对鼻窍有温煦和濡养作用，肺气充沛，宣发宗气、卫气布散于鼻窍，鼻得宗气、卫气的温煦，则生理功能活动正常，若肺气亏虚，鼻失温养，肺不主涕，则鼻窍功能失常，不耐外邪，遇寒则发为鼻鼽。脾为肺之母，土生金，肺金之精气有赖于后天脾土化生精微的不断补充，《脾胃论·脾胃盛衰论》载："肺金受邪，由脾胃弱，不能生肺，乃所生病也。"若脾胃虚弱，土不生金，或运化水湿乏力，聚湿生痰，则使鼻鼽反复发作。本案患儿肺脾气虚，感受风寒，肺失宣降而发病。鼻为肺之窍，通鼻窍宜配合宣肺。故治以宣肺通窍、温化痰浊、健脾益气为主。初诊鼻涕夹黄，稍有化热，故加蜜枇杷叶、前胡以清肺。二诊时患儿外感风寒，加桂枝增强温散之力，因小儿为"纯阳之体"，恐桂枝助阳化热，故伍以苦寒之浙贝母制约。本病虽然以虚寒为本，有时也会出现黄涕、咯黏痰等肺热之象，清宣肺热之品可短期少用，以治其标，不宜久用。

第三节　小儿哮喘

一、小儿哮喘概述

小儿哮喘是最常见的慢性呼吸道疾病，其患病率有不断增高的趋势。临床以反复发作的喘息、呼气性呼吸困难、胸闷或咳嗽为特征，本病发作有明显的季节性，以冬季及气温多变季节发作为主，因具有反复发作以及迁延难愈的特点，如果得不到及时有效的治疗，易迁延至成年。支气管哮喘在中医学里属于"哮证"范畴，中医在小儿哮喘缓解期治疗方面逐渐凸显出其优势。

关于小儿哮喘在古代文献记载甚多。最早当溯至《素问·咳论》："肺咳之状，咳而喘息有音，甚则唾血。"本病的发病原因既有外因，又有内因。外因主要为感受外邪、接触异气等；内因责之于禀赋不足、喂养不当。小儿肺脏娇嫩，脾常不足，肾常虚。肺虚卫外失固，腠理不密，易为外邪所侵，邪阻肺络，气机不利，津液凝聚为痰；脾主运化水谷精微，脾虚不运，酿湿生痰，上贮于肺；肾气虚弱，不能蒸化水液，上泛为痰，聚液成饮。肺脾肾三脏不足，痰饮内伏，遇感则发。

本病的治疗后世医家基本遵循"未发宜扶正气为主，已发以攻邪为主"的原则。发作期当攻邪以治其标，分辨寒热虚实，分别随证施治；缓解期治以扶正，调其脏腑功能。甄氏认为治疗小儿哮喘发作期重在理肺和脾，理肺在于宣肺、清肺而使肺气宣降，和脾在于健脾化痰。缓解期重在和脾固肾，和脾以治生痰之源，固肾以固气之根。主张治疗小儿哮喘全程均应当以顾护脾胃为先，小儿正处于快速生长发育的阶段，应注重健脾助运，脾运化有力，则痰浊自消。甄氏对小儿哮喘的防治重在缓解期，并以扶正祛邪、固本培元为法，从根本上调治患儿的体质，调整其免疫功能，增强其抗病能力，减少发作次数，提高生活质量。

二、小儿哮喘案

【案】 许某，男，7岁，2010年11月24日初诊。

4年前开始出现气喘，活动后及夜间尤甚，可闻及喉间哮鸣音，辗转就诊于多家中医院及西医院，规律使用吸入剂及中药治疗，但症状仍时有反复，平素极易感冒，感冒后气喘加重，出现咳嗽，咯痰等不适，遂至门诊就诊。症见：气喘，活动后及夜间尤甚，少许咳痰，咽痒，口干，晨起偶有喷嚏、清涕，眼眶黑，激素面容，纳眠一般，小便调，大便偏干，舌淡，舌薄白，脉细。

西医诊断：支气管哮喘

中医诊断：哮证

辨证：肺气不固，脾肾不足

治法：疏风宣肺平喘，固肾健脾

处方：

蜜麻黄4克	射干7克	桑椹10克	炒白术10克
前胡10克	紫菀6克	防风7克	紫苏叶8克
太子参10克	白芍10克	麦冬10克	茯苓10克

共7剂。

2010年12月3日二诊：已无气喘，少许咳嗽，晨起偶有喷嚏、清涕，眼眶稍黑，激素面容，纳眠可，二便调，舌淡，苔薄白，脉细。上方去前胡、防风、紫苏叶等；加桂枝4克、黄芪10克加强温肺益气之力。共7剂。

2010年12月10日三诊：晨起仍偶有喷嚏、清涕，无咳嗽、气喘，纳眠可，二便调，舌淡红，苔薄白，脉细。上方去桑椹、太子参等；加党参、大枣各 10 克加大补气健脾之力。共 7 剂。

患儿定期复诊，期间感冒 1 次，以疏风解表、固护卫表为法治疗后好转。

2011 年 1 月 21 日四诊：夜间时有少许咳嗽，眼眶黑及激素面容明显好转，余无不适，纳眠可，二便调，舌淡红，苔薄白，脉弦。予三诊处方基础上去紫菀、射干等；加炒六神曲 10 克与炒白术、茯苓等补气健脾固表。共 7 剂。

后患儿继续门诊调养 3 月余，现每逢季节变更很少再发病。

按：哮喘病因病机与伏痰密不可分，伏痰亦为其反复发作的宿根。通常因外感风、寒、湿等邪气引动伏痰而诱发。缓解期时，虽症状缓解，但"痰饮留伏，结成窠臼"的病机仍然存在，此宿根多责之于肺脾肾不足。肺虚则腠理不密，易感外邪，导致反复发作；脾虚不足，则运化失司，痰湿内生，气血生化不足，肺肾之气更虚；肾气虚弱，蒸化水湿乏力，聚为痰饮。本案患儿哮喘缠绵多年，中西医治疗效果均欠佳，久病伤及脾肾，平素易感冒，外邪引动伏痰，阻遏气机，故每因感冒而发作。正如《巢氏病源》言："小儿病气候：肺主气，肺气有余，即喘咳上气。若又为风冷所加，即气聚于肺，令肺胀，即胸满气急也。"故患儿病位在肺，与脾、肾相关。治疗时当分清标本缓急。初诊，治标为主，以蜜麻黄、射干、防风、紫苏叶疏风宣肺、解痉平喘，前胡、紫菀止咳化痰、共治其肺；以炒白术、太子参、茯苓健脾益气养阴；患儿长期使用激素，激素为纯阳之品，久用伤阴，故以桑椹、白芍、麦冬之品养阴生津。二诊、三诊、四诊时病情稳定，当治本为主，防止复发，正如《幼幼集成》曰："素有哮喘之疾，遇天寒暄不时，犯则连绵不已，发过自愈，不须上方。于未发时，可预防之。"服药后患儿诸恙悉减，渐至痊愈。

第四节　小儿肺络张

一、小儿肺络张概述

支气管扩张症是小儿比较常见的慢性肺损害性疾病，主要的临床症状为咳嗽、咳痰等。支气管扩张症的主要致病因素为感染、先天性和遗传性疾病、纤毛异常、免疫缺陷以及异物吸入。目前，在我国支气管扩张症患儿的发病率呈现逐年上升的趋势。导致支气管扩张症的危险因素很多，不同的年代、地域，起病原因各不相同。有研究表明小儿支气管扩张症的主要危险因素为反复肺炎病史。相关研究表明，反复肺炎是大多数患儿支气管损伤的主要原因。其临床表现主要为慢性咳嗽，咯痰和（或）反复咯血，属于中医"咳嗽""肺痈""咯血"等范畴，后期亦可归属于"肺痿""劳嗽"等病症。其临床变证较多，治疗亦较复杂和困难。

支气管扩张症病因一般可分为内因和外因，外因为外感六淫之邪，内因多指肺气亏虚、饮食不当及七情内伤，而内因在支气管扩张症的患病中起关键作用。《医门法律》卷六云："肺痈由五脏蕴崇之火，与胃中停蓄之热，上乘乎肺，肺受火热熏灼，即血为之凝，血凝即痰为之裹，遂成小痈。"《医碥·咳嗽血》说："火刑金而肺叶干皱则痒，痒则咳，此不必有痰，故名干咳，咳多则肺络伤，而血出矣。"唐容川《血证论·咳血》谓："此证多系痰挟瘀血。碍气为病。若无瘀血。何致气道如此阻塞以致咳逆倚息。而不得卧哉。"可见该病的形成与痰、火、瘀等病理因素密切相关。甄氏认为小儿支气管扩张症的发生，乃以肺虚为本，盖"邪之所凑，其气必虚"，易受外邪侵袭，尤以风热、风寒、风燥犯肺为主；而痰浊、火热、瘀血则为其标，小儿脾虚则不能散津于肺，致使痰饮上渍于肺。

辨证论治是中医治疗的根基，治病求本，痰从何而来，脾虚湿盛或气虚津停致痰饮内生，需详辨之。脾虚湿盛者，宜燥湿健脾，渗湿利水；气虚津停者，应益气健脾行津以消痰饮。热从何而生，外来之热或内生郁热亦需详审之。外来之邪，辛而散之，内湿郁热，疏调气机以化之，则湿去热孤，痰热自消。久病者，气血阴阳失调，用药尤当谨慎。肺喜润恶燥，痰热内蕴，若燥热克之，易伤肺津，故选方用药需固护津液，喜用川贝母、蜜枇杷叶、紫菀、款冬花、南沙参、北沙参等润肺化痰且不伤阴液之品。若遇咯血患者，切忌一味清热泻火，凉血止血，苦寒之品直折其火，但易损伤阳气，致血行不畅而留瘀，故常佐牡丹皮、当归、三七之类活血化瘀、养血止血不留瘀。

针对小儿支气管扩张症，甄氏尤其注重固护脾胃，喜用炒麦芽、炒谷芽、白术、茯苓、太子参等药物，"治痰先治脾"，健脾化痰以绝生痰之源，而且脾胃乃"后天之本"，补脾健运则生化有源。《杂症会心录》："肺痈之症。初起难于辨别。既成拘于清热解毒。千人一类。用开提补元。可为万世之良法。"可见在治疗支气管扩张症时，尤其是小儿支气管扩张症，重视固本培元方为良法。

二、小儿肺络张案

【案一】 陈某，男，15岁，1992年7月22日初诊。

3年前感冒后开始出现反复咳嗽咳痰，未予重视。1991年8月开始出现咳嗽、咳痰加重，咳黄脓痰，伴咯血，胸闷等不适，于当地医院就诊，诊断为支气管扩张症伴感染，予抗感染、止血及止咳化痰等处理后，症状改善。但近半年来，仍有咳嗽、咳痰等不适，1周前再发咯血1次，约5ml，色鲜红，咳嗽、咳痰加重，就诊于当地某医院，经住院治疗后无咯血，但仍有咳嗽、咯黄痰等不适，遂至门诊就诊。症见：咳嗽，咳黄脓痰，量适中，偶有晨起痰中有血丝，胸部憋闷感，少许气短，咽部不适，纳眠可，二便调，舌尖稍红，苔薄黄，脉弦细。

西医诊断：支气管扩张症

中医诊断：肺络张

辨证：痰热蕴肺，灼伤肺络

治则：清肺化痰止血，补气健脾养阴

处方：

太子参 15 克	桑椹 12 克	茯苓 10 克	浙贝母 15 克
蜜枇杷叶 10 克	紫菀 10 克	龙脷叶 10 克	苦杏仁 10 克
黄精 10 克	炒麦芽 20 克	白及 10 克	
共 10 剂。			

1992 年 8 月 19 日二诊：仍有咳嗽，咯黄痰，量多，余症状大体同前，纳眠可，二便调，舌淡红，苔薄黄，脉弦细。上方去桑椹、茯苓、黄精、白及等；加金荞麦 10 克、射干 10 克加强清肺化痰之力，枳壳 10 克宽胸理气化痰，白术 15 克健运脾胃，使脾健痰自消。共 7 剂。

1992 年 8 月 25 日三诊：咳嗽较前减轻，咯痰量减少，痰色转白，已无胸闷、气短、咽中不适，纳眠可，二便调，舌淡红，苔薄白，脉细。上方去射干、金荞麦、枳壳等；加黄芪 10 克、茯苓 10 克健脾益气渗湿，桑椹 10 克滋阴补血、生津润燥。共 7 剂。

后患者继续定期门诊复诊，缓解期以健脾固肾为法，急性发作期以清肺化痰、固护脾胃为法，病情稳定，治疗至今未再因支气管扩张症复发住院。

按：《张氏医通·诸气门下·肺痛》提出："盖由感受风寒。未经发越。停留肺中。蕴发为热。或挟湿热痰涎垢腻。蒸淫肺窍。皆能致此。"本案患儿为外邪袭肺，邪未尽除，留于肺中，久蕴成热，煎灼肺液成痰，痰热互结，蒸化成脓所致。此患者久用抗生素耗伤阳气，加上脾胃运化失常，湿浊内生，上犯肺窍，故痰多；痰壅气机，故胸部憋闷；"火为元气之贼"，肺热内盛，耗损气阴，故气短、舌尖稍红。治疗时当清肺化痰为主，兼顾健脾益气。但清肺要注意 2 个要点，一是不宜以过于苦寒之品清火，二是清热不宜过久，中满即止。因肺为华盖、娇脏，是清虚之脏，吴鞠通言"治上焦如羽，非轻不举"，故用药当以轻清、宣散为主。初诊、二诊时虽以清肺化痰立法，但用药少、剂量轻，选用蜜枇杷叶、浙贝母、龙脷叶、金荞麦。三诊痰量减少、痰色转白，便即去大苦大寒之龙脷叶、金荞麦，而加桑椹"壮水之主以制阳光"。支气管扩张症常因外感诱发，故治疗时当分清其为缓解期，还是急性发作期，根据疾病所处的阶段选用合理的治疗方案。

【案二】李某，男，8岁，2005年2月3日初诊。

反复咳嗽咯痰3年余，于当地医院查胸部CT提示支气管扩张症，长期坚持于外院住院及门诊治疗，但仍发作频发。近1年来，反复口腔溃疡，每次溃疡持续半月余方能愈合，溃疡出现时咳嗽、咳痰亦加重，遂至门诊就诊。症见：少许咳嗽，咯白痰，咽干，无咯血，无胸闷气促，无心慌心悸，面青黄，眼眶黑，纳眠可，二便调，舌淡红，苔薄白，脉细弱。既往胸内淋巴结结核病史3年余，规范抗结核治疗后已愈。

西医诊断：支气管扩张症

中医诊断：肺络张

辨证：气阴两虚，痰浊阻肺

治则：益气养阴，健脾补肺，止咳化痰

处方：

桑椹 15 克	黄精 10 克	炒麦芽 15 克	炒白术 15 克
北沙参 10 克	紫菀 10 克	麦冬 10 克	蜜枇杷叶 10 克
党参 10 克	茯苓 10 克	大枣 10 克	

共7剂。

2005年2月18日二诊：仍有少许咳嗽，咯白痰，咽干，自觉牙龈肿胀感，面青黄，眼眶黑，纳稍差，眠可，二便调，舌淡红，苔薄白，脉细弱。上方去黄精、北沙参、大枣、党参、茯苓等；加麦芽15克、陈皮5克健脾消食、理气化痰，前胡7克、浙贝母10克止咳化痰，牛膝10克引虚火下行。共7剂。

2005年3月1日三诊：偶有咳嗽，咯痰，少许流清涕，口腔溃疡面青黄，眼眶黑，唇红，纳眠可，二便调，舌尖红，苔薄白，脉弦细。上方去麦芽、陈皮、前胡、桑椹等；加白芍10克柔肝，醋鳖甲15克滋阴潜阳，炒黄连3克清心火，炒六神曲10克健脾消食。共14剂。

2005年3月15日四诊：面色改善，眼眶黑色变淡，唇色转为淡红，无咳嗽、咯痰等不适，纳眠可，二便调，舌淡红，苔薄白，脉弦细。上方去炒黄连、白芍等；余守方续服。共14剂。

患儿间断复诊2月余，随访至今已有1年余，诸症皆平。

按：本案患儿病处稳定期，整个就诊期间未出现急性加重症状，故治疗时当以治本为主。正如《景岳全书》言："此证皆因……脾土亏损，不能生肺金，肺金不能生肾水……苟能补脾肺滋肾水，庶有生者。若专攻其疮，则脾胃益虚，鲜有不误者矣。"治本从补益肺脾肾着手。故各诊次中多用炒麦芽、炒白术、党参、大枣、黄精、炒六神曲等健脾补肺、培土生金，以桑椹、牛膝等固肾；因肝主疏泄，肺主肃降，二者相互协调，调节气机的平衡，若肝火旺，肝火循经上行横逆侮肺，气火上逆，肺络损伤，灼液成痰，易致支气管扩张症复发，"清一分肺热，即存一分肺气"，故虽以固本扶正为主，但仍应重视清肺之热、救肺之气，则肺不致焦腐，其生乃全，故佐以前胡、紫菀、蜜枇杷叶、浙贝母、麦冬等清润之品，清肺中热，以牛膝、白芍、醋鳖甲、炒黄连等柔肝、清心、滋阴潜阳，防心肝等君相之火犯肺灼伤肺络；患儿面青黄、眼眶黑、唇红，为脾虚肝旺之象，故后续治疗时当加大健脾平肝之力，平调其体质，方为真正的治病之根本。

【案三】 吴某，女，10岁，2007年7月14日初诊。

反复咳嗽、咳痰2年余，曾于外院行胸部CT提示：肺部慢性炎症伴支气管轻度扩张症，多次就诊于儿童医院，咳嗽、咳痰仍时有发作，近1年来感冒频繁，每次感冒均引致支气管扩张症复发。2周前感冒后再发咳嗽、咳痰，经抗感染、止咳化痰等处理后好转，仍有痰多、质黏等不适，遂至门诊就诊。症见：偶有咳嗽，咯痰，质黏，鼻塞，无咯血，无胸闷气喘，口臭，纳差，眠可，二便调，舌尖稍红，苔白微厚，脉弦细。

西医诊断：支气管扩张症

中医诊断：肺络张

辨证：脾虚痰浊阻滞

治则：健脾祛湿化痰

处方：

麦芽10克	谷芽10克	白术10克	茯苓10克
太子参10克	桑椹10克	浙贝母15克	蜜枇杷叶10克
麦冬10克			

共7剂。

2007年7月22日二诊：无咳嗽、咯痰等不适，鼻塞、胃纳改善，余症状大体同前，舌淡红，苔薄白，脉弦细。上方加桂枝10克温通鼻窍。共7剂。

继续以健运脾胃为法治疗1月余，诸症皆平。

按：《灵枢·营卫生会》曰："人受气于谷，谷入于胃，以传于肺，五脏六腑皆以受气。其清者为营，浊者为卫，营在脉中，卫在脉外。"《黄帝内经太素》："平人之常气禀于胃，胃者平人之常气也，人无胃气曰逆，逆者死。"本案患者，脾胃受损，脾为土，灌溉四傍，脾虚，五藏不足。平素易感冒、咳嗽、鼻塞为肺气不足之象；纳差、口臭为脾胃不足、饮食积滞之象；痰多为脾虚生痰，蕴于肺中之象，卫表不固，反复感邪，气损及阳，故见鼻塞加重。"故善治脾者，能调五脏，即所以治脾胃也；能治脾胃，而使食进胃强，即所以安五脏也"。脾胃为后天之本，治疗时当尤重调脾胃。初诊病处稳定期，治疗以健运脾胃、祛湿化痰为法，选用麦芽、谷芽、白术、茯苓、太子参健脾补脾、消食和胃，使食滞消、滞热除、痰湿去；麦冬、桑椹润已成之热，防热入肺脏，加重旧疾；以浙贝母、蜜枇杷叶两味药清肺化痰。二诊滞热已去，故加桂枝温通经脉、助阳化气。支气管扩张症患儿病之标为痰热蕴肺，但临床应辨证治疗，切勿见痰消痰清痰，若有阳虚，可选相对温和之品补之，不应畏惧。

【案四】 周某，女，9岁，2008年1月21日初诊。

反复咳嗽咯痰8年，曾于当地医院行胸部CT检查，诊断为支气管扩张症。每遇咳嗽咳痰加重，均需于当地医院行抗感染、止咳化痰等处理后方可缓解，但每遇天气变化及感冒仍会发作或加重。10天前感冒后出现发热，咳嗽，咯黄痰，于当地医院治疗，服用阿奇霉素及强力枇杷露等后热退，但咳嗽咳痰加重。现患者为求进一步治疗，遂至门诊就诊。症见：咳嗽，咯黄浓痰，量多，活动后少许气促，无鼻塞流涕，平素易感冒，发热，面黄肌瘦，纳欠佳，偶眠差，二便调，舌稍红，苔微腻，脉细。

西医诊断：支气管扩张症

中医诊断：肺络张

辨证：痰热阻肺，脾肾不足

治法：清热化痰止咳，健脾益气固肾

处方：

| 浙贝母10克 | 蜜枇杷叶8克 | 葶苈10克 | 前胡10克 |
| 紫菀10克 | 桑椹10克 | 炒麦芽10克 | 大枣10克 |

共14剂。

2008年2月18日二诊：咳嗽、咳痰、气促较前改善，胃纳仍差，睡眠改善，余症状大体同前，二便调，舌淡红，苔微腻，脉细。上方去蜜枇杷叶、前胡等；加茯苓、五指毛桃、白术各10克补气健脾祛湿，北沙参10克养阴润肺。共14剂。

2008 年 3 月 3 日三诊：已无明显咳嗽、咳痰、气促，咽部少许白痰，纳眠可，二便调，舌淡红，苔薄白，脉细。上方去苇茎、茯苓、五指毛桃等；加陈皮 5 克理气健脾、燥湿化痰，黄精 10 克补气养阴、平补肺脾肾。共 14 剂。

后患儿间断门诊复诊，以健脾固肾立法，现已可平稳过度天气变化，平素感冒次数明显减少，面部渐转红润。

按：《诸病源候论·咳嗽病诸候》有云："肺感于寒，微者即成咳嗽，久咳嗽，是连滞岁月，经久不瘥者也。凡五脏俱有咳嗽，不已，则各传其腑。"此即言咳嗽之发生发展过程，可知久咳者，不能单求于肺，需审察五脏六腑，知其传变。本案患儿年幼即起病，病程日久，耗伤肺脾肾之气。肺主皮毛，肺气不足，则易感冒；脾主运化，若脾胃受损，水湿无以运化，则聚而为痰，故痰多，舌苔微腻；痰饮内伏，每遇风寒湿等外邪侵袭，肺卫不足以固守，则外邪勾动伏痰，留滞气道，表现为反复咳嗽咯痰、痰多色黄、气促、发热等；痰热灼伤阴液，故见舌稍红。而本次患儿为外感后咳嗽咯痰加重来诊，就诊时表证已除，当为本虚标实，本虚以脾肾不足为主，标实则为痰热阻肺。治疗当分两步，第一步止咳化痰、健脾固肾并进；第二步待痰湿或痰热实证得解，则以健脾固肾为主，脾为肺之母，脾健则肺自固，肺卫得固，则外邪难袭，中下焦得健，则水湿运化，无以成伏痰。故初诊时用浙贝母、蜜枇杷叶、苇茎以清热化痰，前胡、紫菀以降气化痰止咳，桑椹补肝肾之阴，炒麦芽、大枣健脾益气，防清热之品损伤脾胃。二、三诊时，咳嗽、咳痰改善，此为痰热渐去之势，可逐步撤出清热化痰之品，增加健脾固肾的力度。

第五节　疳　　证

一、疳证概述

疳证是由于喂养不当，或因多种疾病的影响，导致脾胃受损、气液耗伤而形成的一种小儿慢性疾病。临床表现以形体消瘦、面色青黄、毛发干枯、饮食异常、大便不调等为特征，多好发于 5 岁以下的儿童。本病相当于西医的蛋白质—能量营养不良、维生素营养障碍等。中医古籍亦称之为"疔奚""疳病""疳症"等。根据其疾病进展的临床表现特点，可以分为疳气、疳积与干疳。

历代中医医家多认为疳证虽然病因各异，但是其病变关键归于脾胃虚损、津液亏虚。《医心方》言："蒸盛过伤，则内变为疳，蚀人五脏。"强调疳证可伤及五脏，且属于慢性疾患。《太平圣惠方》："夫小儿疳疾者。其状多端。虽轻重有殊。形证各异，而细穷根本。主疗皆同。由乳哺乖宜。寒温失节。脏腑受病。血气不荣，故成疳也。"指出疳证虽然病因各异，但最常见还是喂养不当、病后失调致气血亏虚。由于小儿乳食不知节度，容易喂食太过或不及，而损伤脾胃。喂食太过包括过食肥甘厚腻之物、滋补增益之品或生冷寒凉之食，而小儿"脾常不足"，难以运化，则食积难消，日久成积，积久成疳。喂食不及包括乳食喂养不足，辅食添加不及时，或挑食偏食等导致营养摄取不足，脾胃无以生化精微，气血无源，脏腑无以濡养，最终脾胃亏虚，或是亏虚成疳，或是饮食积滞于内，脾虚不运，聚积成疳。正如《小儿药证直诀·脉证治法》所载："疳皆脾胃病，亡津液之所作也。"

甄氏根据多年积累的经验，结合万全提出的小儿"两有余，三不足"的生理特点，认为除脾胃不足、饮食积滞外，心肝火盛亦是疳证疾病发展中不可忽视的因素。正如万全《育婴家秘》言小儿："盖肝之有余者，肝属木，旺于春。春乃少阳之气，万物之所资以发生者也。儿之初曰芽儿者，谓如草木之芽，受气初生，其气方盛，亦少阳之气，方长而未已，故曰肝有余……心亦曰有余者，心属火，旺于夏，所谓壮火之气也。"若小儿积滞脾胃，则易土壅木郁，致肝郁化火，甚则肝火上炎，扰动心神；若小儿阴津不足，心肝阴虚，则虚火内生。

治疗方面，应当结合患者的具体情况，灵活论治，不能困守于脾胃虚弱的病机，纯以补法，而应察其虚实。若以脾虚为主，兼夹少许食积，则重用补益，少佐消食导滞；若食积明显，则以消食导滞为主，辅以健脾补脾之品托补中焦；同时应兼顾心肝之火是否亢盛，实火易清，虚火易润。但由于小儿生理"脾常不足"的特点，清疳火、养阴液之品不宜久用、多用，当以平为期。

二、疳证案

【案】陈某，女，4岁半，1986年8月21日初诊。

近2年来生长发育迟缓，胃口差，易感冒，每逢感冒必发烧，曾多处寻求中西医诊治，均未见效，现患儿父母为求进一步中医治疗，遂至门诊就诊。症见：形体消瘦，面色青黄，脾气急躁，好动，胃纳差，夜眠不安，易醒，夜间磨牙，汗出多，小便稍黄，大便偏干，舌红，苔黄微腻，脉细。

中医诊断：疳证

辨证：肝旺脾虚，食积中阻，气阴两伤

治法：柔肝健脾，消积导滞，益气养阴

处方：

| 枳壳 10 克 | 白芍 10 克 | 麦芽 10 克 | 鸡内金 8 克 |
| 麦冬 10 克 | 太子参 10 克 | 桑椹 10 克 | |

共 5 剂。

1986 年 8 月 26 日二诊：胃纳、二便较前好转，仍面色青黄，夜眠不安，易醒，夜间磨牙，汗出多，舌红，苔薄白，脉细。上方去枳壳、鸡内金、太子参等；加独脚金 10 克清热消积除疳，茯苓 10 克、白术 20 克、黄芪 10 克健脾补气。共 14 剂。

1986 年 9 月 12 日三诊：诉服药后诸症皆好转，3 日前不慎受寒，出现鼻塞、流涕、咳嗽，予当地医院治疗，稍有好转，现鼻塞，流清涕，偶有咳嗽，面色青黄，胃纳差，夜眠稍安稳，好动稍减，夜间磨牙，汗出减少，大便偏干，舌红，苔薄白，脉细。上方去茯苓、独脚金、黄芪等；麦冬减至 8 克、白芍减至 6 克、白术减至 10 克，防滋腻之品碍邪；加太子参 10 克益气养阴，枳壳 8 克行气导滞，紫菀 6 克化痰止咳、通便等。共 7 剂。

1986 年 9 月 19 日四诊：面部青黄之色渐收，夜间磨牙减少，胃纳、大便调，仍汗多，形体消瘦，舌红，苔薄白，脉细。上方去枳壳、白芍、麦冬、桑椹等；加黄芪 10 克补益脾气，黄精 15 克补脾肾之气阴，盐山萸肉 10 克补肾固涩，稻芽 15 克健脾消食、防诸药碍胃。共 7 剂。

坚持每月复诊 1 次，依前法健脾消食、补气养阴，视其兼症，随证加减。半年后诸症皆除，形体渐充，身高、体重均达标。

按：疳证是古代儿科四大要证之一。《诸病源候论·小儿杂病诸候三》中言其病因病机为："小儿疔奚（疳证之异名）病者，由哺食过度，而脾胃尚弱，不能磨消故也。哺食不消，则水谷之精减损，无以荣其气血，致肌肉消瘠。"现代社会独生子女居多，父母多有宠溺，或父母工作繁忙，子女随祖父母一辈生活，溺爱尤甚，以致喂养不当，饮食不节，脾胃受损，出现不思饮食，形体渐瘦。患儿长辈不知其乃因脾气郁而水谷不化，气不运而食积留滞，反责之挑食，更强与之，日复一日，斯疳证生矣。此案患儿胃纳差、形体消瘦、夜间磨牙均为脾胃亏虚、食积内停的表现；脾虚无以运化水谷精微，卫气生化匮乏，卫外失司，则多汗、易感冒；小儿有"肝常有余，脾常不足"，若脾虚食积，土壅木郁，则致肝郁化火，出现好动，夜眠不安，易醒；肝火灼伤阴液，故见大便干结；舌红、苔黄微腻、脉细亦为肝旺脾虚、食积中阻、气阴不足之象。治疗上应标本同治，采用阶梯式的分段治法。初期以健脾消积为主，辅以养肝柔肝，故初诊时用枳壳、麦芽、鸡内金行气消食，白芍、桑椹养肝柔肝，麦冬养阴润肠，太子参益气养阴；后期则以健运脾胃为主。整个治疗过程中，养阴之剂虽必不可少，但不宜过多，因脾胃本虚，滋阴之品黏腻寒凉，易伤脾碍胃，且脾胃主运化，待补足脾胃，则阴液自复。

附：1. 小儿发热案

【案】陈某，女，1.5岁，2006年4月28日初诊。

患儿形体消瘦，脾气大，容易反复感冒，2天前受凉后出现发热，最高体温达39℃，自服退热药及物理降温后体温可下降，但随即复又升起，遂至门诊就诊。症见：发热，体温38℃，无恶寒，无全身酸痛，鼻塞，喷嚏，流清涕，少许干咳，无恶心呕吐，无腹痛，口气重，胃纳差，睡眠不宁，小便调，大便偏烂，舌红，苔黄微腻，脉浮数。

西医诊断：发热（急性上呼吸道感染）

中医诊断：外感发热

辨证：外感风寒化热

治法：疏风清热

处方：

防风5克	牛蒡子5克	青蒿6克（后下）	连翘6克
柴胡10克	前胡6克	紫菀6克	薏苡仁10克

共4剂，早晚各1剂。

2006年4月30日二诊：服药第2天，烧已退，昨夜再次发热，最高体温达39℃，自行服用退热药后体温仍反复，现发热，体温38.6℃，流清涕，喷嚏，无咳嗽，稍烦躁，口气重，胃纳差，睡眠不宁，二便调，舌红，苔薄黄，脉浮数。上方去柴胡、牛蒡子等；连翘加至10克、加水牛角15克加强清热凉血之效。共4剂，早晚各1剂。

服用第1剂药40分钟后，体温便退至正常，未再复热，恐余热未尽，体温旋起，遂仍将上方尽剂。

2006年5月7日三诊：面青黄，口气重，无发热，无流涕、喷嚏，无咳嗽，胃纳差，睡眠欠佳，小便调，大便偏烂，舌淡红，苔白腻，脉濡。考虑风热已除，食滞胃脘。治疗以健脾消食化滞为主。

处方：

麦芽10克	稻芽10克	鸡内金15克	茯苓10克
白术10克	布渣叶4克	山药10克	

共4剂。

按：《景岳全书·小儿则》中提到："小儿发热证，其最要者有四：一则外感发热，二则疮毒发热，三则痘疹发热，四则疳积发热。凡此四者之外，如饮食、惊风、阴虚、变蒸之类，虽亦有之，然各有其说，均当详辨。"此案患儿体型偏瘦，毛发稀疏、色黄，面色青黄，性情较急躁，平素易感，胃纳差，大便稀烂，为疳证，故其特点为典型的肝旺、脾虚、食滞。此类患儿外感风寒极易受肝火、胃热影响，入里化热，发为高热，若食滞不去，热易反复缠绵。故治疗时当以疏风清热为主，兼顾消食化滞。初诊急则治其标，以防风、牛蒡子疏风清热，青蒿、连翘合柴胡卫气同解，前胡、紫菀宣肺止咳，稍佐薏苡仁生用以清热健脾、化湿祛浊。因热邪入里较深，柴胡、青蒿、连翘清卫气分之品未能奏效，故二诊时加用水牛角，加大连翘用量，既可加大清气分热之力度，亦可入营血分，清热凉血。三诊患儿已无发热，宜力专健脾消积，除食滞之热，强脾胃运化，脾胃健运，气血充盛，则不易感邪。

2. 小儿呕吐案

【案】 王某，女，2 岁，1988 年 7 月 28 日初诊。

1 月前发热后出现纳差，饭后易呕吐胃内容物，反复多次就诊于多家中西医院治疗，均未缓解，近来患儿消瘦明显，遂至门诊就诊。症见：纳差，饭后时有呕吐，吐出物为清稀痰水及不消化的食物残渣，精神疲倦，消瘦，面色苍白，四肢欠温，睡眠可，小便调，时有腹痛，纳差大便溏，舌淡，苔薄白，脉细无力。

西医诊断：呕吐

中医诊断：呕哕

辨证：脾气亏虚

治法：健脾益气

处方：

炒麦芽 10 克	炒白术 10 克	太子参 10 克	黄芪 10 克
甘草 3 克	茯苓 10 克		

共 4 剂。

服药后患儿胃口改善，再未呕吐，无腹痛，大便亦成形。

1988 年 9 月 17 日二诊：1 天前受凉后再次出现呕吐，呕吐物以清水为主，少许恶寒，无发热，胃纳欠佳，二便调，舌淡红，苔薄白，脉紧。考虑为外邪客胃，致胃的纳降功能失常，反降为升，引发呕吐。当以芳香化浊、散寒解表为治疗大法。

处方：

藿香 7 克	佩兰 7 克	薏苡仁 10 克	炒麦芽 10 克
防风 7 克	紫苏叶 7 克	紫苏梗 7 克	陈皮 4 克
法半夏 5 克			

共 4 剂。

按：呕吐是小儿时期常见病症，不同年龄、不同疾病均可引起呕吐。《诸病源候论·呕吐逆候》记载小儿呕吐的原因有"儿啼未定，气息未调，乳母匆遽以乳饮之""乳母将息取冷，冷气入乳""解脱换易衣裳及洗浴、露儿身体、不避风冷"等。大多认为寒、热、积、滞是引起呕吐的主要病因。本案患儿 2 次就诊，其病因病机不尽相同。初诊时患儿因发热，使用寒凉药物治疗后出现呕吐，结合症状、舌脉，脾气不足之象尤为明显，脾胃气虚，纳运无力，气逆而吐，故治疗以健运脾胃、消食和胃为则，以四君子汤为底加减给予，四剂而愈；二诊时，患儿呕吐物清稀，《素问·举痛论》曰："寒气客于肠胃，厥逆上出，故痛而呕也。"《古今医统大全》记载："冷吐则清涎夹乳吐出，小便清而多。"故此诊为外邪客胃，中焦气滞湿阻，浊气上逆所致，治疗以芳香化浊、散寒解表为主，给予藿香正气散加减。治疗呕吐时，不可一味见呕止呕，当明辨虚实，虚则补之，实则因势利导，祛邪外出，方可取效。

3. 小儿汗证案

【案】潘某，男，3岁半，1985年4月26日初诊。

患儿自幼汗多，平素体虚，容易感冒。近1年来因感冒、咳嗽、肺炎而住院治疗近4次，家属为寻求中医中药治疗，遂于门诊就诊。症见：白天轻微活动后即衣帽尽湿，夜卧初寐时头颈背部汗出如洗，3天前不慎着凉后伴少许咳嗽，痰多，色白，质稀，咳甚气喘，精神可，无发热，轻微恶寒，无鼻塞流涕，纳食偏少，口中时有异味，寐欠佳，翻身多，寐中时有磨牙，眠可，大便1~2日1次，质干，小便调，舌淡红，苔薄白，脉细稍弱。

西医诊断：多汗症

中医诊断：汗证

辨证：肺脾两虚，营卫失调，食滞积热

治则：补肺健脾，调和营卫，消积清热

处方：

蜜麻黄3克	浙贝母10克	紫苏子5克	紫菀5克
苦杏仁5克	太子参5克	桑椹10克	六神曲10克
煅龙骨10克（先煎）		煅牡蛎10克（先煎）	

共7剂。

1985年5月3日二诊：汗出减少，无咳嗽咯痰等不适，纳食较前稍增，睡眠有所改善，小便调，大便偏干，舌淡红，苔薄白，脉细。四诊合参，外感之邪已驱，去解表宣肺平喘之蜜麻黄，以防宣发太多伤正，止咳化痰之浙贝母、紫苏子、紫菀、苦杏仁等；加黄芪10克、太子参增至10克加大补肺脾之气、固表力度，白术10克健脾，白芍5克柔肝，独脚金5克消食滞。共7剂。

服药后第3天随访，患儿汗出明显缓解，后间断门诊调治近3个月，至今1年再未出现感冒、咳嗽等不适。

按：小儿汗证是指小儿在安静状态下或正常环境中，全身或局部出汗过多，甚则大汗淋漓的病证。虽有虚实之分，但临证时以虚证多见，常见患儿体型虽丰却肌肉松软，抵御外邪的能力不足，易于反复发生呼吸道感染，其病机主要为肺虚而玄府开合失司，营阴不藏，卫阳不固，阴阳失调。如《幼幼集成·诸汗证治》曰："然阴虚阳必凑之，故发热而自汗，阳虚阴必凑之，故发热而自汗。是皆阴阳偏胜所致也。"小儿肺脏娇嫩，卫外功能不固，脾胃之体成而未全，脾胃之气全而未壮，脾虚而"土不生金"；加之小儿饮食不节，寒温不能自调，容易罹患外感，而外感又容易加重汗出，两者互为因果，形成恶性循环。此患儿平素体质虚弱，易于感冒，日久损伤肺脾之气，致肺虚不密，脾失健运，卫阳不固，阴阳失和，营阴外泄，故动则汗出明显；卫表不固、风寒之邪袭肺、肺失宣降而出现咳嗽、痰多、气喘；脾失健运、食积而化火，而出现口中有异味、夜寐欠安、寐中时有磨牙、大便干等不适；舌淡红、苔薄白、脉细稍弱均为肺脾两虚、营卫失调、食滞积热之象。治疗当以补肺健脾、调和营卫、消积清热为主。初诊时煅龙骨、煅牡蛎敛汗潜阳，六神曲消食滞，太子参补肺气，蜜麻黄、浙贝母、紫苏子等宣肺散寒、止咳化痰。二诊时用黄芪、白术等补肺益气固表，白芍柔肝平肝，独脚金消食积等。治疗方面，要强调补而不燥，滋而不腻，敛汗而不留邪，祛邪而不伤正，方能调阴阳，卫表固，汗出自止。

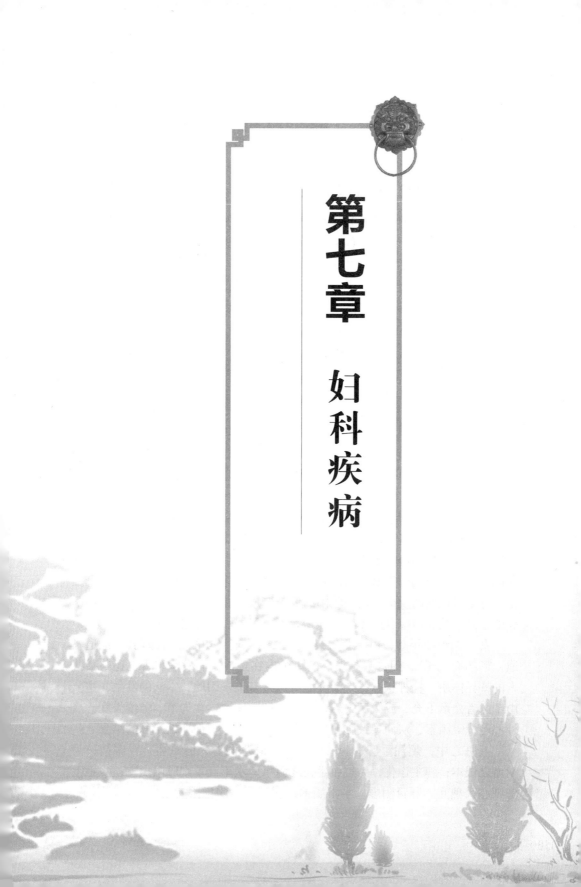

第七章 妇科疾病

第一节　围绝经前后诸症

一、围绝经前后诸症概述

妇女更年期综合征在中医范畴称为"绝经前后诸证"，亦称"经断前后诸证"。即妇女在绝经前后（45~55岁），由于卵巢功能衰退，导致内分泌失调，自主神经功能紊乱所产生的一系列的症候群，如烦躁易怒、精神抑郁、眩晕耳鸣、心悸失眠、烘热汗出、阵性潮热；或食少便溏、倦怠乏力；或月经紊乱、情志不宁等等。这些症状或重或轻，出现症候类型或多或少，持续时间或长或短，短者一年半载，长者迁延3~5年。

更年期综合征在古籍中并未统一记载，但其症状常散见在"年老血崩""年老经断复来—脏躁""百合病""绝经前后诸证"等病证中，十分常见。而六十年代开始，诸如《哈荔田妇科医案医话选》《百灵妇科》等妇科论著均有专篇论述。现代医家中，普遍认为本病的发生是由于妇女年届七七，肾气渐衰，冲任亏虚，精血不足，或因情志抑郁，营阴暗耗，致使肾之阴阳失调，进而影响心、肝、脾脏诸功能紊乱，从而出现更年期综合征的种种征象，肾虚是致病之本。亦有医家将其分为肾阴虚及肾阳虚两种证型。

甄氏认为更年期综合征的出现，其本在于阴阳为之失衡，脏腑气血为之失调。《黄帝内经》云："女子……七七任脉虚，太冲脉衰少，天癸竭，地道不通，故形坏而无子也。"肾气的失调进而引起了阴阳的失衡、脏腑气血的失调。阴虚则阳失潜藏而阳亢；阳虚则水不化气而阴盛。更年期综合征是一种全身证候的反应，由于阴阳的偏倚造成五脏六腑的盛衰改变，再而引起的证候，故应该综合整体辨证施治，不可只着眼于肾之阴阳失衡。

女子到绝经年龄，由于肾气衰、天癸竭，全身功能相对减弱，"地道不通，形坏而无子"，但这只是发病的一个内在条件。而发病与否也还与某些人的特异体质、精神状态、生活环境等因素有关。因此，本病的发生，主要由于患者禀赋不充，或久病失养，兼之七情所伤、饮食失节、劳倦失度，或外邪侵扰等因素，从而导致脏腑功能失和，进一步损伤冲任二脉的结果。

五脏之中，须注重肝、脾、肾三脏。肝肾同源，肝藏血，肾藏精，为精血之根本；脾主运化，为气血生化之源泉。水不涵木则肝阳上亢；水不上济则心火独亢。肝肾阴虚，水不涵木，则表现为阴虚阳亢之象；肾精不足，心阴虚而心阳亢，可致心肾不交。元阳不固，中焦化生无权则清阳不升，水湿停留。脾肾阳虚，命门火衰，脾土失煦，则出现脾肾阳虚之候。此外，尚有肝气郁结，心脾两虚导致气血失调，影响冲任。

肝肾阴虚者，治宜滋养肝肾，或兼以育阴潜阳、宁心降火。肾阳亏虚者，治宜补肾助阳，或兼以温补脾阳，或补心健脾。治疗上以滋养肾气为主，以调和五脏为法，调节脏腑阴阳平衡，切忌攻伐过猛，劫阴伤阳。

二、围绝经前后诸症案

【案一】 韩某，女，53 岁，1992 年 8 月 7 日初诊。

2 年前开始月经不规律，每隔 2~3 个月一行，月经近 1 年未至。半年前因家中变故，出现烦躁易怒、潮热汗出、胸闷、食少纳呆、夜寐难安等不适，就诊于某大学附属医院，经一系列检查，诊断为自主神经功能紊乱，给予药物治疗（具体不详）后未见缓解，仍有烦躁、潮热汗出、眠差，时有彻夜难眠，每晚需服用安眠药，方能入睡，随后辗转多家医院及中医馆治疗近半年，未见明显缓解，遂于门诊就诊。症见：胸闷，伴有后背疼痛，平素易烦躁，潮热，汗出多，时有咳嗽，头痛，双眼发胀，时有头晕，纳可，眠差，难以入睡，夜梦多，二便尚调，舌淡红，苔薄白，脉沉细。

西医诊断：围绝经期综合征

中医诊断：绝经前后诸证

辨证：肝郁气滞，虚阳上浮

治法：疏肝解郁，滋阴潜阳

处方：

煅龙骨 30 克（后下）	煅牡蛎 30 克（后下）	浮小麦 30 克
五味子 10 克	白芍 15 克	郁金 15 克
柴胡 15 克	熟地黄 15 克	鸡血藤 20 克
旱莲草 15 克	女贞子 15 克	
共 7 剂。		

1992 年 8 月 14 日二诊：胸闷、咳嗽情况好转，出汗减少，睡眠有所改善，自觉头胀，背部不适，潮热感较前加重，烦躁易怒较前缓解，胃纳一般，舌脉同前。上方去熟地、五味子、柴胡、鸡血藤、旱莲草等；加麦冬15 克、醋鳖甲 30 克、生地黄 15 克加大养阴之力，白术 15 克健脾益气，牛膝 15 克引火归。共 14 剂。

1992 年 9 月 2 日三诊：诸症缓解，眠尚可，夜间能入睡 4~5 小时，不需服安眠药助眠，汗出多减少，但仍有少许头晕胀，偶有眼睛干涩，纳尚可，二便调，舌淡红，苔白，脉弦。守方加续断、杜仲各 15 克加大补肝肾之力。

后间断门诊治疗近2月余，诸症悉平。

按：绝经前后诸症是因肾气渐衰、冲任二脉渐虚、天癸渐竭，使阴阳不平衡，脏腑气血不协调所产生的月经不调及一系列的紊乱症状。《素问·上古天真论》云："七七任脉虚，太冲脉衰少，天癸竭，地道不通。"女子五十岁前后开始天癸衰竭，冲任不足，精血亏虚，月经将断而绝经，阴阳气血也需要在剧变中寻找平衡，受情绪、体质等因素影响，脏腑气血容易在此间失调而引发紊乱。肝藏血，主疏泄；肾藏精，生天癸，精血同源，肝肾属母子关系，均与月经相关。绝经前后，为脏腑气血阴阳紊乱之际，易为七情所伤，情绪不稳，导致肝气不舒，气失调畅。如《傅青主女科》中所述："夫经水出诸肾，而肝为肾之子，肝郁则肾亦郁矣；肾郁而气必不宣，前后之或断或续，正肾之或通或闭耳。"此患者年过半百，脏腑功能衰退，肝肾不足。本次因情志不畅，肝失条达，气机不畅，气火上逆，扰乱心神，故见急躁易怒，夜寐不安；肾阴亏虚，阴不维阳，虚阳外浮，故见潮热汗出；怒则气上，肝火灼清窍而出现头痛、头胀、双眼干涩等不适；舌淡红、苔薄、脉沉细均为肝郁气滞、虚阳上浮之象。初诊时用煅龙骨、煅牡蛎潜降虚火，浮小麦益气除烦，五味子敛肾精，白芍、郁金、柴胡等疏肝理气解郁，二至丸补肝肾，熟地黄、鸡血藤补精血；二诊、三诊加大养阴之力，同时补肝肾为主，使肝血和，肾气充。此证看似为肝郁气滞之实证，实为肝阴虚为内因之虚实夹杂证，故肝气调达后需滋养肝阴以治本，平衡阴阳之偏倚。而肝肾同源，肝血不足亦揭示着肾气将竭，《傅青主女科》中说"子病而母必有顾复之情，肝郁而肾不无缱绻之谊"，因此疏泄肝气，经气条达后补肾填精便事半功倍。

【案二】陈某，女，47岁，2005年11月24日初诊。

近1年来月经紊乱，隔2~3个月一行，经期延迟，量少，色黯红，时有血块，痛经。起初未予重视，但近2个月以来面部有烘热感，眼眶自觉发热，下午时较明显，汗出多，易口腔溃疡等不适，遂于门诊就诊。症见：咽部异常感觉，如痰黏感、梗阻感、异物感等，咯之不出、咽之不下，咳嗽，咯痰，质黏，不易咯出，气紧，无鼻塞流涕、无发热恶寒，呼吸不畅感，需深吸一口气方能缓解，心胸烦热，时有胸部憋闷感，头晕，心慌，持续数分钟便可缓解，手足心发热，腰酸背痛，胃纳可，眠差，二便调，舌淡，苔薄白，脉弦。

西医诊断：更年期综合征

中医诊断：绝经前后诸证

辨证：肝气犯肺，痰浊内蕴

治法：平肝健脾化痰

处方：

龙骨 30 克（先煎）	牡蛎 30 克（先煎）	海蛤壳 20 克（先煎）
牛膝 20 克	浮小麦 30 克	炒黄连 5 克
炒白术 20 克	炒麦芽 20 克	前胡 15 克
紫菀 15 克	浙贝母 20 克	苦杏仁 10 克
共 7 剂。		

2005 年 12 月 1 日二诊：咳嗽、咯痰较前减轻，仍有咽部异物感，烘热、五心烦热、眼眶发热等症状同前，纳眠尚可，二便调，舌淡红，苔薄白，此时脉证转为沉细。上方去炒白术、炒麦芽，炒黄连、浙贝母；加麦冬 15 克养阴生津、清心火，首乌藤、酸枣仁各 15 克养肝宁心安神，夏枯草 5 克平肝火。共 7 剂。

2005 年 12 月 8 日三诊：咽喉异物感明显缓解，烘热、五心烦热、眼眶发热感较前缓解，时有胸闷，但无憋闷感，无头晕、心慌等其余不适，舌脉同前。上方去夏枯草、首乌藤、麦冬、前胡、牛膝；加枳壳 15 克行气，玄参 10 克去浮游之火，盐山萸肉 15 克收敛元气。共 7 剂。服药后诸症悉平。

按：此证为绝经前后诸证合并梅核气，肾气渐衰、精血不足、冲任亏虚、天癸将竭。随着社会的发展，人们面临的竞争压力增加，生活节奏加快，由于工作、生活、学习等受到各方面的沉重压力，使现在许多人心理负担过重，情绪反复，容易急躁，肝气郁结，加之素体肝阴不足，阴不潜阳，肝血亦亏致肝失濡养，失于疏泄，致肝郁气滞，气郁则反侮肺金，横犯中焦，而致肺气不宣，胃气不降，津液不行，痰浊停滞，蕴于肺胃门户，不得上下，聚而成核，咽部异常感觉，如痰黏感、梗阻感、异物感等，咯之不出、咽之不下，咳嗽，咯痰；脾胃运化失职，清窍失养而出现头晕，痰湿内生，上贮于肺呼吸不畅感，需深吸一口气方能缓解，肝肾不足、阴血亏虚、虚火上炎而导致心胸烦热，时有胸部憋闷感、头晕、心慌，持续数分钟便可缓解，手足心发热、腰酸背痛、平素易口腔溃疡、五心烦热、面部烘热感等不适；阴虚火旺、阳不入阴而出现眠差；舌淡、苔薄白、脉弦均为肝气犯肺，痰浊内蕴之象。治疗应以平肝健脾化痰为主。初诊时用龙骨、牡蛎重镇潜阳，炒白术、炒麦芽、前胡、浙贝母等健运脾胃、化痰降逆、恢复津液输布运化，使气道通畅，浮小麦益气除烦、炒黄连泻心火，海蛤壳、牛膝等滋阴利咽、引虚火下行。二诊时重在养阴生津、养心安神，佐以平肝。三诊时用及山萸肉一药，实为巧妙，有人会质疑其性温，岂可用于此阴虚火动患者身上。《本草新编》中说"独山茱萸大补肝肾，性专而不杂，既无寒热之偏，又无阴阳之背，实为诸补阴之冠"，山萸肉敛火于下焦，凡火动起于水虚，补其水则火自降，温其水则火自安。

【案三】 张某，女，52岁，2004年3月18日初诊。

8年前开始出现喉中有泡沫痰，喉中异物感，胸闷等不适，辗转全国多家医院，诊断为神经官能症，经治疗后未见缓解。患者及家属为寻中医中药治疗，遂到门诊就诊。症见：疲倦乏力，咳嗽，痰多，易咯出，呈泡沫状，自觉喉中有异物感，胸闷，时有憋闷感，心慌，平素怕冷，出汗多，纳眠尚可，小便调，大便偏烂，舌淡红，边有齿印，苔薄白，脉沉细。

西医诊断：更年期综合征

中医诊断：绝经前后诸症

辨证：脾胃阳虚，寒痰内阻

治法：温补中焦，散寒益气

处方：

橘红 10 克	黄芪 20 克	炒白术 15 克	党参 10 克
肉桂 3 克	白豆蔻 10 克	花椒 5 克	干姜 10 克

共 7 剂。

2004年4月1日二诊：服药后咳嗽，痰多较前明显缓解，但喉中仍有异物感、怕冷、时有胃脘部胀满、大便偏烂等不适，纳眠尚可，小便调，舌淡胖，苔白微腻，脉弦。在原方基础上，去橘红、白豆蔻等温阳药物，黄芪加至40克，炒白术加至30克，干姜加至15克，肉桂加至5克等加大温脾阳、壮元阳之力。共7剂。

2004年4月8日三诊：胃脘部胀满有所缓解，时有胸闷，痰多，胃纳一般，二便调，舌淡红，苔白，脉弦细。上方基础上去炒白术、花椒等；加当归20克补血活血，麦芽30克疏肝和胃，巴戟天30克温肾阳。共14剂。

2004年4月22日四诊：疲倦乏力、喉中有异物感较前明显缓解，腹胀满、怕冷，纳眠一般，小便调，大便稍烂，舌淡红，苔白厚，脉弦滑。治疗上去当归、麦芽等；干姜加至30克、肉桂加至8克、花椒加至15克，并加熟附子15克加大温中散寒之力；加砂仁15克化湿浊和胃。共7剂。随后患者在门诊间断治疗2月余，治疗以温胃散寒，温脾肾之阳为主，随访至今2年余，未见复发。

按：更年期综合征是现代中老年女性常见疾病，属于中医"绝经前后诸症"的范畴。《素问·太阴阳明论》指出："脾与胃以膜相连耳……故太阴为之行气于三阴。阳明者，表也，五脏六腑之海也，亦为之行气于三阳。脏腑各因其经受气于阳明，故为胃行其津液。"《素问·玉机真脏论》云："五脏者皆禀气于胃，胃者五脏之本也。"胃的经脉下行与冲脉交会于气冲穴，故有"冲脉隶于阳明""谷气盛则血海满"之说。甄氏认为妇女步入中老年，思虑过度，饮食劳倦，易损脾胃。脾胃为受纳运化后天水谷之脏腑，对于人体气血生成有着重要的作用。围绝经期妇女天癸将绝，精气不充，若脾胃虚弱更令气血生化之源，加重症状。此患者虽然以肝肾不足为底，但脾胃虚寒为其本，此时若使用大剂量补肾、滋肝阴药物，往往疗效欠佳。故治根关键要从脾胃入手，脾阳不足，无法温煦中焦，脾为生痰之源，脾阳虚则脾失健运，水湿内停而成痰而出现咳嗽、痰多、喉中有异物感；脾阳不足，阳气温煦失职，阴寒内生而出现怕冷、出汗多；脾阳不足而出现大便偏烂；舌淡红、苔薄白、边有齿印、脉沉细均为脾胃虚寒之象。初诊时方中黄芪甘温大补阳虚，炒白术祛湿强脾，党参补中益气，干姜除胃冷而守中，肉桂补火助阳，白蔻仁散胸中冷气，补上焦元气，花椒为阳中之阳、除六腑之沉寒、温胃除湿。二诊、四诊时逐渐加量黄芪、炒白术、干姜、花椒等，加大温中散寒之力。

第二节　妇科杂病

一、月经不调案

【案】　李某，女，25岁。2000年4月6日初诊。

7个月前开始出现月经延后，量少，色黯红，夹有血块，辗转多家医院中西医结合治疗，具体不详，但月经仍延后。此次就诊已两个月没来月经，未孕。症见：近来烦躁，口干，疲倦乏力，腰酸，胃纳一般，眠差，难以入睡，二便调，舌红，少苔，脉细数。

西医诊断：月经不调

中医诊断：经行后期

辨证：肝肾阴虚，血瘀内阻

治法：补肝肾，活血化瘀

处方：

黄精 15 克	金樱子 15 克	女贞子 15 克	桑寄生 15 克
制香附 10 克	麦冬 10 克	茯苓 15 克	首乌藤 15 克
菟丝子 10 克	白芍 15 克	桃仁 10 克	麦芽 20 克

共 7 剂。

服药后第 4 天随访，患者月经来潮，随访至今已有一年余，未再发作。

按：月经不调以月经周期、经期、经量异常为主症，伴随月经周期出现明显症状为特征的疾病，为生育年龄妇女最常见的疾病，妇科病之首。月经不调的治疗重在调经，又当分虚实两端。肾主生殖，经水出于肾，月经病变，多见于肾虚，精血不足；"女子以肝为先天"，肝血不足，肝气不疏，肝血不藏，可导致月经不调；脾为后天，气血生化之源，脾胃亏虚，气血运化失常，无以化生气血，则血海空虚，月经不调。而实证包括外感寒湿损伤冲脉，或肝郁气滞，冲气逆乱等。此患者主要因精血不足、肾阴虚、血瘀冲任气血运行受阻而出现月经延后；肝肾阴虚，则生内热，而出现口干、烦躁；阴虚则生虚火，虚火上浮而出现眠差、难以入睡；腰为肾之府，肾虚则失去濡养而出现腰酸；舌红少苔、脉细数均为肝肾阴虚、夹有血瘀之象。方中黄精补脾肺肾滋阴，与金樱子、女贞子、桑寄生、菟丝子伍用加强补肝肾、益精血之力；白芍味苦、酸，性微寒，功能养血调经、平肝敛阴；麦冬甘平滋润，为纯补胃阴之药，阴精生于五味，五味又要脾胃得所养，茯苓、首乌藤养心安神来养肝血，香附香附味辛、微苦甘，性平，生熟皆能入药，生品上行胸膈，熟品下走肝肾，此处所用之制香附功能疏肝理气、调经止痛，桃仁味苦、甘，性平，功能破血行瘀、润燥滑肠，二者伍用，活血化瘀、调经止痛。肝为血海，女子以肝为先天，甄氏多采用滋肝、平肝、疏肝来调肝，《景岳全书》云"经水不调，病多在肾"，多以滋肾阴、温肾阳来固好肾，保证经水之源。

二、经行头痛案

【案】 梁某，女，37 岁，1979 年 6 月 21 日初诊。

经行头痛 1 年余，曾就诊于当地某医院及中医馆，但头痛改善不明显，末次月经 6 月 14 日，平素月经 28~30 天一行，量可，色黯红，有血块，腰痛，每次月经前 2 天太阳穴及巅顶疼痛难忍，经行第 4 天头痛开始逐渐减轻，为求进一步中医诊疗，遂于门诊就诊。症见：头痛，以太阳穴及巅顶为主，近来工作压力大，情绪低落，烦躁易怒，喜叹气，胸闷，眼睛干涩伴有发胀，时有胁肋部胀痛，腹部胀满，时有嗳气，胃纳较差，腹易胀痛，夜间难以入眠，入睡后亦易惊醒，小便调，大便烂，舌黯淡，舌尖红，苔薄白，脉弦细。

西医诊断：头痛

中医诊断：经行头痛

辨证：肝郁气滞，阴血不足

治法：疏肝理气，滋阴养血

处方：

柴胡 15 克	白芍 20 克	牡丹皮 10 克	女贞子 15 克
旱莲草 15 克	鸡血藤 30 克	佛手 15 克	枳壳 10 克

牛膝 20 克　　　麦芽 30 克　　　天麻 15 克
共 5 剂

服药后第 4 天随访，患者头痛明显缓解，情绪平稳，胸闷、腹胀、眼睛干涩已基本消失，纳眠尚可，二便调。嘱患者每次经前 1 周服用上方 3 剂，服药后随访得知经行头痛明显减轻，连续服用 3 月，经行头痛至今再未发作。

按：经行头痛，每遇经期或行经前后，出现以头痛为主的症状，经后辄止，称为"经行头痛"。经行头痛属于"内伤头痛"范畴，其发作与月经周期密切相关。经行头痛多因情志内伤、肝郁化火、上扰清窍所致。《傅青主女科》说"经欲行而肝不应，则抑拂其气而疼生"，肝气不舒，气郁血滞，而经血就不能疏泄，经气壅滞肝经，不通则痛。如《举痛论》所说"血虚则痛"，经行时精血下注冲任，阴血不足上荣于脑，而脑失所养，不荣则痛。如今随着生活节奏的加快，人们承受着来自于生活、学习、工作的压力，使其情绪焦躁、抑郁，长期熬夜，睡眠不足，饮食不规律，特别是女性，她们承受着家庭和工作的双重压力，情绪、生活更易受到影响。肝藏血，主疏泄，气血条达，月经则至。女子以"肝为先天，脾为后天"，长期情志不遂、生活不规律致肝郁气滞，脾失健运，气机失调，气血化生不足，而每到经期头痛，主要以太阳穴、巅顶为主；肝郁乘脾而出现腹部胀满、时有嗳气、胃纳差；肝气郁滞，气郁化火而出现胁肋部胀满，长叹气、眼睛干涩伴有发胀等不适；阴血亏少，阳盛阴虚则虚热内生，故眠差；舌黯淡、舌尖红、苔薄白、脉弦细均为肝郁气滞、阴血不足之象。治疗应以疏肝理气、健脾和胃、滋补肝肾之阴为主，佐以引虚火下行。叶天士云："妇科杂病，偏于肝者居半。"所以治疗经行头痛要从肝入手，方中柴胡疏肝理气，白芍养肝柔肝，麦芽培土抑木，丹皮泄肝郁之火，实为丹栀逍遥散方义，养血和营、疏肝健脾；再予二至丸滋补肝阴以制约肝阳、填精养血。肝的疏泄、化生功能正常，则气机调畅，经血运达；其次，加鸡血藤补精血，佛手疏肝和胃，枳壳理气行滞，天麻平肝息风止痉，牛膝引火归原。甄氏认为此证应标本兼顾，而肝脏则为病机之源，若肝气运达，精血充盈，则再无头痛之扰。

三、闭经案

【案】　唐某，女，22 岁，2010 年 3 月 3 日初诊。

3 年前开始出现月经量逐渐减少，月经周期由 28~30 天一行变为 35~40 天一行，曾就诊于多家中医馆，服用激素、中药，使用针刺、艾灸等治疗后仍未来潮，1 年前最后一次月经后便停经至今，遂于门诊就诊。症见：形体瘦小，容易疲惫，面色苍白，目眶黯黑，偶有头晕不适，平素怕冷，手脚冰凉，即使在酷暑也需要穿秋衣秋裤，胃纳极差，不欲饮食，兼有腹痛、腰痛，自诉使用暖水袋或暖宝宝热敷后可缓解，眠尚可，小便调，大便烂，日行2~3次，偶尔便秘，舌淡而舌体瘦小，苔薄白，脉沉细。

西医诊断：闭经

中医诊断：闭经

辨证：肾阳亏虚

治法：温补肾阳，养血调经

处方：

金樱子 15 克	党参 20 克	首乌藤 15 克
黄精 15 克	鹿角胶 20 克（烊化）	菟丝子 15 克
淫羊藿 15 克	炙甘草 15 克	黄芪 20 克

共 7 剂，嘱每 2~3 日服用乌鸡白凤丸 1 粒。

2010 年 3 月 15 日二诊：服药第四天月经来潮，量少，色黯红，血块多，伴有腹痛，就诊时月经结束第 2 天，精神好转，面色有所改善，手足较前稍温，但仍有怕冷，胃纳差，睡眠可，小便调，大便偏烂，舌淡红，苔薄白，脉沉细。上方去黄芪、金樱子、菟丝子；加炒白术 20 克、炒麦芽 20 克、茯苓 15 克、大枣 20 克补气健脾，当归 15 克补血活血，桂枝 20 克温经通阳。共 14 剂。

2010 年 4 月 12 日三诊：疲倦乏力较前明显缓急，面色红润，近日无再发头晕，肢体稍温，胃纳较前改善，仍偶腹痛，此次月经来潮仍伴有痛经，色黯淡，睡眠可，二便调，舌淡红，苔薄白，脉沉细。上方去桂枝、大枣、茯苓；加黄芪 20 克健脾益气，菟丝子 15 克温补肾阳，金樱子 15 克收敛阳气，香附 10 克行气防滞，方中鹿角胶 20 克改为鹿角霜 15 克免滞腻伤脾。共 7 剂。

2010 年 8 月 16 日四诊：服上方 7 剂后停药，2011 年 6 月后再次出现月经未来潮，手足稍凉，腹部、腰部时有冷痛，得暖则减，纳眠一般，二便调，舌淡红，苔薄白，脉沉细。上方去金樱子、鹿角霜；加桂枝 15 克、大枣 20 克温中通络，阿胶 20 克增强补血温阳之力。共 14 剂。

服药后随访近一年余，月经周期为 28~30 天，量适中，无血块，无腹痛等不适，体重增加约 5 公斤，面色红润。

按：闭经是妇科临床常见病之一。《素问·阴阳别论》中将其称为"女子不月""月事不来""血枯"。张景岳把其归之为"血枯"和"血隔"。《妇人良方大全》又称"经水断绝""月水不通""经闭"等。闭经虚证虽有在气、在血、在脾、在肝、在肾之分，但关键在肾虚。肾为先天之本，元气之根，主藏精气，月经能否按时来潮与肾气的盛衰有关。若先天肾气不足，或肾气初盛之时，调摄失宜，则导致闭经。《金匮要略·妇人杂病脉证并治》中所云："妇人之病，因虚、积冷、结气，为诸经水断绝"，此证肾阳亏虚，肝肾失养，而精血生化无源，故血海空虚，则经量变少而至闭经；头晕、怕冷、手脚冰凉等症皆为阳气不布，经脉不温则寒，脏腑失荣则运化失司，经气滞留不行；肾阳亏虚、寒凝中焦而出现腹痛；肾阳亏虚，无以濡养筋脉而出现腰痛；舌淡而舌体瘦小、苔薄白、脉沉细均为肾阳亏虚之象。治疗应以温肾阳为主，佐以补肝血、调脾。初诊时用首乌藤、黄精、鹿角胶、金樱子温补肾阳、益血填精、肝肾同补、兼顾阴阳；加以补气药助阳气生发，通经药使阳气走窜于经络之间，后加强健脾运化中焦之力，使气机得以畅行；二诊、三诊时固中焦同时加大温经通阳、养血补血之力，但强调不能盲目温肾阳，要兼顾肝脾。由此，此病病因"因虚、积冷、结气"三者，虚则补之，注意所虚脏腑所在，实之以源；冷则温之，切勿燥伤阴津；气结则行之，此气结乃经脉寒凝，经血不行所致，温通其脉而充溢精血，则经气自行。

四、妊娠发热吐利案

【案】 劳某，女，30岁，2016年5月17日初诊。

1月前受凉后出现高热，最高体温达40.5℃，伴咳嗽、气喘、咽痒、汗多等不适，于外院住院治疗，期间查血常规提示：WBC：30×10^9/L；胸片提示：左下肺感染，予舒普深抗感染及其他对症治疗，发热反复，并开始出现呕吐腹泻，多次服用蒙脱石散，盐酸小檗碱，盐酸洛哌丁胺等均未见缓解，现为求进一步治疗，遂至门诊就诊，现孕28周+。症见：暂无发热，倦怠乏力，进食后易呕吐，呕吐4~6次/日，腹泻10~14次/日，咽痒，少许咳嗽，咳白痰，气喘，汗多，头面部少许红色皮疹（花粉过敏），舌淡红，苔白厚腻，脉滑。

西医诊断：1. 胃肠炎
　　　　　2. 肺部感染（左下肺）
　　　　　3. 过敏性皮炎
中医诊断：1. 妊娠吐利
　　　　　2. 肺热病
辨证：寒湿内盛，胃失和降
治法：温脾化湿，和胃降逆
处方：

| 砂仁 15 克 | 陈皮 10 克 | 藿香 20 克（后下） | 炒白术 20 克 |
| 紫苏梗 10 克 | 佩兰 15 克 | 生姜 5 片 | |

共 7 剂。

患者当晚服药 1 剂后未再呕吐，但有恶心欲呕感，仍有腹泻，水样便，1 小时 5~6 次，并开始发热，体温波动于 39.4~39.8℃，口干，口苦，胸闷，下腹痛。手足不温，小便黄，量少，舌脉未查。停后服，外院予蒙脱石散、盐酸屈他维林片、枯草杆菌二联活菌肠溶胶囊、复方氨基酸、高糖等对症治疗，呕吐腹泻未见好转，时有发热，于 5 月 22 日开始禁饮禁食。从初诊开始近半月时间，患者及家属四处寻医，期间共服用 36 个中药处方，均未见缓解。

2016 年 5 月 31 日二诊：暂无发热，呕吐 8~10 次 / 日，呕血约 20ml，腹泻 10~20 次 / 日，水样便，气喘，汗多，头面部少许红色皮疹，舌尖红，苔薄白，脉滑数。现孕 30 周。上方去炒白术、紫苏梗等；加薏苡仁 20 克健脾渗湿止泻，黄芪 20 克补气固表托毒。共 5 剂。

2016 年 6 月 2 日三诊：呕吐、呕血、腹泻等症状便完全消失，但再次出现发热，体温最高达 40.1℃，恶寒重，伴有头晕，头痛，胸闷，气喘，口干，头面部、双手背及双前臂红色皮疹、瘙痒，唇红，唇干，胃纳差，舌尖红，苔白稍厚，脉滑数。辨证为气分热盛，治疗以清气分热、健脾祛湿、安胎为主。

处方：

黄芩 20 克	生石膏 40 克	薏苡仁 40 克	柴胡 20 克
白术 40 克	连翘 20 克		

共 7 剂。日 2 剂。

随访患者诉当晚服用第 1 剂药 1.5 小时后热退，但维持 3~4 小时后复又烧起。继续服用此方，并联合外院对症支持处理。

2016 年 6 月 7 日四诊：发热，体温 39.8℃，恶寒，头晕，头痛，面红，胸闷，气喘，口干，额面部、双手背及双前臂红色皮疹，唇红，唇干，胃纳差，腹泻 20 余次 / 日，呕吐 10 余次 / 日，舌红，无苔，脉沉数。现孕 31 周。上方去柴胡等；黄芩减为 15 克、石膏减为 30 克、薏苡仁减为 30 克，生白术 40 克改为炒白术 20 克，防大剂生白术久用滑肠，而白术炒用健脾益气之力增，紫草 10 克凉血活血、解毒透疹，砂仁 15 克（打碎后下）化湿开胃、温脾止泻、理气安胎，藿香、佩兰各 15 克（后下）发表祛湿、和中化浊。共 7 剂，日 2 剂。随访诉服用第 1 剂药 45 分钟后，热便退，可维持 4~5 小时，呕吐止。服用第 2 剂药后腹泻亦止。

2016 年 6 月 14 日五诊：无呕吐腹泻，发烧，体温最高达 39.8℃，汗多，气喘，心悸，口干，额面部、双手背及双前臂红色皮疹好转，胃纳差，二便调，舌尖偏红，苔薄白，脉细数。孕 32 周，自测心率最高达 160 次 /min。

上方去砂仁、藿香、佩兰、薏苡仁、连翘；炒白术改为生白术；加苦参 10 克清热燥湿止痒；柴胡 20 克和解表里。共 7 剂。日 2 剂。

随访患者诉当日服药 1 个小时后热退，心悸平，自测心率为 62 次 /min，继服余药后，诸症基本痊愈，继续定期门诊复诊，未再发热、呕吐、腹泻，并顺利生产。

按：本案患者之吐泻，与妊娠恶阻不同，妊娠恶阻是妊娠早期的常见病之一，为冲气上逆犯胃、胃失和降所致，而此患者病发于妊娠 7 月时，因妊娠血聚胞宫以养胎元，气血不足，不能营卫于外，而风寒乘虚侵袭，入肺化热，引发高热，经抗生素治疗，脾阳受损，脾失运化，寒湿内盛，清浊不分，产生腹泻。《脾胃论》言："脾既病，则其胃不能独行津液，故亦从而病焉。"胃为水谷之海，胃从脾病，寒湿痞隔中焦，胃中虚满，其气上溢，气不下降，则饮食不下、呕逆。脾胃为后天之本，气血生化之源，脾胃虚弱，气血不足，抗邪无力，则热势反复。《诸病源候论·妇人杂病诸候四》记载："阴阳清浊相干，谓之气乱。气乱在肠胃，为霍乱也。多因饮食过度，冒触风冷，冷气入于腹内，脾气得冷则不消水谷，胃气得冷则吐逆，肠气得冷则下利。"治疗当温脾化湿、和胃降逆。初诊时以砂仁温中暖胃、化湿行气、止呕止泻；藿香、佩兰、苏梗芳香化浊、降逆止呕止泻，苏梗亦可宽胸利膈、顺气安胎；陈皮理气健脾燥湿；生姜素有"呕家圣药"之称，可温中止呕；炒白术健脾止泻、益气安胎。因患者肺中余热未清，旋即复热，后因盼愈心切，服用诸多中药，殊不知药能治病，亦可加重脾胃负担，若药不对证，更易引发变证。二诊时，患者发热控制，但吐泻严重，"吐下之余，定无完气"，其证多虚而少实，故治疗应以补为主，故加黄芪托扶正气。三诊时，患者已无吐下，发热为主，《四诊抉微》云："妊娠伤寒，舌色太赤，胎虽不死，须防其堕，急宜清热安胎。"《重订通俗伤寒论》："疏邪解表，以治其标；扶元托散，以培其本。"故以柴胡、连翘、石膏清气透邪；黄芩清热安胎；白术健脾安胎；薏苡仁健脾祛湿。叶天士谓"胎前病，以护胎为要，恐邪来害娠"，但当中病则止，投药之际，病衰七八，余邪自愈，慎弗过剂耳，即《黄帝内经》所言"损其大半而止"也。后续治疗中均以标本兼治为则，祛邪之时，时时固护正气，使正盛邪自退。

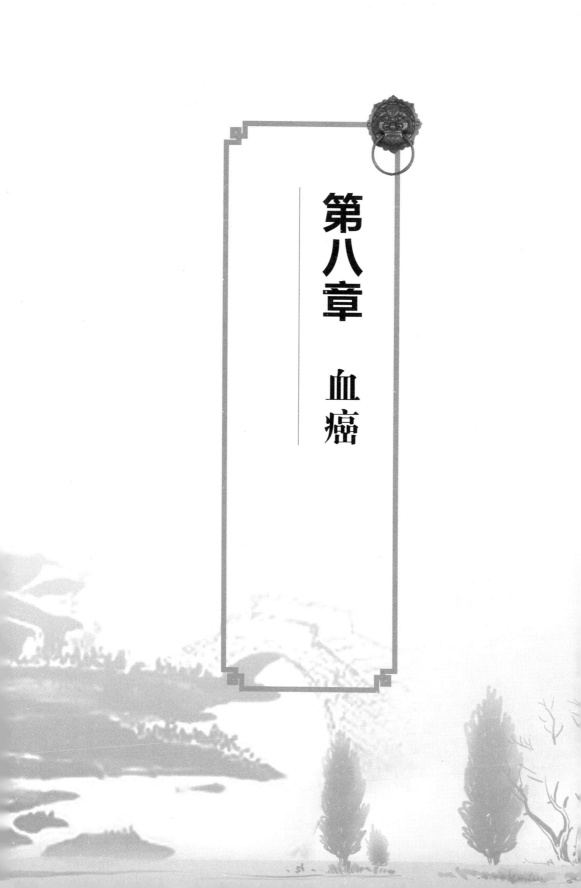

第八章　血癌

第一节 血癌概述

白血病是一种造血干细胞的恶性克隆性疾病，在骨髓和其他造血组织中白血病细胞大量增生累积并浸润其他组织和器官，使正常造血受抑制。目前现代医学对白血病的治疗方法很多，有放化疗、骨髓移植等等。但无论是化疗还是骨髓移植等，在经过一段时间治疗后，即使获得完全缓解，但仍会有反复感冒、咳嗽气促、口腔溃疡等各种降低生活质量的临床症状，而骨髓移植的患者甚至会出现移植物抗宿主病等比较常见的并发症，从而极大影响患者的生存质量及时间。目前现代医学对此并无太多有效的治疗方法，多以对症治疗为主。该病在中医古籍中无相关的记载，甄氏根据多年积累的经验认为，白血病的治疗，无论是放、化疗，或是骨髓移植前用于减少术后免疫反应的大剂量化疗，均是放射之毒或药毒对人体精气的耗损，正所谓大毒攻邪，正气亦虚，结合患者的临床表现，故不难得知其诊治当与古人所言"虚劳诸症"相类。

历代中医医家认为，血癌病变关键主要在于气血阴阳的亏虚。《景岳全书》中言："凡虚损之由，具道如前，无非酒色、劳倦、七情、饮食所致。故或先伤其气，气伤必及于精；或先伤其精，精伤必及于气。但精气在人，无非谓之阴分。"强调血癌虽然病因繁复，但其病机总归于阴阳亏虚。而《理虚元鉴》曰："治虚有三本，肺、脾、肾是也。肺为五脏之天，脾为百骸之母，肾为性命之根，治肺、治脾、治肾，治虚之道毕矣。"更是直接指出血癌的治疗当以肺、脾、肾三脏为本。

甄氏认为，对血癌的治疗，当从肺脾肾三脏论治，因大毒耗伤脏腑元气，致肺脾肾阴阳亏损，气机失常，每遇痰、瘀、火等致病因素，而发为咳、喘等诸症。虽病机之根本总归于一"虚"字矣，但亦需分气虚、血虚、阴虚、阳虚之不同。

治疗方面，当仔细辨证，明其虚实，虽然虚证贯穿白血病患放化疗后的整个病程，但因大毒伤正，邪气易袭，故患者来诊时难有纯虚之证，多以虚实夹杂为主要表现。因而临证时需要衡量患者病证之虚实。若以虚证为主，细察为何脏之虚，何种之虚，方能随证施治。若虚实相兼，需要鉴别其是否为虚人有盛候，或是表虚不足以卫外而感四时之邪等，攻其标邪时亦不可忘扶其本。白血病治疗后患者因亏虚较甚，虚损难以恢复，若过用温阳补气的温燥之品，则易耗伤阴液，使燥火内生；若过用养阴生津的凉润之药，则易伤其脾胃，使积滞难消。因而需谨守病机，知其道路曲折，宜精宜细，徐补徐进，不能妄求毕其功于一役。俟其虚损渐复，则诸症皆消矣。

第二节 血癌案

【案一】 董某，男，24 岁，2009 年 4 月 25 日初诊。

3 年前体检发现血常规异常，遂于多家医院就诊，经一系列检查确诊为白血病，在广州某三甲医院行异体骨髓移植，后出现反复气促，诊断为移植物抗宿主病，经免疫抑制剂治疗，虽有所缓解，但病情反复，遂至门诊就诊。症见：气喘，活动后尤甚，偶干咳，怕冷，疲倦乏力，四末稍冷，无发热，无鼻塞流涕，无咽干咽痛，胃纳稍差，眠一般，二便调，舌淡，苔白，稍厚腻，脉沉。

西医诊断：移植物抗宿主病

中医诊断：1. 喘证

　　　　　2. 血癌

辨证：肺脾肾虚，纳摄失权

治法：固肾纳气，健脾补肺

处方：

太子参 10 克	炒六神曲 20 克	炒麦芽 30 克	炒白术 20 克
桑椹 15 克	黄芪 10 克	牛膝 20 克	淫羊藿 20 克
紫苏子 15 克	射干 15 克	鸡内金 10 克	

共 7 剂。

2009 年 5 月 2 日二诊：气喘稍缓解，仍偶干咳，怕冷，疲倦乏力，四末稍冷，纳眠可，二便调，舌淡，苔转薄白，脉沉。上方去太子参、炒麦芽、桑椹、射干、鸡内金等；加黄芪至 20 克、党参 15 克加强补肺脾气之力，巴戟天 15 克壮肾阳，熟地黄 15 克滋肾阴，当归 10 克补血。共 7 剂。

2009 年 5 月 9 日三诊：气喘减少，但出现咽干，咳嗽，咯痰，痰少色白，怕冷改善，精神好转，纳可，夜眠欠佳，二便调，舌尖稍红，苔薄白，脉沉。上方去炒白术、黄芪、党参、巴戟天、当归等；加射干 15 克清热利咽，炒黄连 3 克、麦冬 15 克清润心火，浙贝母、蜜枇杷叶、紫菀各 15 克化痰止咳，桑椹 20 克养阴生津。共 7 剂。

2009 年 5 月 16 日四诊：咽干、咳嗽减轻，痰量增加，色白，纳眠尚可，二便调，舌淡红，苔白，脉沉。上方去桑椹、熟地黄、炒黄连、麦冬、蜜枇杷叶、紫菀等；加蜜麻黄 5 克宣肺平喘，补骨脂 15 克温补肾阳，白术 15 克健脾益气。共 7 剂。

2009 年 5 月 23 日五诊：偶有咳嗽，咯少量白痰，疲倦乏力，纳眠一般，二便调，舌淡红，苔白，脉沉。上方去炒六神曲、浙贝母、补骨脂等；加紫菀化痰止咳，海螵蛸 15 克、盐山萸肉 20 克补肾，鸡血藤 15 克补血活血，龙骨 30 克（先煎）潜阳敛火。共 7 剂。

2009 年 6 月 6 日六诊：已无咳嗽，少许气促，疲倦较前减轻，纳眠尚可，二便调，舌尖稍红，苔白，脉沉。上方去白术、牛膝、海螵蛸、盐山萸肉、鸡血藤、龙骨等；加炒麦芽 30 克、党参 10 克健脾补气，橘红 5 克理气化痰，菟丝子 20 克温补肾阳，炒黄连 3 克清心火。共 7 剂。

后门诊复诊 5 月余，方宗前补肺脾肾之法，随访 2 年余诉无明显气促。

按：骨髓移植目前是治疗血液系统恶性肿瘤的重要手段，然而术后的急慢性并发症发生率可达到 50% 以上，而移植物抗宿主病是异基因造血干细胞移植后最为常见的并发症之一。该病在古代医家中虽无详述，但揣度骨髓移植的诊治疗程，可知其诊治亦不出"虚喘"之范畴。因异体骨髓移植前，需要进行大剂量的放化疗以破坏免疫功能，降低移植后免疫反应的出现概率。此放射之毒或药毒对身体元气、肾精等耗伤严重，致肺脾肾阴阳失衡、出纳失常。然虽其本为虚，但亦分气虚、血虚、阴虚、阳虚之不同，其标亦有痰、火、郁、外感等差异，临证时需细细析察。其理同《医宗必读》所言"喘"者："《内经》论喘，其因众多，穷不越于火逆上而气不降也……虽然火则一而虚实则分。"本案患者因骨髓移植术前的毒邪损伤，致肺脾气虚，久病及肾，肾元亏虚，肾不纳气，上逆而出，发为气促；肾精亏虚，虚火上逆犯肺，烁灼金津，故为干咳；怕冷、疲倦乏力、四末稍冷、舌淡红、苔白稍厚腻、脉沉为气虚及阳、运化无力的表现。故其病位为肺、脾、肾三脏，病性目前以气、阳虚损为主。故治疗上当以固肾纳气、健脾补肺为主。然脾为后天之本，药食之作用亦赖于脾胃的运化，而该患者病程迁延、胃纳稍差、苔微白厚腻，乃脾虚不运的征象。故初诊时先以炒六神曲、炒麦芽、炒白术、鸡内金健脾消食为主，佐以太子参、黄芪补肺脾之气，淫羊藿、牛膝补下元，紫苏子、射干降气平喘消痰，桑椹养阴生津、并制诸药之燥；二诊见舌苔之厚腻已去，故减少健运脾胃之品，逐步加大补益肺脾肾之力度，以补本虚为要；三诊，气促虽稍减，但出现咽干、痰少等症状，前方虽以缓补为主，但补气温阳之品仍助点虚火，此时减少温补之药，助以养阴润燥降火治其标，少佐清热之品，不得为求速效，妄投清热重剂，更伤脏腑之气，犯虚虚之弊；后续诊次时虚火已熄，故其后数诊，均续前法，缓补肺脾肾，因体质虽虚，但虚火易浮，故方中增龙骨、炒黄连等以制温燥，收效颇佳。

【案二】 康某，女，32岁，2011年4月5日初诊。

3年前于外院确诊为急性髓系白血病，经系统化疗后获得完全缓解，并于2011年行异基因造血干细胞移植，术后恢复良好，但平素稍遇天气变化便感冒、发烧等，求治于省内多家医院均未能改善。10天前受凉后出现发热、咳喘等症，于外院门诊抗感染治疗，热可退，但出现咳嗽、咳大量黄痰，现患者为求进一步中医治疗，遂至门诊就诊。症见：阵发性咳嗽，咯痰色黄，量多，咳甚可闻喘鸣声，疲倦乏力，面色少华，平素易紧张、易口腔溃疡，胃纳欠佳，夜眠差，二便尚调，舌淡黯，苔薄白，脉弦细。

西医诊断：1. 咳嗽

2. 急性髓系白血病（造血干细胞移植术后）

中医诊断：1. 咳嗽

2. 血癌

辨证：肺脾气虚，兼夹肝阴不足

治法：健脾补肺，补肝肾

处方：

炒白术 20 克	炒麦芽 20 克	炒六神曲 15 克	太子参 10 克
金樱子 15 克	茯苓 20 克	前胡 15 克	紫菀 15 克
鸡内金 10 克	紫苏梗 15 克	桔梗 10 克	

共 7 剂。

2011年4月14日二诊：昨日不慎受凉，再次出现发热，自服退烧药，但仍发热，体温37.4℃，鼻塞，流清涕，肌肉酸痛，咳嗽，咯白痰，咽痛，口腔溃疡，纳眠差，大便偏烂，舌淡黯，苔黄腻，脉浮。证属为风湿犯表化热，治疗以疏风解表、清热化湿为法。

处方：

青蒿 10 克（后下）	柴胡 15 克	防风 15 克	牛蒡子 15 克
土牛膝 15 克	藿香 10 克（后下）	羌活 15 克	炒六神曲 15 克
紫菀 15 克	浙贝母 20 克	前胡 15 克	蜜枇杷叶 15 克

共 5 剂。

嘱当晚1剂，第2天上下午各1剂，后每日1剂。

2011年4月19日三诊：热退，表证除，口腔溃疡已收敛，仍有阵发性咳嗽，咯黄痰，咳甚气喘，疲倦乏力，面色少华，纳眠差，二便调，舌淡黯，苔微黄腻，脉弦。初诊方去金樱子、茯苓、鸡内金、紫苏梗、桔梗等；加法半夏10克、薏苡仁20克、陈皮5克健脾祛湿化痰，布渣叶10克消食化痰。共7剂。

2011年4月26日四诊：咳嗽稍减，痰量明显减少，无气喘，面色少华，疲倦乏力，胃纳好转，眠差，二便调，舌淡黯，苔薄白，脉弦。上方去薏苡仁、布渣叶、陈皮、太子参等；加橘红10克理胸中之气以消痰，大枣20克、黄芪15克、炙甘草10克、茯苓10克补气健脾和中。共7剂。

2011年5月3日五诊：胃纳、疲倦较前改善，偶咳嗽，咯白痰，量不多，少许口干，眠一般，二便调，舌淡黯，苔薄白稍干，脉弦细。上方去橘红、法半夏、大枣、茯苓，加龙脷叶10克、蜜枇杷叶15克清肺化痰，苦杏仁10克降气止咳，鹿衔草10克补肝肾、止咳，桑椹15克补血滋阴、生津润燥。共14剂。

2011年5月19日六诊：基本无咳嗽，少许白痰，偶见黄痰，口干，纳可，梦多，二便调，舌淡黯，苔薄白稍干，脉弦细。上方去黄芪、炙甘草、龙脷叶、鹿衔草、桑椹等；加女贞子15克滋补肝肾，酸枣仁30克补肝宁心生津，浙贝母20克清热化痰，炒麦芽、茯苓各20克顾护中焦。共14剂。

后经半年门诊调治，体质渐好，诸症缓解，天气变化时亦不易感冒、发烧。

按：本案患者反复感冒、发烧、口腔溃疡等均因药毒攻伐之力甚强，攻邪之时大伤正气，后又行干细胞移植，更伤元气，"血癌"与"虚劳"之气血阴阳亏虚，腠理不牢，外邪易乘之理相类，故可从而论治。但需谨记，此"虚劳"非一脏一腑之虚损，多有他脏受累，不能因表现为咳嗽，则囿于肺脏，只知宣肺降肺、化痰止咳之法。正如《诸病源候论》中所言："虚劳而咳嗽者，腑脏气衰，邪伤于肺故也。久不已，令人胸背微痛，或惊悸烦满，或喘息上气，或咳逆唾血，此皆脏腑之咳也。然肺主于气，气之所行，通荣脏腑，故咳嗽俱入肺也。"其病位在肺、脾、肝三脏。肺脾气虚，故见疲倦乏力、面色少华、胃纳差；卫气生化匮乏，无以护卫周身，故易受风邪侵袭，反复感冒，咳嗽；又因毒热烁津，耗伤肝阴，阴不敛阳，且情绪焦虑，肝气郁结，化火上炎，故见反复口腔溃疡、睡眠差等；舌淡黯、苔薄白、脉弦细均为肺脾气虚、兼夹肝阴不足之象。脾为后天之本，水谷饮食都需经脾胃运化，肺气通调方能疏布周身，再者降火养阴之品多苦寒，脾胃不充则易犯虚虚之错，故治疗上应先调脾补肺，再养阴降火。初诊时表证已除，可直接予调补之法，辅以化痰止咳之品对症治疗；二诊时再感外邪，治以祛风解表，清热化湿为法，但虑其本虚基础，故加炒六神曲，既可顾护中焦，亦有解表之功；三诊、四诊，后续诊次以补立法，但恐大温大补，误助肝火，更伤阴津，故均取药性相对温和之品；待得脾胃渐固，五、六诊时便酌增桑椹、女贞子、酸枣仁养阴柔肝之品等。后门诊调理，续以肺脾肝三脏同治为法，偶有兼症，随证治之。

【案三】 蔡某，女，7岁，2007年8月16日初诊。

1年余前于外院确诊为急性淋巴细胞性白血病，并行系统化疗至第9期，化疗后患儿每遇天气变化及受风后便易感冒、咳嗽，现为求进一步中医治疗，遂至门诊就诊。症见：阵发性咳嗽，受风加重，咯白黏痰，咽痛，少许鼻塞流涕，纳差，眠一般，小便调，大便烂，舌淡红，苔薄白，根部稍黄腻，脉细。

西医诊断：1. 咳嗽

2. 急性淋巴细胞性白血病（化疗中）

中医诊断：1. 咳嗽

2. 血癌

辨证：肺脾气虚，卫表不固

治法：调脾补肺，益气固表，止咳化痰

处方：

炒麦芽 10 克	茯苓 10 克	山药 10 克	太子参 10 克
炒六神曲 5 克	前胡 6 克	紫菀 6 克	蜜枇杷叶 7 克
射干 7 克	苦杏仁 5 克		

共 7 剂。

2007年8月23日二诊：咳嗽减少，咽痛缓解，仍有白黏痰，少许鼻塞流涕，纳差，大便烂，舌淡红，苔薄白，脉细。上方去茯苓、炒六神曲、射干、苦杏仁等；加浙贝母10克清热化痰，黄芪10克、砂仁5克（后下）温中健脾补气。共7剂。

2007年8月30日三诊：偶有咳嗽，咯痰减少，无明显鼻塞流涕，胃纳好转，大便转硬，舌淡红，苔薄白，脉细。上方去前胡、蜜枇杷叶、浙贝母等；加炒白术10克、陈皮5克以增健运脾胃之力。共7剂。

后仍坚持门诊复诊，方宗调脾补肺之法，体质渐充。

按：卫气源于脾胃，是中焦运化的水谷精气中剽悍部分，赖肺气以输布全身肌表，有固腠理、温分肉之作用。本案患儿形体未充，脏腑娇嫩，受药毒邪攻，致肺脾之气亏损。脾气亏虚，运化无力，水谷不化，则卫气生化无源，无以卫外；肺气不足，宣发无力，卫气无以敷布周身腠理，亦可引起卫外之力不足。此二者共致腠理不固，每逢外邪，则直击华盖，必发咳嗽。其本为肺脾气虚，标为外邪伤肺。《圣济总录》即有明言："论曰虚劳咳嗽者，以肺伤胃弱，营卫衰微，气不温充故也，肺主气，为五脏之盖，其脉环循胃口，肺脏劳伤，则令人咳嗽上气……肌肤消瘦是也。"患者初诊时见咳嗽咯痰、咽痛、鼻塞流涕，为风热犯肺、肺气上逆所致，但同时兼胃纳差、大便偏烂，此又为中焦不化之症。治疗时切不可一味祛邪，当以固本为主，正盛邪自去。因此类患者肺脾不足，且处于化疗期，正气不断耗损，若遇邪则逐，必使内耗加重，又将以何力抵抗药毒？"用药如用兵"，若内有边防空虚，地方萧条，外有敌虏劫掠边疆，此时唯有外抗胡虏，内勤民政，缪力同心，虽未可速驱胡马于阴山之外，然俟国力渐长，则率百万之师北伐胡虏，指日可待，国可固矣。未闻有凭积弱之国，穷兵黩武，能驱虏万里，而后泰然自若，整顿中兴也。治病亦然。当以健运脾胃、培土生金为主，稍佐祛邪之品。忠此法治疗，患儿虽经化疗药毒，身体仍逐渐强壮。

第九章 痹证

第一节　痹证概述

历代中医医家多强调正气不足是痹证的病变基础，而感受风寒湿热等邪气则是其致病因素。《素问·痹论》曰："风寒湿三气杂至，合而为痹。""所谓痹者，各以其时重感于风寒湿之气也。"《严氏济生方·诸痹门·五痹论证》谓："皆因体虚腠理空疏，受风寒湿气而成痹也。"故痹证的发生，为虚实两端，虚为正气虚弱，实则责之于风、寒、湿、热等，正虚主要包括肝肾不足、阴血亏虚和卫表气虚等方面，邪实包括风邪、寒邪、水湿、痰饮、热邪等。急性期多见实证，感受风寒湿热之邪，营卫失调；慢性期则以本虚标实或虚实夹杂为主，肝脾肾亏虚，阳气不足，病邪留而不去，久病入络，闭阻经脉，痰湿瘀结。

甄老认为首先要对痹证有一个充分的认识，痹乃闭阻不通之意。因为阳气虚弱，不能卫外，腠理空疏，而为风、寒、湿等邪气闭阻经络，影响气血运行，导致肢体筋骨、关节、肌肉等处发生疼痛、重着、酸楚、麻木，或关节屈伸不利、僵硬、肿大、变形等症状的一种疾病，称为痹证。轻者病在四肢关节肌肉，重者可内舍于脏。正如《类证治裁·痹症论治》所言："诸痹……良由营卫先虚，腠理不密，风寒湿乘虚内袭，正气为邪气阻，不能宣行，因而留滞，气血凝涩，久而成痹。"所以邪气闭阻经脉为其病机之根本。

甄氏则在长期临床实践中，提出了"痹证必瘀，瘀去证消"的观点，甄氏认为痹乃闭也，瘀血阻滞、经络不通是各种痹证的共同病机。痹证是因邪气闭阻经络、痰浊瘀滞关节，而致肢体关节疼痛、肿胀、酸楚、麻木、重着、拘挛的一类病证，常因正虚不固、邪气侵袭、经络瘀滞、痰浊流注等因而成。正如《杂病广要》所言："故痹病在表，本风寒湿之外感，受病在经络血脉之中，气血闭涩之故。"

治疗上，历代医家治痹证，多按风寒湿留滞皮肉筋骨之理而立祛风、散寒、除湿之法。化热者，则以祛风、除湿、清热为治。甄氏认为痹证确是因风寒湿邪留滞于皮肉筋骨所致，然而邪之留滞则致络脉中的气血运行受阻，而气血不运，则进一步加重邪气的局部积聚，药石难达，诸邪难祛。所以要达到祛除风寒湿等邪的目的，疏通经络实为重要一环。须知经络通畅，给气血运行提供了必需的条件，也给祛风、散寒、除湿提供了条件。因此，甄氏认为治疗痹证如能注重通经络法，将有利于迅速祛邪而取效，故遣方用药时喜用忍冬藤、海风藤、络石藤、鸡骨香、威灵仙等药物以通络祛邪。在经络通畅的情况下，也要注意适当和及时地补充体内的基本物质——血，和动力——气，这样才能运行有物，以正祛邪，因此在治疗痹证的过程中酌情地补充气血也是十分重要。

第二节 痹 证 案

【案一】 林某，女，59 岁，1987 年 2 月 25 日初诊。

患者为潮汕人，形体偏肥胖，平素喜食海鲜。3 年前开始出现左侧踝关节红肿疼痛，就诊于中医馆，给予活血化瘀通络之品口服，后疼痛有所缓解，但不到 2 个月再次发作，伴有左足大趾红肿热痛，就诊于当地急诊，查血尿酸、炎症因子等明显升高，诊断为痛风性关节炎，给予秋水仙碱、别嘌醇等药物治疗后有所缓解。但近半年来发作较频繁，平均 7~10 天发作 1 次，2 天前患者痛风再次发作，遂于门诊就诊。症见：左侧踝关节、足趾关节疼痛，伴有肿胀感，局部肤温尚可，行走困难，屈伸不利，胃脘部不适，时有反酸，口干，口苦，胃纳差，小便调，大便黏腻，舌红，苔薄黄，微腻，脉弦滑。

西医诊断：痛风性关节炎

中医诊断：痹证

辨证：湿热痹阻

治法：清热除湿，通络止痛

处方：

威灵仙 30 克	忍冬藤 30 克	半枫荷 15 克	薏苡仁 30 克
关黄柏 10 克	海风藤 15 克	走马胎 15 克	鸡骨香 10 克
木瓜 15 克	海螵蛸 30 克	独活 15 克	

共 5 剂。

1987 年 3 月 11 日二诊：关节肿胀、疼痛有所减轻，时有屈伸不利，但可以自行行走，胃纳一般，眠差，夜梦多，大便质硬，舌红，苔薄黄腻，脉细滑。前方已中病机，根据现症，上方去独活；加制川乌 10 克、木防己 15克、豨莶草 15 克、络石藤 20 克增强祛风湿、利关节之效，黄芩 10 克以清疏郁热。共 5 剂。

1987 年 3 月 18 日三诊：关节基本无肿胀、疼痛，局部肤温尚可，胃纳尚可，夜眠佳，二便调，舌淡红，苔薄黄，脉弦。湿热十已去七，上方去制川乌、木防己、豨莶草、薏苡仁、黄芩；加鸡血藤 20 克、五指毛桃 30 克行气活血通络，白术 20 克健脾和胃。共 7 剂。

服药后第 5 天进行随访，关节肿胀、疼痛感消失。后间断门诊服用中药，并加强饮食、运动管理，至今已有一年余，痛风仅发作 3 次，经中医辨证治疗均可在 2~3 天内缓解。

按：痛风属中医学痹证范畴。虽《素问·痹论》有"风寒湿三气杂至，合而为痹"的论述，但痛风急性发作，多属湿热痹阻。正如张子和在《儒门事亲·指风痹痿厥近世差玄说二》中强调："痹病以湿热为源，风寒为兼，三气合而为痹。"此患者因长期居住于沿海地区，嗜食海鲜等食物，体内寒湿过重，正气不足之时感受湿热之邪，痹阻经络所致。湿热为痹，其邪循经入络，非宣散畅达不能出，湿热得宣则痹痛自止。治疗应以清热除湿、通利关节为主。初诊时用威灵仙、海风藤、走马胎、鸡骨香祛风湿、通经络，半枫荷、忍冬藤、薏苡仁清热除湿、健脾，木瓜舒筋活络，独活祛风胜湿，海螵蛸制酸止痛；二诊湿热未尽去，郁而集聚，出现夜梦多、大便干硬等症，故加黄芩以清疏郁热。同时，湿热痹如热重湿轻，祛湿药不宜过用，以防伤津，临证选择以薏苡仁、木防己之类为妥当。另外，基于长期临床实践，甄氏提出了"痹证必瘀，瘀去证消"的观点，故"通"亦是治疗痹症的重要原则，正如本案鸡血藤之用；再者，湿热之病证，治疗颇为棘手，故当湿热十去七八时，为避免分利湿热太过而伤正，应适时减其制，佐以扶正之品以收功，正如本案三诊处方中加入五指毛桃、白术以益气健脾。

【案二】 甘某，男，66 岁，1992 年 7 月 3 日初诊。

10 年前因双踝关节红肿热痛，于当地医院诊断为痛风，每次发作自服别嘌醇、秋水仙碱等药物控制，但近 2 年来发作频繁，就诊于当地某医院，给予消肿止痛药物等治疗后有所缓解，但停用药物仍时有关节疼痛，遂于门诊就诊。症见：双膝关节及踝关节红肿热痛，局部肤温升高，活动不利，低热，37.5℃，口干渴，纳眠差，小便调，大便黏，舌淡红，苔薄黄，脉弦。

西医诊断：痛风性关节炎

中医诊断：痹证

辨证：风湿化热，痹阻脉络

治疗：祛风清热利湿，消肿止痛，兼以活血

处方：

忍冬藤 30 克	豨莶草 15 克	木防己 15 克	威灵仙 30 克
走马胎 15 克	鸡骨香 15 克	海风藤 20 克	络石藤 20 克
薏苡仁 30 克	石膏 30 克	连翘 20 克	茵陈 20 克
苍术 15 克	陈皮 10 克	桃仁 15 克	

共 7 剂。

威灵仙 60 克　　海桐皮 40 克　　大黄 30 克

外洗，共 5 剂。

1992 年 7 月 10 日二诊：双膝关节及踝关节红肿疼痛较前好转，局部肤温正常，无发热恶寒，纳可，眠差，二便调，舌淡黯，苔薄白，脉弦。现已无明显热象，上方去豨莶草、薏苡仁、石膏、连翘、茵陈等；加制川乌 15克温通经络，五指毛桃 20 克补气健脾渗湿，千斤拔 15 克祛风湿，强腰膝。并继续给予上方中药外洗方祛风除湿通络。共 7 剂。

1992 年 7 月 17 日三诊：关节红肿疼痛较前明显好转，活动自如，时有腹胀，眠好转，小便调，大便偏烂，舌淡红，苔薄白，脉弦。上方去桃仁、苍术、薏苡仁、忍冬藤等；加白术 15 克、黄芪 20 克、党参 20 克健脾益气固本，防脾虚湿邪再生。共 7 剂。

经门诊治疗近 1 个月，近 1 年来未再发作。

按：《证治汇补·痛风》云："痛风即内经痛痹也。因气血亏损。湿痰浊血。流滞经络。注而为病。或客四肢。或客腰背百节。走痛攻刺。如风之善动。故曰痛风。"痛风导致的关节炎归于痹证范畴，临证参照其治疗原则，"初起因风湿热者，当流动机关，不可遽补，病久则宜消瘀血，养新血，兼理痰火，则血自活，气自和，痛无不愈，久不止者，间用升降之剂，或专主补脾"。此患者主要因脾虚胃弱为底，运化失司，水液运化失司聚而成湿，水湿内蕴日久则化热，易感受风湿之邪，内外之邪相引，极易诱发。急性期治疗应以清热祛湿通络为主，缓解期虚实夹杂，寒热错杂，治疗当有补有消，以健脾化湿、祛风通络为主，每阶段重点不同。初次就诊时为发作期，有风湿化热之象，经云"热盛则痛"，故表现为红肿热痛，治疗以清热祛风利湿为主，病久则入络，故加一味桃仁活血化瘀，配合中药外洗，方中威灵仙、海桐皮祛风湿通络，大黄清热解毒利湿，内外同治以加速祛邪；二诊、三诊时患者热象明显减轻，再加性温之祛风湿药温通经络，并逐步加强健脾益气利湿以求本。本过程耗时久，需慢慢健其脾气，祛风湿之邪，不可操之过急。

【案三】　罗某，女，68 岁，1993 年 7 月 19 日初诊。

4 年前开始左侧足大趾疼痛，起初未予重视，但 3 年前双侧足大趾均出现肿痛不适，并伴膝关节屈伸不利，就诊于某医院，查血尿酸等检查，诊断为痛风性关节炎，给予塞来昔布等药物治疗后疼痛明显缓解，但服药后出现恶心欲呕等不适，随后就诊于某诊所，给予针刺、刺络拔罐放血等治疗后有所缓解。但近 1 年来发作频繁，伴有膝关节肿痛，屈伸不利等不适，遂于门诊就诊。症见：足大趾红肿疼痛，以左侧为主，双侧膝关节疼痛，无红肿，夜间疼痛加重，伴腰酸痛，疲倦乏力，胃纳一般，眠差，二便调，舌淡，苔薄白，脉沉。

西医诊断：痛风性关节炎

中医诊断：痹证

辨证：风湿痹阻，脉络不通

治法：祛风除湿通络

处方：

老桑枝 30 克	千斤拔 15 克	牛大力 15 克	海桐皮 15 克
豨莶草 15 克	乌梢蛇 10 克	走马胎 15 克	黄芪 20 克
鸡血藤 20 克	络石藤 20 克	独活 20 克	

共 7 剂。

1993 年 8 月 2 日二诊：足大趾红肿消退，膝关节红肿疼痛加重，肤温不高，伴腰酸腰痛，诸症缓解不明显，纳眠可，二便调，舌淡，苔薄白，脉沉。上方去牛大力、络石藤、黄芪；加忍冬藤 15 克、威灵仙 20 克加强祛风除湿力度，羌活 15 克祛风胜湿，薏苡仁 30 克健脾渗湿。共 7 剂。

1993 年 8 月 16 日三诊：足大趾及膝关节疼痛明显缓解，活动自如，腰痛好转，少许腰酸，疲倦乏力，纳可，夜间睡眠易醒，二便调，舌淡，苔薄白，脉沉。患者症状减轻，风湿之邪渐退，上方去豨莶草、走马胎、鸡血藤、威灵仙等；加制川乌 15 克、桂枝 10 克、细辛 3 克加大温通经络之力，五指毛桃 15 克、党参 15 克补气健脾化湿浊，骨碎补、制何首乌各 15 克补肾强骨。共 7 剂。

按：岭南地区气候特点以"湿"为主，患者常年居住于岭南潮湿炎热地带，加上饮食、起居调摄不慎，感受风湿之邪，风湿邪气痹阻脉络，脉络不通，不通则痛，发为本病。治疗应以祛风除湿通络、固护脾胃为大则，佐以补肾。初次就诊时以邪气盛为主，用药以祛风除湿通络为主，益气扶正为辅，病久入络，故以鸡血藤活血通络，黄芪补气固表；二诊，风湿热痹阻经脉，加强祛风除湿通络之力，佐以健脾渗湿；三诊，患者症状明显减轻，风湿之邪已去之大半，此时用药以扶正为主，用药增补益脾肾之品。关于老年人痛风，若只专注于祛风除湿通络，治标不治本，疗效一般，应调脾固肾，脾为气血生化之源，脾虚则湿盛，肾中精气的蒸腾气化作用对水液代谢及骨代谢的影响是致病的关键。

【案四】钟某，女，39 岁，2004 年 10 月 20 日初诊。

近 5 年双下肢关节红肿疼痛反复发作，查尿酸最高达 718μmol/L，给予中西医结合治疗后有所缓解，但 1 周前外出饮食不节后开始出现足大趾红肿，伴有右侧肘关节红肿，就诊于某医院，查尿酸 634μmol/L，给予非甾体类抗炎药物治疗后疼痛有所缓解，红肿消退，但停药后疼痛加重，遂于门诊就诊。症见：右下肢跖趾关节酸胀疼痛，活动轻度受限，肤温不高，无红肿，无发热，平素畏寒，易疲倦，喜温喜暖，面色黯黄，胃纳不佳，时有反酸，胃脘部胀满，睡眠尚可，小便调，大便时烂，舌淡，苔白微腻，脉沉。

西医诊断：痛风性关节炎

中医诊断：痹症

辨证：脾肾两虚，风寒湿痹阻

治疗：补肾健脾，祛风除湿通络

处方：

忍冬藤 30 克	威灵仙 30 克	三七片 10 克	海风藤 15 克
走马胎 15 克	鸡骨香 15 克	豨莶草 15 克	半枫荷 15 克
黄芪 20 克	炒白术 30 克	海螵蛸 20 克	老桑枝 30 克

共 14 剂。

2004 年 11 月 6 日二诊：右下肢跖趾关节已无疼痛，仅少许酸胀感，活动不受限，胃脘部胀满减轻，无反酸，疲倦感较前减轻，畏寒，纳一般，眠可，二便调，舌淡，苔薄白，脉沉。四诊合参，目前已过急性期，病情趋于稳定，当"缓则治其本"，以补益脾肾为主。上方去威灵仙、鸡骨香、豨莶草、半枫荷、海螵蛸等；加制何首乌 15 克补肝益肾养血，黄精 15 克补脾肺肾，脾胃为气血生化之源，脾主肌肉四肢，患者平素纳食不佳，易畏风寒，易疲倦，当予益气健脾之法，故加党参 15 克、麦芽 20 克，再者本病患病程已有 5 年之久，风寒湿痹阻久则入络，血行不畅而成瘀，故加鸡血藤 15 克、三七片 10 克活血祛瘀通络。共 14 剂。

其后患者又来就诊数次，均未出现痛风急性发作，间断以补肾健脾、活血通络法治之。

按：痛风慢性期，虽关节红肿消失，但仍疼痛或剧痛，肿胀不甚。病邪久恋，正气暗耗，关键在于脾、肾。病程迁延，久必伤及肾气，肾气虚则气化不利，清浊不分，开合失司，精微泄漏，而见尿浊、夜尿频等症；此时正虚邪实，痰瘀交阻，深入筋骨，可致关节僵硬变形。本案患者为素体脾肾亏虚，寒湿内盛，偶感风寒，即《医学妙谛》所说："痹症有五原归一，皮脉与肌筋与骨。风行寒痛湿著彰……"风寒湿三气杂至，痹着于肌表，故见畏风寒，易疲倦，下肢跖趾关节酸胀疼痛，活动受限；舌淡、苔白微腻、脉沉均为脾肾两虚、风寒湿痹阻之象。治疗应以补肾健脾、祛风除湿通络为主。初诊时，用威灵仙、鸡骨香、豨莶草、半枫荷、海螵蛸等祛风除湿，同时兼顾脾肾之虚，药证相符，故服药后诸症减轻；二诊时，患者标象已除，诸症尽显脾肾亏虚之本，故重点在于益气养血、健脾补肾；同时，基于

"久病入络"之理论，本患还应重视活血通络，故以既有活血补血，又有舒筋活络功效之鸡血藤配合三七片为用。《本草纲目》有云："三七，止血散血定痛。"用于本案患者，既可祛瘀，又能养血，实属巧妙。

【案五】 惠某，女，52岁，1988年11月7日初诊。

全身关节疼痛5年余，以双膝关节、肘关节、跖趾关节、指间关节为主，部分关节曲屈变形，辗转多家医院，诊断为类风湿性关节炎，给予激素抗炎等治疗后未见缓解，遂于门诊就诊。症见：全身关节疼痛，膝关节红肿，屈伸不利，活动受限，肤温升高，腰痛，发热，体温波动在37.5~38℃，口干口苦，胃纳一般，眠差，小便黄，大便正常，舌红，苔黄厚，脉细数。

西医诊断：类风湿性关节炎

中医诊断：痹症

辨证：风湿热痹

治则：清热通络，祛风除湿

处方：

半枫荷 20 克	连翘 25 克	走马胎 15 克	海风藤 20 克
秦艽 20 克	薏苡仁 30 克	忍冬藤 30 克	独活 15 克
防己 20 克	威灵仙 30 克	鸡骨香 15 克	石膏 30 克

共 4 剂。

1988年11月11日二诊：肢体肿痛较前缓解，但仍有麻木不舒，伴有低热，37.2℃，口干，胃纳一般，眠尚可，舌淡红，苔黄，脉细。上方去半枫荷、连翘、走马胎、秦艽、薏苡仁、忍冬藤、独活、防己等；加络石藤20克、桑枝30克、制川乌12克祛风通络、消瘀止痛、利关节，关黄柏15克泻相火，水牛角30克、地骨皮20克清热凉血，鸡血藤15克补血活血通络，桂枝10克、淫羊藿15克温经通阳、祛风除湿。共10剂。

1988年11月23日三诊：发热，体温波动于37.3~37.9℃，仍有肢体关节疼痛，行走困难，下肢少许浮肿，胃纳差，夜眠差，小便黄，大便黏，舌尖红，苔黄腻，脉细。考虑为湿热蕴结、闭阻经脉所致，治疗以清热解毒、祛风除湿为主。

处方：

连翘 30 克	防己 15 克	半枫荷 20 克	忍冬藤 30 克
走马胎 15 克	海风藤 20 克	茵陈 25 克	鸡骨香 15 克
威灵仙 30 克	茯苓皮 20 克	木瓜 20 克	石膏 40 克

共 7 剂。

1988年11月29日四诊：仍有低热，腰骶部酸痛，麻胀不舒，活动困难，局部关节红肿，有灼热感，小便黄，大便黏腻，舌尖红，苔黄厚腻，脉滑数。上方去防己、忍冬藤、走马胎、茵陈、茯苓皮、木瓜等；石膏减量至30克，加虎杖20克祛风利湿、散瘀止痛，制川乌15克、豨莶草20克祛风除湿、温经止痛，黄芩15克清热燥湿，水牛角30克、白花蛇舌草20克清热解毒凉血，鸡血藤20克补血活血通络。共7剂。

1988年12月5日五诊：今日无发热，关节疼痛明显缓解，无关节红肿，但仍有小便热感及心烦，胃纳佳，大便调，舌尖红，苔黄厚，脉细数。上方去连翘、水牛角、白花蛇舌草等；加走马胎15克祛风湿、活血祛瘀，黄连10克清热燥湿，桑寄生30克补肝肾，薏苡仁25克除湿利水健脾。共6剂。

后电话随访，患者诉症状明显好转，发作亦减少。

按：类风湿性关节炎是一种以关节和关节周围组织非感染性炎症为主的全身性慢性疾病，属中医"痹证"范畴。患者久居岭南炎热潮湿之地，外感风湿热邪，袭于肌腠，壅于经络，痹阻气血经脉，滞留于关节筋骨，发为风湿热痹，故出现全身关节疼痛，膝关节红肿、屈伸不利、活动受限、肤温升高等；湿热内蕴，郁而化火，故出现发热、口干口苦等不适；舌红、苔黄厚、脉细数均为感受风湿热所致。慢性病急性发作，表现为虚实夹杂，病程日久，多为气血郁滞成瘀、夹有脾肾不足之象。治疗应以祛风除湿、清热解毒为法，佐以活血补血、补肝肾、调脾。第一阶段治疗以清热解毒泻火、祛风除湿为主，第二阶段在湿热之邪减轻后，加用健脾利湿之法，脾气健则内生湿热之邪无以再生，并佐以补血活血、补肝肾。甄氏强调脾胃为后天之本，气血生化之源，诸药通过脾胃运化才能发挥作用，如脾胃之气受损，不能发挥药力，往往欲速则不达，治疗时应顾护胃气，不可过用攻伐之品。

【案六】黎某，女，34岁，2005年1月13日初诊。

类风湿性关节炎病史5年，肘关节不能伸直，疼痛明显，双手腕、膝关节、踝关节肿痛，晨僵明显，长期服用激素治疗。2002年复查膝关节正侧位片：关节间隙变窄，骨质疏松，周围软组织肿胀。后间断门诊就诊治疗，但未见明显缓解，考虑到长期服用激素易出现副作用，家属为寻求中医中药治疗，遂于门诊就诊。症见：双手腕及双膝关节疼痛，活动受限，疲倦乏力，肢体困重感，头晕，口干，纳眠一般，二便调，舌淡红，苔薄白，边有齿印，脉濡。

西医诊断：类风湿性关节炎

中医诊断：痹证

辨证：风寒湿痹，气血不足

治法：祛风散寒，除湿通络，补气养血

处方：

忍冬藤 30 克	走马胎 15 克	老桑枝 20 克	桂枝 10 克
海风藤 15 克	党参 15 克	黄芪 15 克	当归 10 克
鸡骨香 10 克	络石藤 15 克	宽筋藤 15 克	制川乌 10 克

共 7 剂。

2005 年 1 月 20 日二诊：近来梅雨季节，阴雨天膝关节、手腕关节疼痛加重，踝关节屈伸不利，活动受限，口干，口苦，纳眠一般，小便黄，大便黏腻，舌红，苔少，脉弦滑。上方去有温通作用之制川乌、桂枝、走马胎，健脾养血通脉之当归、黄芪、党参；加用威灵仙 15 克、防己 10 克、豨莶草 20 克、木瓜 15 克加强祛风通络止痛之力，白术 20 克、薏苡仁 30 克健脾利湿。共 7 剂。

2005 年 3 月 3 日三诊：左肘关节、右踝关节肿胀疼痛，活动稍受限，无口干、口苦，纳眠尚可，二便调，舌淡红，苔薄白，脉沉弦细。上方去木防己、威灵仙、豨莶草、木瓜、薏苡仁；加药性平缓之路路通 15 克、五指毛桃 30 克、走马胎 15 克等祛风通络、强壮筋骨，桂枝 20 克、制川乌 15 克温经通络，并制约忍冬藤、鸡骨香等寒凉之性。共 7 剂。

2005 年 3 月 17 日四诊：左肘关节、右足踝关节已无疼痛，稍肿胀，易汗出，纳眠尚可，二便调，舌淡，苔薄白，脉沉弦细。上方去路路通、老桑枝；加细辛 3 克温通经络，党参 15 克、黄精 15 克、炒薏苡仁 20 克补气健脾、利水渗湿。共 7 剂。并将激素减量至隔日 1 片，后以健脾渗湿、祛风通络止痛为法，间断门诊治疗近 2 月余，病情得以控制，随访近 1 年，关节疼痛再未发作。

按：中医学中并没有类风湿性关节炎这一病名，多归属于"痹证"范畴。因该病病情顽固、缠绵难愈、临床表现变化多端，并可造成多脏器、多系统损害，故又将其称为"顽痹""骨痹""肾痹""风湿""历节""鹤膝风"等。《素问·逆调论》所云："病名曰骨痹，是人当挛节也。"外邪入侵为类风湿性关节炎发病的重要条件，此患者长期居住于岭南地区，其气候潮湿炎热，加上脾虚不固，易外湿引动内湿，痹阻关节而出现关节肿痛。《灵枢·五变》曰："粗理而肉不坚者，善病痹。"《诸病源候论·风湿痹候》有："由血气虚，则受风湿，而成此病。"《杂病心法要诀》曰："痹虚，谓气虚之人病诸痹也。"可见正气亏虚、气血不足是痹证的发病基础。甄氏认为脾虚为痹证发病的内在因素，脾气健运，运化功能正常，水谷精微生养肌肉，则邪气无以入侵。湿邪阻滞经脉则出现屈伸不利；脾主四肢肌肉，脾虚则出现疲倦乏力；湿邪阻滞于内，清阳不升则出现肢体困重感、头晕等不适；舌淡红、苔薄白、边有齿印、脉濡均为风寒湿痹、气血不足之象。本患者虚实夹杂，治疗上扶正祛邪兼顾，把握扶正及祛邪力度。初诊时风寒湿邪痹阻脉络，治疗主要以温经散寒、祛风湿通络为主，用忍冬藤、海风藤、络石藤等祛风通络止痛，桂枝、制川乌温经通阳等，体现了寒热并用的思想，同时用黄芪、当归调气和血；二诊，病情发作，结合舌脉有化热之象，遂去温通筋脉之类；三诊，病情稳定，复用温通筋脉之制川乌、桂枝，患者症状好转；四诊时加补气健脾、利水渗湿除痹之黄精、党参、炒薏苡仁，并加用细辛加强温通筋脉的作用。后期复诊均以健脾利水、渗湿除痹为法，病情稳定。在疾病不同阶段，活用寒热并用之法，用药精准，攻补兼施。

【案七】 张某，男，62岁，1995年5月21日初诊。

1年前患者开始出现双膝关节疼痛，曾就诊于某骨伤医院，查双膝关节正侧位：膝关节退行性变，给予止痛膏、理疗等治疗后症状有所缓解，但暂停使用外用诸疗法后，仍会有关节疼痛。半年前开始关节疼痛加重，就诊于某中医馆，给予中药口服及外洗，但未见明显缓解，遂于门诊就诊。症见：双膝关节疼痛，活动及爬楼梯时加重，屈伸不利，伴有筋脉拘急，无红肿发热，左上肢时有酸胀感，双眼分泌物增多，纳眠可，二便正常，舌红，苔薄，脉弦。

西医诊断：膝关节退行性变

中医诊断：痹证

辨证：肝肾亏虚，风湿痹阻脉络

治法：补肝肾，强筋骨，祛风除湿通络

处方：

忍冬藤 30 克	防己 15 克	威灵仙 15 克	老桑枝 20 克
络石藤 15 克	牛膝 15 克	杜仲 15 克	海风藤 15 克
走马胎 15 克	鸡骨香 10 克	炒麦芽 20 克	豨莶草 15 克

共 14 剂。

1995年6月6日二诊：诸症基本同前，仍有活动及爬楼梯时双膝关节疼痛，触摸肤温不高，无红肿，左上肢仍有酸胀感，纳眠可，二便调，舌淡，苔薄白，脉弦。患者用药后效果不明显，考虑病久入络，上方去防己、杜仲、豨莶草，加宽筋藤 15 克祛风止痛、疏筋活血，淫羊藿 15 克温阳补肾、祛风除湿，细辛 3 克温通散寒，党参、白术各 15 克补气健脾。共 7 剂。

1995年6月13日三诊：双膝关节疼痛较前减轻，左上肢酸胀感缓解，余症状无明显变化，舌淡黯，苔白，脉弦。上方去走马胎、络石藤、淫羊藿、牛膝、细辛；加鸡血藤 15 克加强补血活血通络之力，黄芪 20 克补气固表，薏苡仁30克加强健脾补气渗湿之力。共7剂。

1995年7月2日四诊：双膝关节偶有疼痛，无红肿热感，上肢酸胀感明显减轻，纳眠可，二便调，舌淡黯，苔白，脉弦。上方去薏苡仁、党参、白术、鸡血藤；加三七片15克加强活血之力，制川乌15克以祛风除湿、温经止痛，木瓜15克祛风除湿活络。共14剂。

患者坚持门诊就诊1月余，治疗均以补气活血通络，祛风除湿为法，效果良好，其中关节痛发作1次，予调整用药后可缓解，目前爬楼梯时无明显疼痛。

按：《叶天士医案精华》载："从来痹症。每以风寒湿三气杂感主治。"《奉时旨要》所言："痹症，特经络之病耳。治失其当，邪旧脏腑，则难为力。"此患者年过六旬，肝肾不足为底，关节疼痛日久，气血运行不畅，闭阻筋脉所致。治疗应以祛风除湿通络、活血化瘀为主，同时需兼顾补益肝肾。初诊时选用忍冬藤、络石藤、海风藤、走马胎、鸡骨香等祛风除湿、舒筋活络，牛膝、杜仲补肝肾，炒麦芽健脾化湿固表；二诊时加宽筋藤、细辛舒筋活络，淫羊藿温肾祛风，配以党参、白术补气健脾，在活血的同时又当益气，气行则血行，既可助血运行，又能健脾渗湿，一举两得；三诊时，用鸡血藤、黄芪等加大补气补血之力；四诊时鸡血藤改为活血之力更强的三七片，使经络畅通，邪易驱除，"治风先治血，血行风自灭"，其后继续以补气活血，祛风除湿通络为法，膝关节疼痛得以缓解。

【案八】 黎某，女，65岁，2010年12月10日初诊。

反复双膝关节麻痹疼痛2年，加重1周。曾行X线检查提示：双侧膝关节轻度退行性变，平时使用针刺、理疗等治疗来缓解症状，起初疗效显著，但近1个月来膝关节疼痛加重，追溯病史知患者自幼体弱多病，居所潮湿，时有关节麻痹不适，每因天气转凉、阴雨等易加重。近日气温骤降、阴雨连绵，再次出现病情加重，遂于门诊就诊。症见：双膝关节麻痹疼痛，屈伸不利，时有麻木发紧感，夜间为主，喜暖恶凉，胃纳一般，眠差，小便清，大便调，舌淡黯，苔白，脉沉细。

西医诊断：膝关节病

中医诊断：痹证

辨证：肝肾亏虚，筋脉失养，寒湿痹阻

治则：温经散寒，除湿通络，补肝肾

处方：

骨碎补20克	千斤拔15克	补骨脂15克	老桑枝30克
桂枝15克	细辛3克	鸡血藤15克	制何首乌20克
金樱子20克	黄精20克	巴戟天15克	炒麦芽20克

共 7 剂。

2010 年 12 月 17 日二诊：诉服药后痛减大半，屈伸活动稍感不适，且胃纳，睡眠好转，二便调，舌淡黯，苔薄白，脉沉细。前方效佳，遵原方继服 7 剂。

随访至今，患者间断服用上方，上述症状明显改善。

按：患者年老，脏腑功能逐渐衰退，肝肾逐渐亏虚，肝藏血，肾藏精，精血不足，肢体筋脉失养，易感受风寒湿，加之外感寒湿之邪流注关节，痹阻而发病。治疗当以温经散寒、除湿通络、补肝肾为主。初诊时用骨碎补、千斤拔、补骨脂、制何首乌、金樱子、黄精、巴戟天补益肝肾，强健筋骨，兼以千斤拔、老桑枝祛风除湿通络，细辛、桂枝温阳化气、散寒止痛，制何首乌、金樱子养心安神、养肝血，巴戟天、补骨脂温肾阳，骨碎补补肝肾，补而能宣、行而不泄。甄氏强调治疗寒湿痹，不能只专注于祛风散寒通络，要采用攻补兼施的方法，既要祛风散寒，给邪出路，同时也要温经通阳，并佐以温肾阳、补肝肾，精血足则濡养筋脉，筋骨得健。

【案九】 刘某，女，62 岁，2008 年 5 月 13 日初诊。

反复双膝关节疼痛不适 3 年，活动受限，每到阴雨天加重，曾于外院诊治，查血常规、血沉、风湿三项均未见异常，X 线提示双膝关节退行性变，给予膏药贴敷、理疗等治疗后有所缓解，但易复发。半年前开始，双膝关节疼痛加重，不能自行爬楼梯，就诊于某中医院，中药口服、外洗及针刺等治疗后未见明显缓解，遂于门诊就诊。症见：膝关节疼痛，伴有红肿，活动受限，疲倦乏力，口干口苦，纳差，眠可，二便正常，舌红，苔黄，脉弦细。

西医诊断：膝关节病

中医诊断：痹证

辨证：风湿热痹

治则：祛风除湿热，活血通络

处方：

桑寄生 30 克	杜仲 20 克	半枫荷 15 克	络石藤 15 克
海风藤 15 克	走马胎 15 克	鸡骨香 10 克	威灵仙 20 克
鸡血藤 15 克	党参 20 克	五指毛桃 15 克	黄柏 15 克
牛膝 30 克			

共 7 剂。

2008 年 5 月 20 日二诊：膝关节疼痛缓解不明显，活动加重，口干，无口苦，纳差，疲倦乏力，眠可，二便调，舌红，苔黄，脉细。结合症状、舌脉，热邪未解，祛邪仍为当务之急。上方去补益之杜仲、党参、五指毛桃；

加豨莶草、宽筋藤各 15 克加大清热除湿之力。共 7 剂。

2008 年 6 月 3 日三诊：膝关节疼痛有好转，可以自行爬楼梯，稍感疲倦乏力，胃纳一般，小便调，大便偏干，舌淡红，苔薄黄，脉细。四诊合参，热象减轻，上方去黄柏、豨莶草；加杜仲 15 克补肾强骨，桂枝 10 克温阳化湿，麦冬 15 克清热滋阴生津。共 7 剂。

随访诉服药后关节疼痛发作减少，症状减轻，不影响日常活动，效果良好。

按：湿邪是诱发痹证的主要因素。湿邪易于侵入人体，留滞于脏腑、经络，阻滞气机，致各脏腑气机失常，经络不通，而发为痹证。湿滞肌肉、经络、关节，阳气布达受阻，则可见肌肤不仁、关节疼痛重着等症状；黏滞的湿邪易协同他邪侵入人体肌肉关节，湿邪附着于他邪，使邪易留置与脏腑经络之间，邪恋难解，故使痹证缠绵难愈。此患者久居岭南湿地，起居不慎，感风湿热之邪，加之年老脾虚，脾为后天之本，生化之源，脾胃健运，则水谷运化正常，气血生化有源，脾虚则气血运行不畅，不能濡养四肢肌肉，致膝关节疼痛。《素问集注》中记载："脾主中央土……主运化水谷之精。以生养肌肉。故合肉。"治疗应在祛风除湿热的基础上，固好脾土。初诊时扶正祛邪并进，二诊及时调整用药，去补益之品，用药过补反致邪气留恋；三诊实邪既解，再予健脾补肾以助正气，正气充盛则邪难再犯。

附：下肢肿痛案

【案】张某，男，72 岁，2015 年 11 月 17 日初诊。

2 月前久坐后出现左侧大腿肿胀伴有疼痛，就诊于某三甲医院，查左下肢动脉彩超提示：左下肢动脉硬化性闭塞；左侧胫前动脉上段狭窄 75%~99%，中段狭窄 50%~70%，下段狭窄 99%~100%；余动脉血流通畅；左下肢深静脉主干血流通畅，瓣膜功能良好，未见血栓形成；左大隐静脉通畅，根部未见扩张；左小腿未见明显扩张交通静脉。肝功、肾功、血脂、C 反应蛋白等未见异常。前后就诊于多家医院，经过多次治疗，未见明显缓解，遂于门诊就诊。症见：左下肢大腿肿胀伴有冷痛，行走困难，屈伸不利，局部肤温尚可，无红肿，无溃烂，无发热，纳眠尚可，二便调，舌干，少津，可见裂纹，苔薄黄，脉弦。

西医诊断：动脉硬化性闭塞
中医诊断：痹证
辨证：风湿痹阻，瘀阻经络
治则：祛风湿，通经络
处方：

防己 15 克	豨莶草 15 克	半枫荷 15 克	络石藤 20 克
威灵仙 15 克	秦艽 15 克	走马胎 20 克	制川乌 15 克

桃仁 15 克　　　　红花 10 克　　　　五加皮 20 克　　　　路路通 15 克
三七片 10 克
共 7 剂。

2015 年 11 月 24 日二诊：服药后左侧大腿肿胀明显消退，少许疼痛，得温则痛减，活动尚可，可自行行走，纳眠可，二便调，舌淡红，苔薄白，脉沉细。故治疗上以温经通络、补气健脾为主。上方去半枫荷、威灵仙、制川乌等祛风散寒止痛之品；加桂枝 15 克、细辛 3 克温经通阳，党参 15 克、炒薏苡仁 30 克健脾渗湿而舒筋脉、补中气。共 7 剂。

2015 年 12 月 1 日三诊：左侧大腿时有疼痛，活动尚可，腹胀，怕冷，纳眠可，二便调，舌淡红，苔白厚，脉沉。治疗上以温经散寒通络、调气和血为主。故去络石藤、三七片、路路通、走马胎等；加当归、黄芪调气调血，干姜、熟附子温阳散寒等。

按：《考证病源·痹症寒湿与风乘》载："痹者，犹闭也。风寒湿三气合而为痹。风多则走注，寒多则掣痛，湿多则重着。"痹证病机指气血不足，导致风、寒、湿、热、痰、瘀等邪气滞留肢体筋脉、关节、肌肉，导致筋脉闭阻，不通则痛，甚至内舍于五脏所表现的病证。本病病理变化复杂，以风寒湿热杂感、经络受阻、气血不足、脏腑受损，最终形成寒热错杂、虚实兼并、本虚标实的复杂局面。患者因风寒湿闭阻经络关节、经脉不利，与瘀血互相搏结，病邪深伏筋脉而出现肢体肿胀伴有疼痛。治疗上重祛湿除湿止痛，使邪有出路，兼活血化瘀，攻邪之时切忌伤正，攻中有补，佐以调和气血。初诊方中防己、豨莶草具有利水消肿、祛风湿、利关节，半枫荷为甘温之品，祛风除湿、舒筋活血，威灵仙性猛善走，宣通十二经络，秦艽祛风湿、除湿热之效，制川乌祛风散寒止痛，路路通性平善走与五加皮伍用增强祛风湿、通关节之效，走马胎、桃仁、红花、三七片为活血祛瘀、消肿止痛之效。二诊时加桂枝、细辛重在温经通络，党参、薏苡仁等健脾益气为主。三诊时重在调气和血。

第十章 口疮

第一节　口疮概述

复发性口疮属中医学的"口疮"范畴。口疮之名，首见于《黄帝内经》，《素问·气交变大论》曰："岁金不及，炎火乃行……民病口疮……"《齐氏医案·口疮》曰："口疮，上焦实热，中焦虚寒，下焦阴火，各经传变所致，当分辨阴阳、虚实、寒热而治之。"

口疮的病变部位虽在口腔，但人体诸经皆会于口，口为脾窍，舌为心苗，肾脉连咽系于舌本，肝脉下颊环唇连舌本等，因此，脏腑功能失调，或感受火热之邪，或饮食偏嗜，或劳倦过度均可引起该病发生。

临证应辨虚实，实证起病急，病程短，局部疼痛剧烈，溃点大且数目多，周围黏膜红肿突起，甚至融合成片；虚证发病缓，病程长，局部疼痛轻微，溃点小且数目少而分散，周围黏膜微红微肿，常有反复发作史。实者，往往由于吸烟、嗜酒、过食辛辣刺激性食物及思虑过度，郁积化热，导致心脾火热上炎、灼蒸于口而成，或脾胃受损、脾湿上犯所致。《素问·气厥篇》曰："膀胱移热于小肠，膈肠不便，上为口糜。"《诸病源候论·口舌疮候》云："手少阴，心之经也，心气通于舌；足太阴，脾之经也，脾气通于口。脏腑热盛，热乘心脾，气冲于口与舌，故令口舌生疮也。"《圣济总录·口疮》曰："由心脾有热，气冲上焦，熏发口舌，故作疮也。"虚者，往往由于思虑劳倦、心阴暗耗，或热病后期，阴分受伤，阴虚则火旺，上炎于口而发；或劳倦、久病等致脾胃中气受损，或口疮日久，灼阴耗气，脾胃气虚而发。

实证多以心火上炎、胃火炽盛、脾虚湿困为多见，治疗应以清心火、泄胃火、化脾湿为主；虚证多由久病伤肾，或禀赋不足、房事过度，或过服温燥伤阴之品所致，治疗应以滋阴降火为主。此外现代口疮由于久病、久泻或水邪久停，或误投寒凉之剂等所导致的脾肾阳虚为多见，治疗应以温阳健脾固肾为主。甄氏在数十年临床实践中发现口疮日久不愈，多见于一些形寒气虚，四肢不温的患者，此为气虚无力推动阳气通达四肢，阳气郁于局部，邪热被困，郁而不达，气虚阳郁，口周微循环受阻，则口腔黏膜的内环境受损，免疫力下降，为反复的病毒感染，提供了可乘之机。

甄氏对于口疮辨治，若拘泥于局部的口腔炎症而施苦寒泻火之品，虽取效于一时，但病情每多复发，或因苦寒日久化燥伤阴，耗伤正气，而使症状反复不得控制。《疡医大全·口疮门主论》曰："凡口舌生疮，初起不可便用凉药敷掺，恐寒凝不散，内溃奔走，久而难愈。必先用辛轻升散，而后清凉，使郁火达外，再视其所因而治之。"

第二节 口疮案

【案一】 詹某，男，60岁，2005年11月26日初诊。

5年前开始反复口腔溃疡，每因熬夜或进食热性食物后加重，常自敷口腔溃疡散、碘甘油，含服口腔溃疡含片、西地碘含片，内服口炎清颗粒等药物，迁延2~3周方可缓解，多次就诊于当地某医院，仍反复发作。近日熬夜后再次出现口腔溃疡，遂至门诊就诊。症见：口腔溃疡，溃疡面红肿疼痛，口干、口苦、口臭，脘腹胀闷，面红，性格急躁，心中烦热，纳一般，睡眠差，小便黄，大便干，舌红，少苔，舌中裂纹，脉弦细。

西医诊断：复发性阿弗他溃疡

中医诊断：口疮

辨证：心脾积热，虚火上浮

治法：清心泻脾，滋阴降火

处方：

煅龙骨30克（先煎）	煅牡蛎30克（先煎）	炒黄连5克	夏枯草5克
盐山萸肉30克	细辛3克	炒白术30克	当归5克
麦冬15克	栀子10克	牛膝30克	党参15克

共7剂。

2005年12月3日二诊：口腔溃疡较前稍好转，腹胀、心烦好转，仍有口干口臭，面红，性格急躁，纳一般，睡眠差，小便黄，大便偏干，舌红，苔薄白，中根部黄微厚，脉弦细。上方去夏枯草、炒白术、当归、党参等；煅龙骨、煅牡蛎，改为龙骨、牡蛎增强镇惊安神、平肝潜阳之效，加灯心草2克、关黄柏10克、泽泻15克清心火、泻相火。共7剂。

2005年12月10日三诊：溃疡面较前缩小，性格急躁明显改善，口苦、口臭，无口干，少许腹胀，纳一般，偶睡眠梦多，二便调，舌边偏红，苔薄白，中根部黄微厚，脉细。上方去炒黄连、关黄柏、灯心草等；加浮小麦40克益气除热，茵陈10克清肝胃之湿热，白芍养血敛阴、柔肝平肝，远志15克合龙骨、牡蛎交通心肾、安神定志，茯苓20克、砂仁10克（后下）、麦芽20克固护中焦、消食滞。共7剂。

2005年12月17日四诊：近日进食辛辣食物后再次出现口腔溃疡，溃疡面红肿疼痛，舌肿胀辣感，口干，汗多，纳眠、二便尚可，舌红，少苔，脉弦细。上方易龙骨、牡蛎为煅龙骨、煅牡蛎加强收敛固涩之力，加醋鳖甲20克滋阴潜阳，关黄柏5克泻相火，麦冬15克、百合20克、桑椹20克养阴生津，牛膝30克引火下行。共7剂。

继续坚持门诊复诊1月余，嘱其规律作息，避免辛辣之品，并以养心健脾、滋养阴液为法，随访诉口腔溃疡未再复发，睡眠亦明显改善。

按：《诸病源候论·卷三十》云："手少阴心之经也，心气通于舌。足太阴脾之经也，脾气通于口。脏腑热盛，热乘心脾，气冲于口与舌，故令口舌生疮也。"中医认为，口为脾之窍，舌为心之苗。若饮食不节，或情志不畅，或劳累过度，脏腑蕴热，心脾积热，上炎口腔，则发为口疮。故本案患者口腔溃疡每因熬夜及进食辛辣后诱发。心脾积热上熏口舌，局部热毒结聚，气血壅滞，故见口腔溃疡处黏膜红肿甚、疼痛剧；脾胃运化失司，饮食内积，因热受滞，则见口臭、脘腹胀闷；热为阳邪，易灼伤阴液，故见口干、大便干；心火下移小肠，故小便黄；脾中之热邪上扰心神，故见口苦，性格急躁，眠差；睡眠不足，耗损肝肾阴液，相火上炎，合心脾之火，加重口腔溃疡，故眠差亦多诱其复发。《太平圣惠方·卷第三十六》云："气冲于口与舌。故令口舌生疮也。"治疗当以清心泻脾、滋阴降火为治疗大法。故初诊以煅龙骨、煅牡蛎、盐山萸肉、牛膝收敛虚火、引火归元，炒黄连、夏枯草、麦冬、栀子清热养阴，当归养血润燥通便，细辛、炒白术、党参辛热甘补收降浮游之热，使虚热火势下趋；龙骨、牡蛎生用镇惊安神、平肝潜阳效强，煅用收敛固摄之力强，二诊患者溃疡稍收，眠差未见明显改善，恐相火不收，虚火难除，故改为生用，安眠为先，并加关黄柏、泽泻泻相火以助睡眠；三诊，心脾之火及相火几尽消除，故去苦寒之品，恐久用损伤脾胃，并增固护脾胃之品，脾胃健运，积滞得化，则蕴热何存？仍加用浮小麦、茵陈等，防患者因生活习惯不良，引动诸火；四诊时脾胃已运，故加养阴之品以壮水之主。初以治标为主，后渐标本兼顾，继之治本，体现了中医辨治中的整体恒动观。

【案二】 陈某，女，79岁，2000年3月8日初诊。

2个月前因咳嗽、咯痰伴有发热，就诊于当地某医院，诊断为肺炎，经住院抗生素治疗后，症状缓解出院，但随后出现口角溃烂、口腔溃疡，予冰硼散等药物外敷，效果欠佳，遂至门诊就诊。症见：口角溃烂，口腔溃疡，溃疡面无明显红肿，疼痛不甚，少许口干，无咽痛，无咳嗽，痰少，胃胀闷不适，疲倦，双脚乏力，双下肢浮肿，汗出不多，畏寒，手脚欠温，纳差，眠一般，小便清长，夜尿1~2次/晚，大便烂，2~3次/日，舌淡胖，苔薄白，脉细。既往糖尿病、高血压病史。

西医诊断：口腔阿弗他溃疡

中医诊断：口疮

辨证：脾肾阳虚

治法：温肾健脾

处方：

炒麦芽 20 克	炒六神曲 15 克	茯苓 20 克	陈皮 10 克
石斛 20 克	太子参 15 克	黄精 15 克	金樱子 15 克
炒薏苡仁 20 克	黄芪 15 克		

共 7 剂。

2000 年 3 月 15 日二诊：口角溃烂及口腔溃疡较前减轻，精神好转，少许口苦，无口干，胃胀痛，双脚乏力，双下肢少许浮肿，怕冷，小便调，大便仍烂，舌淡胖，苔薄白，脉细。上方去石斛、太子参、金樱子、黄精等；加炒黄连 3 克稍清上焦之热，清心火为主，党参 15 克、法夏 10 克、砂仁 10 克、炙甘草 15 克取香砂六君子汤之意，加强益气健脾和胃之功。共 7 剂。

2000 年 3 月 22 日三诊：已无口角溃烂、口腔溃疡，无口干口苦，无明显胃胀，双下肢浮肿减轻，乏力好转，怕冷好转，咽中少许白痰，二便调，舌淡，苔薄白，脉细。上方去黄芪、党参、法半夏、炒薏苡仁等；加炒白术 20 克、陈皮 10 克进一步加强固护中焦之力，猫爪草 5 克化痰，桑寄生 20 克滋补肝肾。共 7 剂。

按：本案患者因肺炎使用抗生素治疗后出现口疮，中医认为抗生素久用可耗损阳气，"肾阳为一身阳气之本""脾为阴中之至阴"，此二脏最易受损。脾阳不足、运化失司，见胃胀、大便烂、舌淡胖；脾虚无以运化水谷精微，化生气血，见纳差，疲倦乏力；肾阳亏虚，蒸化、推动乏力，见口干，小便清长，双下肢浮肿；肾阳温煦作用低下，则畏寒、手足欠温；其溃疡处红肿不甚、隐痛为主，因虚火上灼口腔所致。故患者证属脾肾阳虚、虚火上犯。明代医家薛己《口齿类要·口疮》中载："手足逆冷，肚腹作痛，中气虚寒也，用附子理中汤。"《丹溪心法·口齿》："口疮，服凉药不愈者，因中焦土虚，且不能食，相火冲上无制，用理中汤。人参、白术、甘草补土之虚，干姜散火之标。甚则加附子，或噙官桂，亦妙。"治疗时当以温肾健脾为主。初诊时兼见口干，若单以温补之品，恐加重溃疡，故佐以有瓜石斛"清胃，除虚热，生津，已劳损"；二诊，少许口苦，考虑为温补稍过，故少佐炒黄连以制诸药温燥；三诊，诸症皆明显改善，故遵前法，进一步加强健脾固肾之力，因有少许白痰，故加猫爪草辛散化痰。整个治疗攻专脾肾，力专效宏。

【案三】 刘某，女，58 岁，1987 年 7 月 19 日初诊。

反复口腔溃疡 2 年余，辗转多家医院就诊，内服药物、外用药膏等效果均欠佳，溃疡时自服凉茶，亦未见效，遂至门诊就诊。症见：口腔多处溃疡，溃疡周边红肿，伴疼痛，少许牙龈痛，间有头昏目眩，偶有干咳，咽干，汗出不多，无腰膝酸软，心烦，入睡难，多梦，易醒，夜尿清长，1~2次 / 晚，大便偏溏，舌红，少苔，脉细数。

西医诊断：口腔阿弗他溃疡

中医诊断：口疮

辨证：中焦虚寒，虚火上炎

治法：潜降虚火，温补脾土

处方：

煅龙骨 30 克（先煎）　煅牡蛎 30 克（先煎）　细辛 3 克　　　当归 15 克
砂仁 10 克（后下）　　炒麦芽 20 克　　　　　炒黄连 5 克　牛膝 20 克
泽泻 10 克　　　　　　炒白术 20 克　　　　　炙甘草 15 克

共 7 剂。

1987 年 7 月 26 日二诊：口腔溃疡渐收，舌底仍有一处溃疡，疼痛不适，已无牙龈痛、头晕目眩感，心烦好转，目赤肿痛，间中干咳，口干口苦，仍有入睡难、多梦、易醒，夜尿 1~2 次 / 晚，大便偏溏，舌红，少苔，脉细数。上方去砂仁、泽泻、炒白术、炙甘草等；加玄参、知母、夏枯草各 10 克以达清热生津之效，茯苓 20 克固护中焦。共 7 剂。

1987 年 8 月 2 日三诊：舌底溃疡较前明显缩小，无目赤肿痛、口干口苦、咳嗽、心烦，入睡难、夜眠多梦、易醒改善，夜尿 1~2 次 / 晚，大便先干后烂，舌淡红，苔薄白，边有齿印，脉沉细。上方去细辛，玄参、夏枯草、当归等；加炒白术 20 克、砂仁 10 克（后下）、炙甘草 15 克、山药 20克加强固护中焦之功。共 7 剂。

1987 年 9 月 2 日四诊：因复诊不便，遂自续服上方 2 周，近 1 周再发口腔溃疡，夜眠稍差，入睡难，易醒，大便偏烂，余无不适，舌淡胖，苔白，脉沉。上方去炒黄连、知母等；加酸枣仁 20 克、大枣 20 克、远志 15克、陈皮 10 克养心安神健脾，炒麦芽、六神曲各 10 克消食滞。共 7 剂。

间断复诊 1 月余，后随访患者诉睡眠可，二便亦调，口腔溃疡未再发作。

按： 口腔溃疡是临床上常见病证，属于中医"口疮""口糜"范畴。口疮虽生于口，但与脏腑功能失调关系密切。《圣济总录》记载："论曰口疮者，由心脾有热，气冲上焦，熏发口舌，故作疮也，又有胃气弱，谷气少，虚阳上发而为口疮者，不可执一而论，当求所受之本也。"《疡医大全·口疮门主论》云："又曰：口疮者，上焦实热，中焦虚寒，下焦阴火，各经传变所致，当分别治之。"本案患者脾胃素虚，出现口腔溃疡后，又多以清热之品治疗，脾胃愈加亏损，阳气不足，虚火乃独炎于上，而燎于口腔，发为口腔溃疡；肾脾分别为先后天之本，脾亏日久，渐至肾气亦亏，"肾主蛰守位"，虚火上扰，扰动心神，则心烦、眠差，上犯清窍，则头昏目眩、目赤肿痛。故证属脾肾阳虚、虚火上犯所致，其中脾虚为病之根本所在。《景岳全书》言："阴虚之热者，宜壮水以平之；无根之热者，宜益火以培之。"患者之火为无根之热，治当以泻虚火，与补脾胃并进，临证时视标本之偏重情况，灵活用药。初治虚火为重，故以煅龙骨、煅牡蛎、炒黄连、牛膝、泽泻为主敛降清泻虚火；二诊时虽诸症皆有不同程度改善，但目赤肿痛说明虚火仍旺，故于清敛基础上加玄参、知母、夏枯草等加强清热泻火，亦可养阴息火；三诊，虚火已收大半，故治本为主，土旺才能伏火，稍佐清敛之品，防土薄虚火卷土重来；四诊，口腔溃疡再发眠差，故以平虚火、养心神、健脾胃、消食滞为法。后续治疗中稍佐补肾之品，以求先后天互资，疗效显著。

【案四】 尹某，男，16岁，2010年4月11日初诊。

反复口疮3年余，每于劳累或睡眠不足后发作，就诊于多家医院，治疗后仍有反复出现，遂于门诊就诊。症见：口腔溃疡，以舌及齿龈部为主，周围红肿，疼痛，口干，口渴，口臭，嘴唇红，胃纳一般，眠差，难以入睡，夜梦多，烦躁，小便黄，大便秘结，舌红，苔黄厚微腻，脉数。

西医诊断：复发性阿弗他溃疡

中医诊断：口疮

辨证：脾胃积热，阴液亏虚

治法：清热泻火，消食化滞，滋养阴液

处方：

麦冬 10 克	龙骨 30 克	醋鳖甲 30 克	牛膝 10 克
鸡内金 10 克	茵陈 10 克	栀子 10 克	玄参 10 克
枳实 15 克	炒麦芽 20 克	浮小麦 30 克	白芍 10 克

共3剂。

服药后患者口腔溃疡痊愈，随访至今已有半年余，未见复发。

按：口腔溃疡属中医"口疮""口糜""口疳"范畴。口疮一证有虚实之分，其发生与五脏有关，尤其是脾、胃、心、肾密切相关，多由"火"热循经上炎、熏蒸口舌而起。"火"又虚实之分，实火多以心脾积热为主，虚火以阴虚火旺多见。"脾开窍于口，其华在唇"，舌为"心之苗"又为"脾之外候"，《圣济总录》中也提到"论曰口疮者，由心脾有热，气冲上焦，熏发口舌，故作疮也"，此患者主要因脾胃食滞化火而出现口腔溃疡、疼痛、周围红肿、口臭、嘴唇红；湿热中阻、热邪化燥而出现口干口渴；心阴亏虚、阴不敛阳、心神不宁而出现眠差、难以入睡、夜梦多；胃肠食滞，热势弥漫阳明胃腑，津耗液伤，胃肠燥热成实而见大便秘结；舌红、苔黄厚、微腻、脉数均为脾胃积热、心阴亏虚之象。治疗在消食滞、清热泻火的同时，亦当兼顾滋阴潜阳，并佐以补肝肾、柔肝阴、益气除烦。方中鸡内金、炒麦芽生发胃气、启脾开胃，枳实辛散、苦寒降气，长于破滞气、行痰湿、消积滞，为脾胃气分之药，龙骨、醋鳖甲滋阴潜阳，牛膝走而能补，性善下行，入肝肾而补肝肾，绵茵陈清利湿热，麦冬养阴生津、清心火，栀子、玄参清热泻火，浮小麦甘补凉清，专入心经，益气除热，白芍补而不泻，养阴柔肝。若治疗上只顾清热泻火，这类苦寒之品易败脾阳，脾胃虚则"火"更易上冲。

第十一章 汗证

第一节　汗证概述

汗证，是以全身或局部异常汗出为主要表现的临床病症，汗出不因天气炎热、剧烈活动及食入辛辣食物等因素出现，多归属于西医学中的甲状腺功能亢进、自主神经功能紊乱、风湿热、结核病等。其中，不因外界环境因素的影响，而白昼时时汗出，动辄尤甚者，称为自汗；寐中汗出，醒来自止者，称为盗汗。

历代医家对汗证病因病机的认识是一个不断发展，不断完善的过程。《素问·阴阳别论》认为"阳加于阴谓之汗"，汗是阳气蒸化津液自腠理排出体表的代谢产物。张仲景《伤寒论》认为汗多因外感而致，且以风、热、湿三邪为著，其病机涉及营卫不和、里热炽盛、少阳枢机不利、湿热郁蒸、阳虚汗漏、阳气暴脱等。《顾松园医镜》认为"阳虚自汗，阴虚盗汗"。金元时期，张介宾《景岳全书》中提出了"自汗盗汗亦各有阴阳之证。不得谓自汗必属阳虚，盗汗必属阴虚也"之论。《丹溪心法·自汗》说："自汗属气虚、血虚、痰、湿、阳虚。"《丹溪心法·盗汗》说："盗汗属血虚、阴虚。"王清任《医林改错》所言："竟有用补气、固表、滋阴、降火，服之不效，而反加重者，不知血瘀亦令人自汗、盗汗，用血府逐瘀汤，一两副而汗止。"指出因瘀可致汗证。总之，汗证之病机较为纷繁，有虚，有实。

甄氏认为，汗证有虚实之分，但久治不愈的汗证以虚证为多见，其中气阳亏虚，卫气卫阳不固，营阴不藏，阴阳失调，玄府开合失司是虚性汗证发病的关键，与肺、脾、肾三脏关系密切。

《素问·阴阳应象大论》言："阴在内，阳之守也；阳在外，阴之使也"。《灵枢·本藏》："卫气者，所以温分肉，充皮肤，肥腠理，司关阖者也。"肺气易伤，饮食不节，嗜好冰冻生冷食品，日久伤及脾阳；工作压力大、不合理运动，疾病初起，日常调护或用药不当，耗损肺气，阳气虚损。肺气虚、脾肾阳虚，气阳亏虚，表虚失固，腠理疏松，津液随即外泄。即正如《景岳全书》所言："人但知热能致汗，而不知寒亦致汗。所谓寒者，非曰外寒，正以阳气内虚，则寒生于中而阴中无阳，阴中无阳，则阴无所主而汗随气泄。"

因汗证患者中慢性居多，病程长、虚实夹杂，治疗应以益气温阳固表为主，予以健脾、益肺、补肾。同时结合患者的体质及舌脉，佐以滋阴、降火、清热、祛湿、化饮、祛痰、化瘀之法。如遇儿童汗证，根据小儿"肝常有余，脾常不足"的生理特点，还需注意佐以健脾消食、平肝柔肝。病程日久，汗出津伤可致阴阳两虚，故病程长者治疗上应阴阳双补。正如张介宾《景岳全书》中所言："善补阳者，必于阴中求阳，则阳得阴助，而生化无穷；善补阴者，必于阳中求阴，则阴得阳升，而泉源不竭。"用药方面需注意循序渐进，切勿大温大燥，以免过于温燥而虚不受补，无法化为人体所需之气血，反成邪火，耗损阴液，加重病情。

第二节　汗　证　案

【案一】　冯某，女，30岁，1983年6月14日初诊。

3年前产后开始出汗多、怕冷，反复就诊于多家中医院，但均未见明显改善，近一年来出汗加重，静坐时汗即可浸湿衣物，月经量减少，遂至门诊就诊。症见：自汗，活动后加重，心悸，无头晕头痛，无鼻塞流涕，无胸闷，怕冷，纳一般，饭后易胃胀，睡眠尚可，小便清长，大便偏烂，月经量少，经期3天，色黯，舌淡，胖大，苔薄白，脉沉。

西医诊断：自主神经功能紊乱

中医诊断：汗证

辨证：脾肾阳虚，气血不足

治疗：温补脾肾，益气养血

处方：

当归15克	炒白术30克	大枣30克	党参20克
黄芪20克	菟丝子15克	淫羊藿10克	炙甘草15克
砂仁10克（后下）	黄精20克		

共14剂。

1983年7月2日二诊：出汗较前减少，怕冷改善，无心悸，纳可，已无饭后胃胀，眠可，小便量较前减少，大便稍烂，舌淡，胖大，苔薄白，脉沉。上方加炒麦芽20克加强固护脾胃之力，煅龙骨、煅牡蛎各30克（先煎）收敛止汗。共10剂。

随诊诉已无明显汗出，怕冷明显改善，月经量及经期亦恢复正常。

按：《证治准绳·女科》记载："虚汗不止者，由阴气虚而阳气加之，里虚表实，阳气独发于外，故汗出也。血为阴，产则伤血，是为阴气虚也。气为阳，其气实者阳加于阴，故冷汗出。而阴气虚弱不复者，则汗出下止也。凡产后血气皆虚，故多汗，因之遇风则变为痉。"言明产后多汗乃由气血不足引起。本案患者产后未能及时调护气血，气血不足，气不摄汗，故汗出多；《素问·阴阳别论》说："阳加于阴谓之汗。"久汗损伤阳气，肾为阳气之根，故肾阳不足，脾阳有赖肾阳温养，故脾阳亦虚。丹溪曰："产后无得令虚，当大补气血为先。虽有杂证，以末治之。"本患者产后失于调摄，气血亏虚，真气亏耗，营阴不足，卫阳不固，皮毛空疏，腠理开泻，表虚不固而致汗出多，恶寒。故治疗当以补益气血、温养脾肾为主，使气血、阳气充盛则肌腠紧密，汗自止。初诊选用白术、党参、黄芪健脾益气，当归、大枣补血养血，淫羊藿、菟丝子、黄精温肾固肾，砂仁温脾健脾，并使诸药补而不滞，炙甘草调和药性；二诊，诸症明显减轻，故继续遵前法治疗，并加炒麦芽加强固护脾胃之力，煅龙骨、煅牡蛎收敛止汗。患者月经的变化，亦是因脾肾阳气不足，气血亏虚所致，"异病同治"，故治汗的同时，其月经自调。

【案二】 骆某，女，39岁，1991年6月28日初诊。

10年前产后（第一胎）开始出现多汗、自汗为主，反复于当地多家医院就诊，经治疗后症状仍时有反复。半年前再次妊娠，汗出较前增多，受风后容易头痛，服用中药及中成药后未见明显好转。现患者孕20周，为求进一步中医诊疗，遂至门诊就诊。症见：汗出多，饮热水或活动后汗出加重，受风后易头痛，疲倦乏力，脱发，纳眠可，夜尿每晚1~2次，大便2日1次，舌淡红，苔薄白，脉细。

西医诊断：自主神经功能紊乱

中医诊断：汗证

辨证：脾肾不足，腠理不固

治法：健脾固肾，固表收敛止汗

处方：

炒白术30克　　　黄芪20克　　　　　　五味子10克
续断15克　　　　煅龙骨30克（先煎）　煅牡蛎30克（先煎）
砂仁10克（后下）

共7剂。

1991年10月11日二诊：诉初诊服药后汗出明显减轻，故未继续复诊，但1个月前开始再次出现汗出多，现孕36周，余症状大体同前，舌淡红，苔薄白，脉细。上方去五味子、续断、砂仁等；加乌梅30克收敛止汗，党参、炒麦芽各20克健脾益气。共5剂。

1991年10月18日第三诊：汗出稍减，上半身为主，夜间汗出多，疲倦乏力好转，晨起少许黄痰，口干，脱发，眼袋浮肿，纳可，梦多，夜尿每晚1~2次，大便调，舌淡，胖大，苔微白，脉沉细。上方去乌梅、炒麦芽等；加金樱子15克止汗补肝肾、菟丝子10克温补肾阳。共7剂。

随访诉顺利生产，产后以益气养血为主，继续治疗1月余后汗完全收住。

按：《医学正传》言："其自汗者，无时而潋潋然出，动则为甚，属阳虚，胃气之所司也……大抵自汗宜补阳调卫，盗汗宜补阴降火。"患者产后调护不当多汗10余年，每因饮热水及活动后加重，怕风，属阳虚卫表不固；气虚循行于卫表之阳气更加亏虚，故汗出尤甚、疲倦乏力；《灵枢·本藏》曰："卫气者，所以温分肉，充皮毛，肥腠理，司关阖者也。"腠理不固，关阖失司，风邪上受，阻滞经络，故易头痛；久病损及脾肾，故见夜尿多；现为孕期，《金匮悬解》记载："胎元化生，非有他也，气以煦之，血以濡之而已。"气血入胞宫养胎，血虚濡养不足，故脱发，凡汗出太多不能收者，宜速收其汗，孕妇尤应如此，防过汗损气伤津，致胎元不固。故初诊即以煅龙骨、煅牡蛎、五味子急收其汗，炒白术、黄芪、砂仁、续断温补脾肾、益气固表、固护腠理；二诊时孕已36周，气血更虚，故治疗仍为收敛、固护兼顾；三诊，出现少许虚火，此为阳虚无力蒸腾气化所致，故加强温肾之力，以求气化下焦，濡养上部。《妇科秘方》云："凡产后血虚，宜补血，虽有他症，以末治之，追败养新为主。"故产后以益气养血立法，佐以调脾温肾，就诊5次而将10年痼疾治愈。

【案三】 吴某，男，29岁，1984年4月5日初诊。

9个月前开始出现汗出多，怕冷等不适，就诊于多家医院，予桂枝汤、桂枝加附子汤或附子理中汤等加收敛之品，未见明显改善。现患者为求进一步中医治疗，遂至门诊就诊。症见：汗出多，白天为主，活动后汗加重，时有鼻塞，怕冷，四末凉，纳眠可，二便调，舌淡，胖大，有齿印，苔薄白，脉细。

西医诊断：自主神经功能紊乱

中医诊断：汗证

辨证：阳虚卫表不固

治法：温阳健脾补肾，固表敛汗

处方：

黄芪20克	党参20克	炒白术20克
菟丝子15克	淫羊藿10克	陈皮10克
煅龙骨30克（先煎）	煅牡蛎30克（先煎）	金樱子20克
炙甘草10克		

共7剂。

1984年4月12日二诊：汗出减少，活动后明显，仍有少许鼻塞，怕冷，四末凉，纳眠可，二便调，舌淡，胖大，有齿印，苔薄白，脉沉细。上方去陈皮等；加桂枝15克、大枣20克调和营卫，五味子10克收敛止汗。共7剂。

1984年4月19日三诊：已无明显汗出，偶有活动后汗出多，余症状大体同前，纳眠可，二便调，舌淡白，苔薄白，脉沉细。上方去菟丝子、金樱子、淫羊藿等；加熟附子15克，盐山萸肉30克。共7剂。

其后患者间断复诊3次，继续温阳固表，并指导其养生调摄法，未再出现汗多，怕冷、鼻塞等症状亦明显改善。

按：《杂病广药》曰："诸阳主表，在于肤腠之间。若阳气偏虚，则津液发泄，故为汗。"阳虚之汗，治疗当温阳固表、收敛虚汗。《丹溪心法》中有治自汗法："人参、黄芪，少佐以桂枝。阳虚者，附子亦可少用。"故补脾温阳补肾选用党参、桂枝、附子等。《景岳全书》载："收汗止汗之剂，如麻黄根、浮小麦、乌梅、北五味、小黑豆、龙骨、牡蛎之属，皆可随宜择用。"本案患者初始治疗皆遵前法，但为何收效甚微？详细询问得知，其平素喜食寒凉之品，"脾为阴中之至阴"，寒凉之品易损伤脾阳，其胃口、大便虽可，但时有鼻塞、怕冷、舌淡胖大、有齿印，说明脾阳已受损，中土不足，使用大剂温阳药物，脾虚不受，反生燥热，蒸腾津液，加重汗出。治疗时应循序渐进，缓补其阳，使少火生气。故初诊用四君子加减健脾益气，使土运能受纳，用菟丝子、淫羊藿、金樱子温肾阳而不温燥，加煅龙骨、煅牡蛎收敛其汗、治其标；二诊，脾胃稍健，加大温养力度，以桂枝、大枣温阳固表；三诊汗收、脾胃健运，故此时加用熟附子，则无温燥逼汗之险。

【案四】 齐某，男，57岁，2005年7月23日初诊。

2年前感冒后进行大量运动，此后汗出多，活动后尤甚，但未予重视，仍经常参加剧烈体育锻炼，近1年来汗出加重，并开始恶风、怕冷，就诊于当地医馆，服药后未见明显改善，遂至门诊就诊。症见：汗出多，白天为主，活动后加重，少许恶风怕冷，无头晕头痛，无鼻塞流涕，疲倦乏力，纳眠可，小便正常，大便偏烂，舌淡红，苔薄白，脉细。

西医诊断：自主神经功能紊乱

中医诊断：汗证

辨证：肺脾气虚，卫表不固

治疗：健脾补肺，收敛止汗

处方：

炒白术20克	党参20克	黄芪20克
炒麦芽20克	茯苓20克	煅龙骨30克（先煎）
煅牡蛎30克（先煎）	陈皮10克	桂枝10克
炙甘草10克		

共 7 剂。加入生姜 2 片同煮。

2005 年 7 月 30 日二诊：汗出较前明显减少，恶风怕冷改善，精神好转，纳眠可，小便正常，大便仍稍烂，舌淡红，苔薄白，脉细。上方去党参、陈皮、桂枝等；加砂仁 15 克、炒麦芽 20 克、陈皮 10 克健运脾胃、培土生金。共 7 剂。

服药 7 剂后，其汗已全收，大便成形。

按：本患者年过半百而运动无度，不懂调理之法，耗损肺脾之气，气虚肌腠不固，故汗出多。正如《儿科萃精》言："汗乃人之津液，存于阳者为津，存于阴者为液，发泄于外者为汗。若汗无故而出者，乃因阴阳偏胜也……自汗属阳，有虚实之别。虚者汗出翕翕，发热恶寒，乃表虚也……表虚者法当固表……"治疗时参《景岳全书》之法："脾虚于中，卫虚于外，肌肉无主，别无他证而汗不敛者，人参建中汤。"人参建中汤所用诸药以甘味为主，益气最佳，故初诊用之，并合四君子汤加减加强益气健脾、培土生金、固护卫表之力，加煅龙骨、煅牡蛎收敛止汗、急解其标。患者体质尚可，虽有汗多，但为其运动过度所致，服药之余，嘱其适当运动，运动后注意生活饮食调护，故 7 剂而基本痊愈。二诊，因其大便仍烂，恐稍有不慎，多汗复发，故加强健运脾胃之力；脾胃健，气血生化有源，则肌腠固不可摧。阳虚自汗虽多为卫表不固所致，但其中证候的细微差别，便是治疗取效之关键所在，治者宜详辨之，庶无差谬。

第十二章 头痛

第一节　头痛概述

头痛是临床中患者自我感觉头部疼痛的一种症状，可单独出现，亦可见于多种疾病的过程中。临床中极为常见，病因复杂，难以根治，对人们生活和工作有诸多不利影响。目前掌握的最早病名记载为马王堆出土的《阴阳十一脉灸经》："是动则病：潼（肿），头痛……其所产病：头痛，耳聋，项痛……"现多以四种方式命名，按病位命名如偏头痛、巅顶痛等；按病因命名如头风、首风等；按经络命名，如太阳头痛、厥阴头痛等；按病性命名如厥头痛、真头痛等。内科、外科、五官科、神经科、精神科等各类疾病均可伴现头痛，但仍以内科杂病所致为多，本章节所讨论的头痛为因外感六淫、内伤杂病而引起。

历代医家对头痛病因、病机、辨治等方面的认识已经十分完善。早在《黄帝内经》就从外感、内伤、经络、脏腑四个方面，对头痛的因、机、辨治等方面进行了论述，为后世医家认识头痛奠定了基础。《伤寒论》提倡六经辨证，后世将书中涉及头痛的记载总结为太阳、少阳、阳明、厥阴头痛，开创了头痛理法方药的先河。金元时期，李东垣、朱丹溪为代表的医家对头痛的辨治有了较大的发挥。李东垣在辨治头痛时提倡风药的使用，创立了清空膏、半夏白术天麻汤等著名方剂，并补充了少阴、太阴头痛，完善了六经头痛学说。朱丹溪在前人基础上完善了头痛引经药的使用，提倡从内伤辨治头痛，尤其重视从痰论治，并明确川芎在头痛治疗中的重要性。明清医家在前人的基础上，完善八纲辨治头痛，从阴阳、虚实、表里等多方面辨治头痛，其中对虚证头痛发挥增多。近现代医家在西医学兴起的新时代背景下，对辨治头痛也有了更为丰富的认识。如张锡纯多从肝阳、肝火上逆方面论治头痛；李可擅治顽固性头痛，认为瘤疾必是"寒热胶结，湿痰死血深伏血络"，邪之来路即邪之去路，治疗时当理清"邪之来路"；任继学主要从四个方面认识内伤头痛的病因：饮食失调，致脾胃功能失调，水津运化不利聚生湿痰，久留生毒，故而经络不舒而发头痛；情志抑郁，气机失常，气血循行不利，为滞为瘀，故而头痛；肾精亏虚，脑髓失养，气虚于中，清阳不升，浊气上逆而成；钱伯煊认为产后头痛因血夺阴损、虚阳上亢所致，宜先治其本，或标本兼施。若有自汗则为气阴两虚，治宜补气固卫、养阴潜阳。

甄氏对头痛的辨证认识深刻。强调辨证之时，当首辨外感与内伤。头居人体最高位，为"诸阳之会""清阳之府"。因风邪属阳，性开泄，易袭阳位，"高巅之上，唯风可到"，《素问·太阴阳明论》言："伤于风者，上先受之。"火与热亦属阳，性升腾、炎上，火热之邪易侵害人体上部。故无论外感，还是内伤，风、火、热均为关键致病因素。外感诸邪中必夹风而犯，常见证型为风寒、风热、风湿等，岭南多湿，风湿证型更加多发；"肝为刚脏"，若肝气升动太过，容易产生肝阳化火、生风，上扰清窍，引发头痛。次辨虚实。外感头痛实证居多，内伤头痛，肝阳上亢证还应明确是有无肝阴、肝血亏损。产后妇女气血多虚，头痛亦多因此而致。正如《圣济总录》载："论曰头者、诸阳所聚，产后气血虚损，风邪客搏阳经，注于脑络，不得疏通，故为头痛也。"气血不能上荣头目故见头晕、昏沉感，气虚不足故疲倦乏力。治疗产后头痛，养血和络止痛之法至关重要。最后辨头痛相关的脏腑经络。甄氏尤重头痛的伴随症状，这些伴随症状往往是定位病变脏腑的关键线索，如若伴月经量少，色淡，则常说明患者肝血不足。"头痛属太阳者，自脑后上至巅顶，其痛连项""属阳明者，上连目珠，痛在额前""属少阳者，上至两角，痛在头角"……头痛部位不同，则受邪经络不同。

第二节 头 痛 案

【案一】 金某，女，72 岁，2001 年 11 月 26 日初诊。

1 月前不慎着凉后出现发热、头痛、鼻塞、流涕等不适，自服小柴胡冲剂、清热解毒类中成药后，热势可退，鼻塞、流涕、咽痛等症皆好转，但头痛加重，于当地医院治疗，未见明显改善，痛甚时需服止痛药方可缓解，停用后再次出现头痛，遂于门诊就诊。症见：头痛，隐痛为主，恶风，倦怠乏力，受风后头痛加重，晨起少许咳嗽，咳黄痰，质稍黏稠，无发热，无鼻塞流涕，平素怕冷、容易疲劳，纳眠一般，二便调，舌黯红，苔薄白，脉浮紧。既往高血压病史 20 年，血压控制尚可。

西医诊断：1. 头痛

2. 高血压病

中医诊断：头痛

辨证：卫阳不固，风邪犯窍

治法：补气固表，祛风解表止痛

处方：

浙贝母 20 克　　枳壳 15 克　　　淫羊藿 15 克　　太子参 20 克

前胡 15 克	北沙参 20 克	天麻 20 克	白芷 10 克
川芎 10 克	葛根 20 克	当归 5 克	

共 7 剂。

2001 年 12 月 3 日二诊：头痛明显，已无咳嗽咳痰，仍有恶风、乏力，纳眠一般，二便调，舌淡红，苔薄白，脉细。上方去浙贝母、枳壳、太子参、前胡、北沙参、葛根等；当归加量至 10 克，加党参 15 克、黄芪 20 克、炒白术 20 克健脾益气、固护卫表，菟丝子 20 克温肾助阳，升麻 10 克升阳发表。共 7 剂。

2001 年 12 月 10 日三诊：已无头痛，无头晕，少许恶风，余无明显不适，纳眠可，二便调，舌淡，苔白，脉细。上方去白芷、川芎、黄芪、当归等；菟丝子减量为 15 克，防温阳太过致壮火食气；炒白术、升麻、党参分别加量至 30 克、15 克、20 克加强健脾益气、升阳填窍之力；加陈皮 15 克、砂仁 10 克、布渣叶 10 克、炒麦芽 30 克、炒六神曲 15 克健脾化湿。共 7 剂。

按：本案患者为老年女性，头痛因年老气血皆虚、新凉上受、经脉不和所致。古稀之年五脏皆衰，以脏腑阳气亏虚为主，故平素怕冷、容易疲劳；感受风寒，虽以小柴胡冲剂和解表里，但又加用过于苦寒之品，致风邪郁遏未尽，"伤于风者，上先受之"，风邪上犯巅顶，清阳之气受阻，气血不畅，故见头痛；风邪犯肺，肺失宣降，故见咳嗽，稍有化热、伤津，故痰黄、黏稠。治疗时当以祛风止痛、温补阳气为主。患者因外感引发头痛，病程短，虽为全头隐痛，但其归经仍当归属于三阳经，故初诊以川芎、白芷、葛根疏风通窍止痛，川芎辛温香窜，为血中气药，上行头目，是治诸经头痛之要药，善于祛风活血而止头痛，长于治太阳、少阳头痛，白芷、葛根善治阳明经头痛；夹有肝肾不足之象，加天麻平肝息风，防外风引动内风；少许咳嗽、咳黄黏痰，故加前胡、浙贝母、枳壳、北沙参理气养阴、止咳化痰；淫羊藿温阳走表，为点睛之笔，速温表阳，合太子参温阳固表，合川芎、白芷、葛根温阳疏风；二诊，头痛、肺系症状改善，仍有恶风、乏力，故治疗以健脾温肾、益气固表为主，血为气之母，故诸温阳益气之品中加当归用量，温补之阳无力上达巅顶，故加升麻引清阳之气上升；三诊，仍守前法，进一步加大健脾益气之力，脾胃为气血化生之源，脾胃健运则气血生化才能有源。本案标本同治，故尽剂而头痛愈。

【案二】 梁某，男，50 岁，2006 年 9 月 8 日初诊。

1 年前与人发生口角后出现头痛、胀痛为主，伴头晕、目眩，入睡难、梦多，每晚可入睡时间仅 3 小时左右，遂就诊于当地某三甲医院，测血压为 170/95mmHg，考虑为血压偏高致，加强降压治疗，但头痛及其他诸症改善皆不明显。后求治于某中医院，服用多剂平肝潜阳类中药后有所缓解，但因出现胃脘部胀满不适、嗳气等，遂于门诊就诊。症见：头胀痛，头晕，目眩，无天旋地转感，心悸，面红，舌灼热感，纳差，入睡难、梦多，每晚可入睡约 3 小时，二便调，舌红，苔微黄，脉弦。既往高血压病史 2 余年，未规律服用降压药，平素未监测血压。

西医诊断：1. 头痛

2. 高血压病

中医诊断：头痛

辨证：肝郁化火，上扰头窍

治法：平肝潜阳，柔肝息风

处方：

煅龙骨 30 克（先煎）	煅牡蛎 30 克（先煎）	醋鳖甲 30 克（先煎）
炒黄连 5 克	牛膝 20 克	夏枯草 5 克
首乌藤 20 克	酸枣仁 20 克	女贞子 15 克
白芍 30 克	石决明 20 克（先煎）	
天麻 15 克		

共 7 剂。

2006 年 9 月 20 日二诊：因出差未能按时复诊，服用上方 7 剂后遂停药。现仍有头部胀痛、头晕、目眩、心悸、面红、口干，舌灼热感改善，自觉呼吸不畅，纳差，入睡难、梦多，舌红，苔微黄，脉弦。上方去醋鳖甲、炒黄连、首乌藤、女贞子等；煅龙牡改为生龙牡力专镇惊安神、平肝潜阳，牛膝加量至 30 克加强引火下行之力，夏枯草加量至 10 克加强清肝泻火之力，加牡丹皮 10 克、野菊花 10 克清肝泻火，玄参 15 克、麦冬 15 克清热养阴。共 7 剂。

服药后诸症改善，续服上方 7 剂。

2006 年 10 月 8 日三诊：头痛、头晕好转，已无心悸、舌灼热感、呼吸不畅，面红改善，少许口干，近日情绪急躁，纳眠改善，每晚可入睡约 5 小时，舌红，苔薄白，脉弦。上方去夏枯草、酸枣仁、白芍、石决明等；加钩藤 15 克、栀子 15 克、龙胆草 10 克清心平肝息风，浮小麦 40 克益气除烦，茯苓、淮山、炒白术各 20 克固护中焦。共 7 剂。

继续间断门诊复诊，以柔肝健脾为法治疗，随访诉头痛已愈，血压亦恢复正常。

按：肝为刚脏，其气主升主动，患者因与人争吵而发病，怒则气上，致肝失条达，肝气上逆，郁而化火，阳亢动风，上扰清窍，而出现头痛、头晕、目眩；心受气于肝，肝旺扰动心神，见心悸、情绪急躁、失眠；舌为心之窍，心火内盛，则舌有灼热感；肝气横逆犯胃，见纳差；面红，舌红，苔微黄，脉弦亦均为肝火上炎之象。本案患者病及心脾肝三脏。泻肝火则心神自宁，平肝逆则脾胃可健。所以治疗当分两步，第一步以清肝泻火、平肝潜阳、养肝柔肝为主；待肝火渐平，第二步予柔肝健脾为主。正如《景岳全书》载："至若他经之火，则芍药、天花、芩、连、知、柏、龙胆、栀子之类，无不可择而用之。但治火之法，不宜佐以升散，盖外邪之火，可散而去，内郁之火，得升而愈炽矣，此为忌也。"初诊，选用夏枯草清肝泻火；煅龙牡、醋鳖甲、石决明、天麻平肝潜阳，女贞子、白芍养肝柔肝，因心火盛，恐耗损心阴，故加炒黄连、酸枣仁清心养心，牛膝引火下行，首乌藤养血安神，神安则阴液可固；二诊，虽部分症状有所改善，但肝火仍旺，并出现口干，有伤阴之势，故加强清肝平肝之力，并加养阴泻火之品；三诊，诸症改善，但情绪急躁，说明肝火尚存，故继续清肝平肝，并开始使用固护脾胃之品，逐渐转向第二步治则。纵观本案，先治其标，解肝火上犯之急，再固其本，防病再发，循序渐进，终有成效。

【案三】 杨某，女，82岁，1983年3月15日初诊。

既往有高血压病史近10年余，平素未规律服用降压药物。2年前开始反复出现头痛，就诊于当地某医院，给予活血化瘀类中成药口服后有所缓解，但半年前开始头痛加重，血压波动在150~170/80~100mmHg之间，就诊于某医院脑病科，查头颅CT等检查提示未见明显异常，遂于门诊就诊。症见：头痛，以胀痛为主，伴有头晕，胸闷心烦，口干、口苦，夜眠差，多梦，胃纳一般，二便调，舌黯红，苔薄黄，脉沉弦。今晨血压：165/80mmHg。

西医诊断：高血压病

中医诊断：头痛

辨证：肝阴不足，化火上扰清窍

治疗：滋养肝阴，重镇潜阳

处方：

煅龙骨30克（先煎）	煅牡蛎30克（先煎）	牛膝30克
首乌藤15克	牡丹皮10克	关黄柏10克
钩藤15克	白芍30克	浮小麦50克
天麻15克	麦冬10克	

共7剂。

服药后第4天随访，服用第2剂中药后，头痛明显缓解，眠差、烦躁等明显缓解。

按：头痛既是一种常见病证，也是一个常见症状，可以发生于多种急慢性疾病过程中。头痛是临床常见病，可以单独出现，亦见于多种疾病的过程中，其病因病机复杂。《素问·阴阳应象大论》谓："在天为风，在地为木，在体为筋，在脏为肝。"《素问·至真要大论》云："诸风掉眩，皆属于肝。"头为诸阳之会，精明之府，五脏精华之血及六腑清阳之气皆上注于头，故脏腑经络的病变均可引起头痛，但以肝脏病变为主，肝为风木之脏，体阴而用阳，肝失疏泄，气机不畅，进而化热化火，气火上逆，脑窍不利，或肝血亏虚，阴不制阳，风阳亢扰，气血逆乱，则出现头痛。患者为老年女性，头痛经久不愈，肝阴不足，肝阳上亢，清窍被扰而出现头痛；肝火扰心，耗伤阴液而出现胸闷烦躁、难眠、口干、口苦等不适；舌黯红、苔薄黄、脉沉弦均为肝火旺盛之佐证。治疗应以养肝阴、平肝潜阳为主，则肝之疏泄功能恢复正常，诸症自愈。方中牡丹皮、关黄柏，清泄虚火，浮小麦益气除烦，钩藤、天麻平肝，以煅龙骨、煅牡蛎重镇潜阳，以牛膝入肝经、补肝血、引火下行，以首乌藤补肝血安神，以麦冬养阴益胃，白芍柔肝养肝血。

【案四】曾某，女，35岁，1988年11月1日初诊。

患者产后5个月，2个月前开始出现头痛，隐痛为主，就诊于当地某诊所，给予中药治疗后未见明显缓解，遂于门诊就诊。症见：头痛，隐痛为主，恶风遇风则头痛加重，少许头晕，昏沉感，疲倦乏力，胃纳差，眠可，二便调，舌淡红，苔薄白，脉细。

西医诊断：头痛

中医诊断：产后头痛

辨证：气血亏虚，卫表不固

治法：补气养血固表，祛风止痛

处方：

当归15克	黄芪20克	白芷10克	党参20克
炒白术20克	防风15克	天麻10克	川芎15克
共7剂			

1988年11月8日第二诊：头痛明显减轻，仍有头昏沉感，疲倦乏力减轻，胃纳好转，眠可，二便调，舌淡，苔白，脉细。考虑风邪已去之大半，上方去天麻、白芷；加升麻15克，升阳气于至阴之下，太子参15克补气健脾固表。共7剂。

服药第6天后随访，患者已无头昏头痛，疲倦乏力明显减轻。

按：产后、失血之后，营血亏损，气血不能上营于脑，髓海不充则可致头痛。精血不足、脑失所养为头痛之基本病机。该产妇产后失于调摄，气血亏虚，卫表不固，感受风邪，发为本病。正如《圣济总录》所言："论曰头者，诸阳所聚，产后气血虚损，风邪客搏阳经，注于脑络，不得疏通，故为头痛也。"气血不能上荣头目故见头晕、昏沉感，气虚不足故疲倦乏力。

治疗当以标本兼顾，扶正祛邪并重。如《医碥》所言："实者，邪气实而正气不虚，可任攻。虚者，正气自虚，而邪气自实，补正仍须治邪。若邪亦不实，但补正则邪自退。"治疗应以补气养血固表、祛风止痛为主。初诊用以黄芪、党参、麸炒白术、当归健脾补益气血，予防风固表，以天麻、白芷、川芎祛风，且引药上行，即所谓"气血两虚，气不能升，故药不效"；二诊时加升麻升举阳气，太子参补气健脾。甄氏认为产后头痛，多因气血不足，不能上达头部以养清窍，故出现"不荣则痛"，补气补血为关键，但不能盲目滋补，而应循序渐进。

第十三章 其他杂病

第一节　面肌痉挛案

【案】叶某，女，64岁，1984年2月25日初诊。

3月前因与人发生口角后开始出现颈、面部痉挛，头部不自主摇动，曾至外院寻求中西医治疗，效果不佳。现患者为求进一步中医治疗，遂至门诊就诊。症见：时有颈部痉挛、口角抽动，头部不自主摇动，伴头晕，无胸闷心悸，汗多，潮热，喉中有痰，口干，四末冷，平素急躁易怒，纳可，眠一般，二便调，舌淡黯，苔薄白，脉沉。

西医诊断：面肌痉挛

中医诊断：痉证（病）

辨证：肝肾亏虚，风痰上扰

治法：补肝固肾，祛风化痰

处方：

天麻 15 克	炒白术 30 克	桑寄生 20 克	盐山萸肉 30 克
煅龙骨 30 克	煅牡蛎 30 克	首乌藤 30 克	制远志 15 克
鸡血藤 30 克	地龙 10 克	法半夏 10 克	党参 10 克
牡丹皮 10 克	浮小麦 50 克		

共 7 剂。嘱患者久煎 1.5 小时。

1984年3月8日二诊：颈部无痉挛，头部无不自主摇动，少许嘴角抽动，头晕、汗出、潮热感明显改善，喉中仍有少许痰，纳眠可，二便调，舌淡，苔薄白，脉沉。上方去桑寄生、盐山萸肉、法半夏、牡丹皮、浮小麦等；加黄芪 30 克、当归 10 克益气养血，酸枣仁 30 克养心益肝、安神敛汗，钩藤 15 克清肝平肝息风，醋鳖甲 30 克滋阴潜阳。共 7 剂。

服药 7 剂后，患者便已无嘴角抽动、头晕、汗出、潮热感，间断门诊治疗 1 月余，情绪亦明显好转。

按：《审视瑶函·脾轮振跳症》中记载："此症谓目睥不待人之开合。而自率拽振跳也。乃气分之病。属肝脾二经络之患。人皆呼为风。殊不知血虚而气不和顺，非纯风也。"《目经大成·目》认为，此症"盖足太阴、厥阴荣卫不调，不调则郁，久郁生风，久风变热而致。"皆言本病病位在肝与脾。患者年老，肝肾阴虚，肝阳偏亢，故平素急躁易怒，时有头晕、潮热、汗多；肝旺克脾土，肝在志为怒，与人争吵，引动肝火，"诸风掉眩，皆属于肝"，肝风内动，则颈部痉挛、口角抽动、头部不自主摇动；肝旺加重对脾土的克伐，故脾虚更盛，"脾为生痰之源"，脾虚无力运化水湿，则痰浊内阻，肝风引动痰浊上犯，则喉中有痰；肾气渐衰，故怕冷。此为肝风诱发面肌痉挛，"于实不可单纯用泻，于虚当以调补养阴为法"。患者虚实夹杂，故以补泻兼施为法，泻者泻肝火、痰火之有余，补者补脾胃、肝肾阴阳之不足。另神安则形安，加用具有安神作用的药物，如煅龙骨、煅牡蛎、首乌藤、酸枣仁等，收效更显。

第二节　中风－中经络案

【案】　谭某，女，67岁，2010年1月5日初诊。

4个月前于家中安静状态下突发左侧肢体乏力，左侧上肢活动欠灵活，不能自行站立，伴少许头晕，无头痛，言语清晰流利，无肢体抽搐，遂至某医院住院治疗，查头颅CT示：右侧基底节区及放射冠脑梗死，经抗血小板聚集、控制血压、降脂等处理后，遗留左侧肢体乏力出院。2月前自觉周身不适，疲倦乏力，行走困难，胸闷，就诊于某医院住院治疗，再次予抗血小板聚集、控制血压、降脂等处理后，症状稍好转出院。自诉出院后自觉疲倦乏力加重，呼吸不畅，需靠吸氧维持，遂就诊于门诊。症见：精神疲倦，左侧肢体乏力，行走困难，言语不利，呼吸不畅，需靠吸氧维持，周身疼痛，胸闷，无胸痛心悸，平素怕冷，汗多，纳呆，眠差，二便调，舌淡黯，苔薄白，脉弦细。既往有高血压10余年，最高160/100mmHg，平素规律服用厄贝沙坦氢氯噻嗪（安博诺）、酒石酸美托洛尔（倍他乐克），自诉血压控制可。2009年8月因心前区压榨性疼痛在广东省人民医院住院治疗，冠脉造影提示前降支近段狭窄约85%，诊断为冠状动脉粥样硬化性心脏病，予PCI+STENT术，术程顺利，术后恢复可。

西医诊断：1. 脑梗死恢复期（右侧基底节区及放射冠）

2. 冠状动脉粥样硬化性心脏病（PCI+STENT术后）

3. 高血压病2级（很高危组）

中医诊断：中风—中经络

辨证：气虚血瘀，心神失养

治法：益气活血，养心安神

处方：

浮小麦30克	郁金15克	白术20克
炙甘草10克	党参20克	煅龙骨30克（后下）
煅牡蛎30克（后下）	茯神20克	制远志20克

| 炒山楂 20 克 | 丹参 20 克 | 陈皮 10 克 |
| 酸枣仁 20 克 | 厚朴 15 克 | 磁石 15 克 |

共 7 剂。

2010 年 1 月 12 日二诊：服用第三剂后呼吸不畅感明显好转，已不需要吸氧维持，眠差、胸闷有所好转，但仍有左侧肢体乏力，怕冷，出汗多等不适，胃纳差，二便调，舌黯红，苔薄白，脉弦。在原方基础上去磁石、陈皮、酸枣仁、厚朴、丹参、炒山楂等；加首乌藤 20 克养心安神，五味子 10 克收敛固精，桂枝、熟附子各 15 克温经通阳、温阳散寒，合欢花、女贞子、盐山萸肉各 15 克解郁安神、补肝肾。共 7 剂。

2010 年 1 月 20 日三诊：睡眠明显好转，可以自行行走，言语不利较前缓解，与人正常交流，怕冷，疲倦乏力，胃纳差，小便调，大便偏干，舌尖红，苔薄白，脉弦细。在原方基础上去浮小麦、白术、首乌藤、桂枝、熟附子、合欢花、女贞子、盐山萸肉等；加柏子仁、丹参各 15 克养心安神、化瘀通络，牛膝 15 克补肝肾，柴胡 10 克疏肝理气，麦冬 15 克、炒黄连 5 克清心火，太子参 15 克补益脾肺之气。共 7 剂。

2010 年 1 月 26 日四诊：精神尚可，全身疼痛消除，胸闷好转，近日因不慎受风寒，少许咳嗽，咳黄色痰，纳差，睡眠可，二便调，舌淡红，苔薄白，脉浮。原方基础上去五味子、制远志、炙甘草、柏子仁、丹参、牛膝、柴胡、麦冬、黄连、太子参等；加白术、陈皮各 15 克健脾和胃理气，加紫菀 15 克润肺止咳化痰，布渣叶 10 克化脾湿，桑叶 10 克疏风清热平肝，浙贝母 20 克清热化痰。共 5 剂。

患者服药后咳嗽、咯痰等明显缓解，后间断在门诊治疗 2 月余，可自行行走，气促较前明显缓解。

按：脑络居于人体之巅，气血旺盛是脑络充盈之本，气血阴阳任何一方的病变均可导致脑络亏虚或络脉瘀阻，进而引起中风。《医林改错》云："元气既虚，势必不能达于血管。血管无气，必停留而瘀"元气是生命活动的原动力，通过三焦布散周身，全面调节脏腑经络的生理功能。若元气亏少，帅血无权，血行失于动力，则气血瘀滞，络脉闭阻，肢体失养而致偏废。"气主煦之，血主濡之""气能行血，气能生血"，此患者年过六旬，脏腑功能失调，气血逐渐亏虚，气少则生血不足，气虚无力鼓动血液运行而留滞为瘀，气化不能，津液输布失常，则酿生痰浊，痰瘀胶结不化，阻滞脉络，气血不足无权濡养经脉则肢体麻木，疲倦乏力、行走困难；中阳不足而出现纳呆、怕冷、汗出等；心主液，主神明，汗多、眠差为心气涣散、心神失养之象；气虚血瘀，不通则痛，而出现周身疼痛、胸闷；舌淡黯、苔薄白、脉弦细均为气虚血瘀、心神失养之象。初诊时用煅龙骨、煅牡蛎、磁石重镇潜阳安神，党参、白术、陈皮健脾燥湿和胃，丹参、炒山楂、郁金行气化瘀等。二诊、三诊温中焦、顾中焦同时补肝肾为主，佐以清泻心火、补益脾肺之气。

第三节 白涩症案

【案一】 黎某，女，55 岁。2001 年 12 月 29 日初诊。

1 年前开始出现双眼干涩，起初未予重视，自用眼药水（具体不详），但未见缓解。后又开始出现眼皮肿胀，于是就诊于广州某西医医院，分别诊断为角膜炎、干眼症，给予抗生素眼液、生长因子眼液、人工泪液等药物治疗达半年之久，双眼干涩仍反复发作并逐渐加重，遂于门诊就诊。症见：双眼干涩，眼皮肿胀感，眼发红，平素易烦闷，难以入睡，纳尚可，二便调，舌淡红，苔白，脉弦。

西医诊断：干眼症

中医诊断：白涩症

辨证：肝肾亏虚，精血不足

治法：滋肝补肾

处方：

女贞子 15 克	桑椹 15 克	金樱子 15 克
黄精 15 克	醋鳖甲 30 克（后下）	白芍 15 克
麦芽 20 克	浮小麦 30 克	制何首乌 15 克
夏枯草 5 克		

共 7 剂。

2002 年 1 月 5 日二诊：服药后双眼干涩稍有缓解，但仍有眼皮肿胀感，烦闷不舒，胃纳一般，难以入睡，二便调，舌淡红，苔薄白，脉弦细。治疗上以滋补肝肾、重镇潜阳兼清肝火为主。去浮小麦、制何首乌；加龙骨 30 克益阴之中能潜上越之浮阳，牡蛎 30 克益阴之中能摄下陷之沉阳，两者伍用具有益阴潜阳、镇惊安神之效，蒺藜 15 克平肝解郁，茯苓 15 克利水渗湿，牡丹皮 10 克凉血和血除烦。共 7 剂。

2002 年 1 月 12 日三诊：双眼干涩、眼皮肿胀基本缓解，时有烦躁，纳眠差，小便调，大便偏烂，舌淡红，苔薄白，脉弦细。在原方基础上去黄精、龙骨、牡蛎等；加石决明 30 克、钩藤 15 克平肝潜阳、清肝明目，生地 15 克养阴生津。共 7 剂。

2002 年 1 月 19 日四诊：双眼干涩明显减轻，轻度梗涩不适，口干，时有汗出多，烦闷，纳眠尚可，二便调。上方去石决明、生地黄；加浮小麦30克、制远志15克除烦安神，麦冬15克清心养阴生津，麦芽20克疏肝和胃健脾。经过四次门诊治疗，诸症痊愈。

按：干眼症是指由于泪液分泌过少或蒸发过多而引起瞬目时泪膜不稳定的一种眼表疾病。属中医"白涩症""神水将枯症"的范畴，眼部干涩不适、异物感、烧灼感、畏光、疼痛、视物模糊等为干眼症常见的症状。肝开窍于目，目为肝之外候，《诸病源候论·目病诸候》曰"目为肝之外候"。肝主藏血，《审视瑶函·目为至宝论》曰："真血者，即肝中升运于目，轻清之血乃滋目经络之血也。"《灵枢·五癃津液别》指出："五脏六腑之津液尽上渗于目"，若肾气、肾精充沛，津液在肾的调节下，化生有源，不断输送至目，则目珠润泽、视物精明；若肾气亏虚，肾精不足，则肾失所主，津液不能上润于目，日久目失津液濡润而出现目干涩之症。患者为中年女性，因肝肾精血不足，双目失于精血濡养而出现双眼干涩，眼皮肿胀；肝失调和日久，郁而化火而出现烦躁、眠差；舌淡红、苔白、脉弦均为肝肾亏虚、精血不足之象。干眼症的病因虽繁杂，但常以虚证多见，且常以肝肾阴亏为主，临证常因损伤阴津，眼部常表现出阴津不足征象，出现干涩羞明等不适，故在诊治过程中，以养肝阴、滋肾阴为主，兼泻肝火，阴液的化生和输布需要阳气的推动，如果一味的补阴而忽略了阳气的充和调达，便无法药到奏效，故用龙骨、牡蛎、石决明、钩藤等潜阳之品，促进阴液的化生。

【案二】 纪某，男，38岁，2005年8月11日初诊。

2年前因工作繁忙，经常熬夜后开始出现眼睛干涩，自用滴眼液眼睛干涩可缓解。但近半年来双眼干涩加重，干咳，口渴，就诊于当地多家医院，中西医结合治疗后未见明显缓解，遂于门诊就诊。症见：双眼干涩，视矇，时有疼痛，眼睛肿胀，干咳，口渴，口鼻干燥，胃纳一般，难以入睡，夜梦多，易惊醒，小便调，大便偏干，舌红，苔白，脉细。

西医诊断：干眼症

中医诊断：白涩症

辨证：肝肾阴虚，肺阴不足

治法：滋补肝肾，养阴润燥

处方：

女贞子20克	旱莲草20克	白芍15克
蒺藜10克	石斛30克	麦冬15克
五味子10克	桑寄生15克	白术20克
麦芽30克	龙骨30克（先煎）	牡蛎30克（先煎）
北沙参30克		

共 7 剂。

2005 年 8 月 20 日二诊：双眼干涩、眼睛肿胀感稍好转，偶有干咳，少许口渴，入睡难，夜梦多，胃纳一般，二便调，舌淡红，苔薄白，脉细。在原方的基础上去蒺藜、麦冬、五味子、白术；加盐山萸肉 30 克、桑椹 20 克补益肝肾，补精血，茯苓 20 克、首乌藤 15 克养血安神，改用炒麦芽 30 克疏肝和胃。共 10 剂。

2005 年 9 月 1 日三诊：眼睛干涩、肿胀明显缓解，口干，背部怕冷，疲倦，眠尚可，二便调。舌淡红，苔薄白，脉细。在原方基础上去白芍、盐山萸肉、茯苓；加太子参 15 克补脾益肺生津，陈皮 10 克理气化痰，升麻、桂枝各 10 克温经通阳、升举阳气。共 7 剂。

2005 年 9 月 8 日四诊：时有眼睛干涩，无眼睛肿胀，疲倦乏力，口鼻干燥，纳眠尚可，二便调，舌淡红，苔薄白，脉细。在原方的基础上去旱莲草、桑寄生、桂枝、升麻；加百合、玉竹各 15 克养阴润肺、益胃生津。共 7 剂。随访至今 1 年余，未见复发。

按：干眼症即角结膜干燥症，是指任何原因引起泪液的质和量异常或动力学异常导致泪膜稳定性下降，并伴有眼部不适，引起眼表病变为特征的多种疾病的总称。其临床特征主要有眼疲劳、异物感、干涩感、烧灼感、眼胀感、眼痛感、畏光、眼红等。《灵枢·五癃津液别》云："五脏六腑之津液尽上渗于目。"津液在目化为神水，于眼外润泽为泪，于眼内充养而为液。甄氏认为肝、肾、肺阴液不足可引发本病。肺朝百脉，主一身之气，气能推动脉中之血布散全身。肺气宣降有度，则眼络通畅，目得濡养而无脉涩窍闭之虞，若肺失宣降，津液不布，则目失濡养、干咳；肝开窍于目，主泪液，肝阴虚则泪液生成和排泄功能失调，目珠失于濡养而加重眼睛干涩、肿胀；肝肾同源，肝阴虚日久则累及肾，致肝肾阴虚、虚火上炎、津液亏损而出现眠差、口渴；阴津、阴血有形物质的缺乏，肠道无血以滋，无津以润而出现大便难；舌红、苔白、脉细均为肝肾阴虚、肺阴不足之象。初诊时用二至丸加桑寄生滋补肝肾之阴，白芍养阴柔肝，石斛、麦冬、北沙参养阴润肺生津，蒺藜祛风平肝，白术、麦芽健脾和胃，龙骨、牡蛎重镇安神等。

第四节　焦虑抑郁案

【案】 龙某，男，33 岁，2005 年 7 月 7 日初诊。

3 年前开始出现精神紧张伴有胸闷等不适，就诊于某医院，诊断为抑郁症，给予抗焦虑药物治疗后上述症状有所缓解。但近半年来眠差，半夜梦中惊醒，突发的惊恐，醒后大汗淋漓，心慌、心悸久久不能平复，遂于门诊就诊。其母代述近几年，不愿与人交往，易自卑、胆怯，性格内向，多静少动。症见：精神恍惚，面色苍白，眠差，易惊醒，醒后常大汗淋漓，难以入睡，夜间频繁做噩梦，时有全身发凉、震颤，伴有恐惧感，自己独处时恐惧感加重，腰部酸软，动则汗多，进食寒凉食物后胃部不适，胃口较差，眠一般，小便调，大便时烂，舌淡红，苔白，脉弦。

西医诊断：抑郁症

中医诊断：郁证

辨证：心阳气虚，中焦虚寒

治法：潜阳安神，温中益气

处方：

炒白术 20 克	煅龙骨 30 克（先煎）	煅牡蛎 30 克（先煎）
茯神 20 克	骨碎补 15 克	千斤拔 15 克
党参 15 克	黄芪 15 克	黄精 15 克
炒麦芽 30 克	砂仁 10 克（后下）	

共 7 剂。

2005 年 7 月 26 日二诊：睡眠较前有所缓解，夜间无突发惊恐，偶有心慌心悸，无全身发凉、全身震颤，恐惧感明显缓解，服药后矢气多，仍有畏寒，腰部明显，时常腰部冷痛，遇风或受寒则加重，纳可，二便调，舌淡黯，苔白，脉弦。上方去千斤拔；加淫羊藿、巴戟天、菟丝子各 15 克温补肾阳。共 7 剂。

2005 年 8 月 25 日三诊：面色稍红润，情绪平稳，无胸闷、心慌等不适，夜眠尚可，能入睡 4~5 小时，汗出多减少，腰冷痛较前好转，昨日食海鲜后腹胀，纳可，小便调，大便偏烂，日 2~3 次，舌淡黯，苔白，脉弦。上方加芡实 15 克健脾，金樱子 15 克补肝血。共 14 剂。

2005 年 11 月 10 日四诊：近 3 个月来，情绪平稳，纳眠尚可，二便调，但 2 天前，与家人发生争吵后开始出现烦躁不安，焦虑，难入睡而易醒，胸闷，胁肋部胀满等不适，舌淡，苔微黄腻，脉弦。辨证为肝阴亏虚，心火上炎，治以滋养肝阴，潜降心火，处方如下：

白芍 30 克	浮小麦 30 克	女贞子 20 克	龙骨 30 克（先煎）
牡蛎 30 克（先煎）	白术 20 克	麦冬 20 克	制远志 10 克
酸枣仁 20 克	首乌藤 20 克	炒黄连 3 克	夏枯草 5 克

共 7 剂。

服药后睡眠改善，焦虑状态缓解，后间断门诊就诊 2 周，随访至今，再未出现上述症状，且停用抗焦虑、抗抑郁药物。

按：抑郁症是指以显著而持久的情绪低落、活动能力减退、思维与认知功能迟缓为主要临床特征的一类情感型精神障碍性疾病。从历代文献中可以见到许多与本病临床表现相似的描述，散见于郁证、百合病、脏躁等疾病中。甄氏认为郁证其基本病机为阳气郁滞、心神失养。阳气为人体生命活动的动力，《素问·生气通天论》说："阳气者，若天与日，失其所，则折寿而不彰，故天运当以日光明。是故阳因而上，卫外者也。"此患者主要因心肾阳虚、气血亏虚，标为精神抑郁，肝郁日久，影响三焦气机，气滞津凝，聚久成痰，蒙蔽神窍，故见眠差、易惊醒，醒后常大汗淋漓、心慌、胸闷、伴有恐惧感，自己独处时恐惧感等一系列焦虑症状。治疗当以重镇潜阳、养心安神、温中散寒为主。正所谓急则治其本，《伤寒贯珠集》中云："牡蛎、龙骨。以安烦乱之神。"首方以龙骨、牡蛎之涩，以收敛浮越之阳气。如《古方选注》中所用桂枝、甘草、龙骨、牡蛎之义，虽重龙牡之固涩，仍标之以参芪，因为阴钝之药，不佐阳药不灵。所以龙骨、牡蛎之纯阴，必须籍黄芪、党参之清阳，然能飞引入经、收敛浮越之火、镇固亡阳之机，心阳根于肾命，振奋心阳可求之于下焦，千斤拔、骨碎补补肾，既能温肾阳以济心阳，又能通达阳气。二诊、三诊重在温补肾阳为主，佐以调脾。四诊时旧疾复发，平肝潜阳、清心火、养心安神、补肝肾之阴为主。甄氏强调抑郁症是多因素、多表现的疾病症状群，不能只从肝郁气滞来解释其病机，诸如懒动懒言、倦怠乏力、对周围事物不感兴趣、绝望感、自杀倾向等诸多表现是由于人身之阳气郁滞，不能布达全身所致，病程日久多以虚实夹杂为主，影响到脏腑及损耗气血阴阳，阳郁关键在于心、脾、肾。

第五节　虚劳恶寒案

【案】杨某，女，51岁，2012年7月29日初诊。

1年前不慎受寒后开始反复出现恶寒恶风，就诊于多家医院，诊断为神经官能症，经治疗后症状未见缓解，遂于门诊就诊。症见：面色㿠白，疲倦乏力，恶寒恶风重，炎热夏季仍需穿秋衣秋裤，手脚冰凉，眼皮坠胀感，头晕，腰酸，无汗出，无发热，无咳嗽、咯痰，胃纳一般，眠差，难以入睡，小便调，大便偏烂，舌淡红，苔薄白，脉沉细。

西医诊断：疲劳综合征

中医诊断：虚劳恶寒

辨证：中焦虚寒，肝肾不足

治法：温中散寒，滋补肝肾

处方：

党参 15 克	大枣 20 克	炒白术 20 克	五味子 10 克
黄芪 20 克	煅龙骨 30 克	煅牡蛎 30 克	女贞子 20 克
旱莲草 20 克	郁金 15 克	合欢花 15 克	

共 7 剂。嘱患者久煎 1.5 小时。

2012 年 8 月 5 日二诊：服药后恶风恶寒、眼皮坠胀、眠差明显缓解，头晕，口干，仍有疲倦乏力，手足不温，胃纳一般，小便调，大便偏烂，舌淡红，苔薄白，脉沉细。在原方的基础上去二至丸、郁金、合欢花等；党参用量加大至 30 克；加黄芪 30 克、大枣 30 克、炒白术 30 克、炒麦芽 20 克等健脾和胃、补气升阳之力，加桑椹 15 克滋补肝肾，当归 15 克补血活血，浮小麦 30 克益气除虚热，麦冬 20 克养阴生津。共 7 剂。

2012 年 8 月 21 日三诊：疲倦乏力较前明显缓解，恶风，手足不温，腰酸，腹胀，纳眠尚可，二便调，舌淡红，苔白，脉沉细。在上方的基础上去浮小麦、麦冬、煅龙骨、煅牡蛎等；加肉桂 3 克（焗服）壮命门之阳，补心肾之气，干姜 15 克温中散寒，回阳通脉，熟地黄 15 克补五脏之真阴，而又于多血之脏为要，陈皮 10 克理气健脾，紫河车 15 克温肾补精、益气养血，加甘草 10 克调和诸药。共 7 剂。

2012 年 9 月 5 日四诊：病情基本稳定，面色红润，时有背部发凉，纳眠尚可，二便调，舌淡红，苔白，脉沉细。在上方的基础上去熟地黄、大枣、甘草等；紫河车加量至 30 克，加桂枝 10 克温经通脉，续断 15 克滋补肝肾；加炙甘草 10 克补脾和胃。共 10 剂。

随访至今 2 年余，患者恶风恶寒、手足冰凉等不适再也未发作。

按：患者病程日久，失治误治，久而久之寒邪不在体表，反入里积为沉寒，若使用味辛、质轻之品发散风寒，药物不能直达病所。此患者以肝肾不足为底，中焦脾胃虚寒，气化不及、温煦推动无力，而出现恶风恶寒、手足冰凉、眼皮坠胀；脾主统血，脾气亏虚，不能上荣头目而出现面色㿠白、头晕、疲倦乏力；脾气虚弱，气血生化之源不足，加上肾阴不足，不能上济于心而出现眠差，难以入睡；肝肾不足，肝主筋、腰者肾之府，无以濡养筋脉而出现腰酸；舌淡红、苔薄白、脉沉细均为中焦虚寒、肝肾不足之象。治疗总原则当分三步，第一步应以甘温之品补脾土，待沉寒驱除；第二步加大补气健脾升阳之力；第三步用肉桂、干姜等辛热之品振奋脾阳、壮元阳。故初诊时用党参补脾养胃、健运中气、健脾运而不燥、滋胃阴而不腻，大枣补脾胃、益气血、安心神，黄芪补气升阳，炒白术健脾燥湿，煅龙骨、煅牡蛎来滋阴潜阳安神，五味子生津滋肾阴，二至丸滋补肝肾，郁金入于气分以行气解郁，达于血分以凉血破瘀，合欢花解郁安神、理气开胃。二诊加大党参用量，并加黄芪、大枣、炒白术、炒麦芽等增大健脾益气力度。三诊、四诊启用肉桂、干姜、紫河车、桂枝、续断等壮脾肾之阳。

第六节　牙　宣　案

【案】　冯某，男，57 岁，1985 年 5 月 5 日初诊。

1 年前开始经常出现牙痛，每当牙痛发作，自服芬必得等止痛药，牙痛可缓解。半年前再发牙痛，就诊于当地医院诊断为牙周炎，给予消炎止痛等治疗后可缓解，但近来又开始出现牙痛，疼痛难忍，遂于门诊就诊。症见：牙龈肿痛，左侧面部牵扯痛，牙齿松动，腰酸，口干，纳一般，眠差，小便偏黄，大便秘结，1 日 1 次，舌红，苔薄白微干，脉细数。

西医诊断：牙周炎

中医诊断：牙宣

辨证：邪热壅盛，肾阴亏虚

治法：降火消肿，滋肾养阴

处方：

栀子 15 克	白茅根 20 克	知母 15 克	牛膝 30 克
穿心莲 10 克	麦冬 20 克	生地黄 20 克	麦芽 30 克
紫草 10 克			

共 5 剂。

1985 年 5 月 10 日二诊：牙痛明显缓解，现时有隐痛，纳眠尚可，小便调，大便稀烂，舌红，苔黄厚腻，脉滑。在原方的基础上去麦冬、生地黄；加茵陈 15 克清湿热，苍术 15 克强胃健脾，疏泄阳明之湿，炒黄连 5 克泻火解毒等。共 5 剂。服药后随访，至今已有半年余，患者牙痛再未发作。

按：牙痛是指牙齿因各种原因引起的疼痛，为口腔疾患中常见的症状之一，见于西医学的龋齿、牙髓炎、根尖周围炎和牙本质过敏等，属中医的"牙宣""骨槽风"范畴。手、足阳明经脉分别入下齿、上齿，大肠、胃腑积热，或风邪外袭经络，郁于阳明而化火，火邪循经上炎而发牙痛。肾主骨，齿为骨之余，肾阴不足、虚火上炎亦可引起牙痛。因此，牙痛主要与手足阳明经和肾经有关。牙痛时重时轻，多为正虚邪实之证，若疼痛持续则为邪毒壅盛所致。《医学正传》曰："夫齿者，肾之标，骨之余也。"因齿是由肾精所化生和滋养，故称齿乃肾之标。此患者主要因牙痛日久、病程缠绵难愈、肾之元阴亏损、复感热邪所致。方中栀子、紫草清热泻火、凉血活血；知母入肺、胃、肾经，滋阴降火、凉血活血；白茅根甘寒，清热凉血生津；穿心莲清热解毒、凉血消肿、兼透表；麦冬甘微苦寒，清心润肺、养胃生津；牛膝苦酸平，活血祛瘀、引火下行，以降上炎之火；生地黄性味甘寒，为滋阴凉血之要品，补肾阴之妙药；考虑到方中大量清热凉血之品，防止损伤脾胃，故加麦芽健脾和胃。二诊时患者牙齿仍有隐痛，舌苔黄腻，湿邪郁滞于内，故加用燥湿、清湿热之品。

第七节　蛀发癣案

【案】　刘某，男，34 岁，1984 年 1 月 19 日初诊。

2 年前开始出现头发稀疏，近半年脱发明显，主要以头顶为主，就诊于多家医院，中西医结合治疗后未见缓解，遂于门诊就诊。症见：脱发处头皮光滑或遗留少数稀疏细软短发，头皮油腻，伴腰膝酸软，眠差，手脚冰凉，头晕，耳鸣，疲倦乏力，舌尖红，苔黄腻，脉弦。

西医诊断：脂溢性脱发

中医诊断：蛀发癣

辨证：肝肾不足，阴血亏虚

治法：滋肝补肾，滋阴补血

处方：

石斛 30 克	炒白术 20 克	黄精 15 克	女贞子 15 克
煅龙骨 30 克	桑椹 30 克	煅牡蛎 30 克	鸡血藤 30 克
续断 15 克	熟地黄 15 克	茯苓 20 克	

共 7 剂。嘱患者久煎 1.5 小时。

1984 年 3 月 22 日二诊：睡眠较前明显缓解，腰酸，时有头晕，耳鸣，怕冷，胃纳尚可，小便调，大便烂，舌淡红，苔黄，脉弦细。故原方基础上去石斛、女贞子、煅龙骨、煅牡蛎、鸡血藤、熟地黄、续断；加当归 10 克补血活血，金樱子、制何首乌各 20 克补肝血，牡丹皮 10 克退虚火，补骨脂、淫羊藿、菟丝子各 15 克温肾阳、固肾精，升麻 5 克升举阳气，杜仲 15 克补肝肾。共 7 剂。

1984 年 5 月 3 日三诊：已可见新发长出，腰酸、怕冷较前缓解，耳鸣，纳眠可，小便调，大便偏烂，舌淡红，苔薄黄，脉弦。在原方基础上去牡丹皮、金樱子、杜仲、当归等；加熟地黄 15 克滋阴补血，炒麦芽 20 克健脾消食和胃，女贞子 15 克滋补肝肾。共 14 剂。

1984 年 5 月 31 日四诊：脱发部位已长出新发增多，手脚冰凉明显缓解，时有耳鸣，纳眠尚可，二便调，舌淡红，苔薄白，脉细。故在原方基础上去桑椹、补骨脂、菟丝子等；加太子参 20 克补气生津，狗脊 15 克补肝肾、强腰膝，鹿角霜 20 克、炙甘草 10 克补虚助阳、补脾和胃。共 7 剂。

反复守方略作加减治疗半年后，随访患者，自诉已无明显脱发，头皮油腻及瘙痒已除，巅顶部毛发生长正常，毛发稀疏较前明显好转。

按：脂溢性脱发，又称男性型秃发、雄激素性秃发、早秃、弥漫性秃发，是青春期后头额、颞、顶部进展缓慢的秃发，男女均可发生，但以男性患者更为常见。属中医学"蛀发癣"和"发蛀脱发"的范畴。临床主要表现为患者头部皮脂溢出较多、头皮油腻潮湿、头皮屑多、毛发干枯、瘙痒。肝藏血，"发为血之余"，肾藏精，主骨生髓，为先天之本，"其华在发"。甄氏认为脱发根本原因在于肝、肾，因肝肾同源，精血相生，精足则血旺，精亏则血虚，二者相互关联，共为毛发生长所必需之物质。同时，毛发的生长亦需要依赖于气血，"气为血之帅"，气能生血、行血、摄血；"血为气之母"，血能载气。气之充足，可促进血的生成，以助毛发生成、固定；气机通畅，可促进血的运行，以助滋养、濡润毛发。《太平圣惠方》载："若血气盛则肾气强。肾气强则骨髓充满。故发润而黑。若血气虚则肾气弱。肾气弱则骨髓枯竭。枯竭则令发白也。"肝肾不足，阴血亏虚，发则不能得到濡养。此患者主要因肝肾不足，阴血亏虚，发为血之余，血虚不能荣养毛发则脱落而出现脱发；肝肾不足，无以濡养筋脉而出现腰膝酸软，疲倦乏力；肾藏精生髓，脑为髓之海，肝肾亏虚则髓海不足而出现头晕、耳鸣；久病阴损及阳，导致肾阳不足而出现手脚冰凉；舌尖红、苔黄腻、脉弦均为肝肾不足、阴血亏虚之象。治疗上重在滋补肝肾，佐以温肾助阳、调和气血、调脾和胃为主。